건강보험통합 평가와 개혁 방향

이규식

(사) 건강복지정책연구원 편

계 축 문 화 사

머 리 말

우리나라의 의료보장제도는 경제성장을 저해하지 않으면서 전국민의료보험을 성공적으로 달성한 국가로 평가받고 있습니다(Folland et al. 1993). 더욱이 세계에 유례없이 의료보험제도 도입 12년 만에 전국민의료보험이라는 경제의 압축성장에 맞먹는 사회의료보험의 압축적인 성과를 거두었습니다. 1977년 7월 사회의료보험제도의 도입은 세 차례에 걸친 경제개발5개년계획에 따른 산업화의 성과로 전염병이 극복되고 국민소득이 증가하여 개인의 의료비 부담이 높아지는 시점에 이루어져 시기적 측면에서도 적절하였다고 볼 수 있습니다. 특히 의료보험제도를 도입하기에 앞서 저소득층의 의료 접근성을 보장하기 위하여 의료보호제도부터 도입, 보험료 부담능력이 없는 계층부터 보호하여 형평문제를 걱정하였습니다. 그리고 사회의료보험제도는 다른 국가들과는 달리 초기에 보험료를 낮게 책정하여 기업의 국제경쟁력도 보호하면서 국민들의 의료보장 욕구를 충족시켰습니다.

우리나라 의료보장제도가 조기에 전국민의료보장을 달성하기 위해서 저보험료 정책과 정부에 의한 강력한 선도가 불가피한 점이 있었습니다. 그러나 경제가 고도산업사회로 진입하는 성숙단계에 들어서고 전국민의료보험을 달성한 이후에는 초기의 모습을 탈피하여 보험료 인상과 보험급여의 확충과 같은 보험의 구조조정과 관리방식에서의 혁신이 이루어졌어야 했는데 통합논쟁이 이러한 변화의 기회를 놓치게 하였습니다. 즉, 통합이 되면 보험료의 인상 없이 그리고 정부의 재정지원 없이도 급여개선이 가능하다는 식의 주장이나, 통합이 되면 지역주민의 보험료부담이 경감될 것이라는 주장이 보험료의 인상을 통한 적정급여의 제공보다는 의료보험통합에 대한 기대감만 높이게 하였습니다. 행정 관료들의 정책적 타성도 새로운 변화를 제때 수용할 수 없도록 만들었습니다. 의료보험조합에 대하여 자율성을 부여하고 조합방식의 장점을 살려 조합 간의 경쟁구조도 만들고 급여도 개선하는 등의 관리의 변화를 이루어야 했지만, 관료들은 획일적인 관리, 상의하달식의 관리라는 편리한 타성에 젖어 보험관리의 패러다임을 변화시킬 수가 없었습니다.

의료보험 통합법안만 마련되면 전 국민에게 적용 가능한 단일의 보험료부과체계를 만들고, 이를 통한 형평적인 보험료 부과로 충분한 재원조달이 가능하여 보험료의 인상 없이도 보험급여의 획기적인 개선이 가능하다는 것이 통합을 주장한 사람들의 일관된 논리였으나, 통합이 이루어진 이후의 현실은 통합 논리와는 완전히 달라졌습니다.

의료보험을 통합하면 보험료 인상 없이 보험급여가 개선된다는 논리는 흔적도 없이 사라지고, 통합 직후인 2001년 보험재정 파탄을 겪으면서 보험료를 인상하고, 국고지원을 늘리고, 담배에 부과하는 건강증진기금에서 보험재정을 지원하는 등의 노력 끝에 겨우 재정안정을 이루었습니다. 지역주민은 소득 자료가 없는 경우가 대다수이거나 있어도 부정확하여 소득에 기준한 단일의 형평적인 보험료 부과는 통합된 지 10년이 훌쩍 지난 2011년 오늘의 시점에서도 불가능하여, 통합의 모순이 그대로 드러나고 있습니다. 통합 이후 보험급여 관리를 어떻게 하였는지 보험료 인상률에 비하여 보험의 보장률 향상은 크게 뒤떨어지고 있습니다.

의료보험 통합 이후 이러한 일들이 벌어지는 이유는 통합이 제기된 배경이 실증적인 분석을 토대로 하였다기 보다는 이념이 앞섰기 때문입니다. 의료보험이 겨우 출발하여 근로자들도 다 적용하지 못한 1980년에 통합하자는 주장이 등장하였습니다. 그 후 1982년 11월에 통합을 하겠다고 대통령에게 보고한 내용을 보면 '지역주민의 보험료 부담능력이 없으니 근로자들과 통합하여 관리한다면 정부는 힘들이지 않고 전국민의료보험을 실행할 수 있다는 논리'로 이것은 실증이 상실된 이념적 주장이었습니다. 따라서 실증적 차원에서 통합문제를 다룰 때, 무수한 문제가 내포되어 있었기에 1980년대 초부터 통합의 문제점에 대하여 수없이 지적하였으며, 이러한 문제는 통합이 이루어진 이후 모두 나타나고 있습니다.

우리나라에서 진행된 의료보험 통합은 일종의 사회적 실험과 같았습니다. 통합에 대한 반대는 실증적 차원에서 이루어졌습니다. 그 반면에 통합을 해야 한다는 주장은 이념적 차원의 주장이었습니다. 단일보험료 부과가 어렵기 때문에 통합이 불가능하다. 소득 파악이 안되기 때문에 재분배를 운위하기 어렵다 등의 실증적인 주장을 펴면, 통합법만 통과되면 단일보험료부과체계를 만들 수 있다. 사회보험에서 재분배를 빼면 사회보험이랄 수 있느냐 등의 당위론이 실증적 주장을 압도하여 통합이 단행되었던 것입니다. 사회보험에서 이념이 빠질 수는 없지만 정책의 설계와 집행은 실증적인 자료를 토대로 이루어져야 합니다. 그런데 의료보험의 통합은 이념과 실증이 혼재(confusion of ideology and fact)된 가운데 단행되어 많은 문제를 파생시키고 있습니다.

이 책은 우리나라에서 통합이 제기된 배경과 의료보험의 통합을 처음 주장했던 논점을 재점검하고 통합 추진과정에 대한 백서로 제Ⅰ편이 집필되었습니다. 그리고 통합이 실현되고 10년이 경과한 시점에서 과연 통합이 처음의 논리대로 실행되었는지를 냉철하게 평가하고자 제Ⅱ편이 집필되었습니다. 그리고 문제를 바로 잡기 위하여 향후의 개혁대안을 제Ⅲ편에서 서술하였습니다. 특히, 1990년대 들어 세계적으로 의료개혁의 바람이 불면서 수렴이론(convergence theory)이 등장하고 2000년대 사회의료보험 선진국들은 재정은 단일화하되 사용은 분권화하는 개혁을 단행하고 있습니다. 우리도 재원조달방법을 단일화하고 공단지사를 활성화시켜 분권화 노력을 기울인다면 사회보험 선진국과 같은 개혁된 모습을 보일 수 있을 것이라 판단되어 제Ⅲ편의 개혁 대안에서는 우리나라 건강보험의 미래를 설계하는데 주력하였습니다.

이 책 제Ⅱ편의 건강보험법에 관한 글은 보건사회부에서 의료보험 분야에서 주로 일하신 김일천 전 국장님의 논문에 크게 의존하였습니다. 그리고 이 책을 내는데 여러 가지 도움을 준 보건사회부 전임 국장이었던 김일천, 양명생 선생님을 위시하여 건강복지정책연구원의 김정덕 연구위원, 안보령 연구원 및 이슬기 연구보조원에게 감사를 전합니다. 마지막 단계에서 제Ⅱ편 평가부분의 원고를 읽고 코멘트를 해준 이 분야 전문가 몇 분과 이 책의 발간을 맡아 준 계축문화사의 주상룡 회장님께 감사를 드립니다.

2012년 1월

저자 이 규 식

* 참고 : 의료보험조합들을 하나로 통합한 후 건강보험으로 명칭을 바꾸었으니 건강보험통합이 아니라 「의료보험통합」이라는 명칭을 사용해야 하지만 2000년 7월 이후 건강보험이라는 용어가 보편적으로 사용되었기 때문에 책의 제목을 「건강보험통합」이라 하였음

목 차

제 I 편 건강보험통합 백서

제Ⅱ편 건강보험통합 평가

제Ⅲ편 건강보험의 개혁 방향

표 목차

그림 목차

Box 목차

제 I 편

건강보험통합 백서

1. 건강보험 관리운영에 대한 이론적 고찰
2. 사회의료보험의 제안과 관리방식
3. 의료보험 통합논의 발아기
4. 통합논쟁의 전개과정
5. 통합 이후의 문제 : 위헌 소청의 제기

1. 건강보험 관리운영에 대한 이론적 고찰

1.1. 의료보장 관리운영의 개념과 세계적 경향

○ 우리나라 건강보험 관리운영 체계의 통합과정을 논의하기에 앞서, 의료보장 관리운영 체계와 세계 각국의 건강보험 운영방안에 대하여 이해하는 것이 필요함
- 즉, 기본적인 원칙에 대한 이해가 있어야만 제도 운영방식의 타당성에 대한 판단이 가능하기 때문임
- 물론 한 나라의 제도가 역사와 문화의 산물이기는 하지만, 세계적인 경향과 각 제도가 본질적으로 갖고 있는 원칙을 이해하는 것이 한 나라의 제도를 판단하는데 도움을 줄 수 있을 것임

○ 한 나라가 그 나라 국민들의 의료 문제를 제도적으로 보장하는 것을 의료보장이라 하고, 보험료로 제도를 운영할 때 질병보험, 건강보험, 의료보험 등의 다양한 용어를 사용
- 우리나라는 제도 도입 초기에는 의료보험이란 용어를 사용하다 2000년 7월 통합을 계기로 건강보험이란 용어로 전환
  * 법의 명칭을 의료보험법에서 건강보험법으로 고치고 법의 목적(제1조)에 종전의 질병, 부상, 분만급여에 예방과 재활, 건강증진까지 담아 건강보험으로 국민의 모든 건강이 보장될 수 있는 것처럼 호도함
- 그러나 본고에서는 2000년 이전의 사건이라도 의료보험이라는 용어가 꼭 필요하지 않는 부분은 현재의 용어인 건강보험을 사용하기로 함

○ 먼저 이해해야 할 것은 오늘날 우리가 경험하는 건강보험제도는 비스마르크 시대의 질병보험과는 전혀 다르다는 점임
- 비스마르크 시대에는 의료 기술이 발전하지 않았기 때문에 질병보험에서 의료서비스를 제공하는 것이 주 목적이 아니었음
- 병이 나면 급료가 지급되지 않았기 때문에(무노동 무임금 원칙) 생계가 어려워져 근로자들의 생활이 불안정하였음

- 산업혁명 직후 가내수공업이 붕괴하고 공장제 공업으로 전환되고 있었으나 노동의 공급이 수요를 초과하여 근로자의 고용도 불안하였음
- 당시 사회주의자들은 노동자들의 이와 같은 생활상의 불안정을 선동의 기회로 삼아 체제 전복을 기도하였기 때문에 이를 방지하기 위하여 비스마르크는 사회보험을 도입하게 됨
- 질병보험에서는 주로 상병수당(병이 나면 질병보험에서 급료의 일부를 지급하는 것을 말함)을 지급하였음

  * **참고** : 독일 질병보험의 서비스 급여 비율의 변화 : 1885년 37%→ 2003년 92% (Busse & Riesberg, 2004)
- 근로자와 사용자의 보험료 분담비율도 2 : 1 이었음
- 당시에는 근로자의 가족이나 자영자들은 근로자가 아니기 때문에 가입 대상에서 제외되었음

○ 오늘날 볼 수 있는 독일의 시스템은 1950년대를 전후하여 새로 구축되었으며, 다른 사회보험국가들도 사정은 동일함

- 1942년 베버리지의 보고서가 발간되면서 의료는 지불능력에 관계없이 포괄적으로 제공되어야 한다고 발표됨으로써 의료에 대한 권리 의식이 심어지고
- 1948년 유엔 인권선언에 건강권이 명시되면서 의료를 규범적 공공재로 간주하여(이규식, 2007), 의료는 정부가 국민의 기본권 충족 차원에서 제공해야 할 서비스로 간주되었음
- 영국은 국민의 기본권을 충족시키기 위하여 1948년 7월 정부의 일반재정으로 운영하는 NHS(National Health Services, 국가 공영제)를 출발시켰음
  - ·의료보장 재원이 정부의 일반재정인 관계로 별도의 관리기구는 불필요하였음
  - ·종래에 존속하였던 상병수당은 사회보험청에서 관리하도록 하였음
  - ·영국의 사회보험청은 연금, 상병수당, 고용보험, 산재보험의 산재수당 등 현금급여를 담당하고 있음
- 독일은 제2차 세계대전 이후 제도 전반을 개혁하여 근로자들의 가족들은 피부양자 제도로, 지역주민은 별도의 제도로 전국민의료보장을 실현하였음(다만 소득 상위 10%의 사람들은 사회보험에서 배제하여 민영보험을 이용케 하였음)
  - ·1949년 사용자의 부담을 늘려 근로자와 보험료 분담을 1 : 1로 하였음(Busse & Riesberg, 2004)
  - ·2009년도부터는 소득에 정율로 보험료를 부과하였는데(사용자, 근로자 공히 7.3%) 근로자에게는 상병수당을 위한 비용으로 0.9% 추가 부담시켰음(Lisac M

et al., 2010 ; Busse, 2008)
- 질병금고 단위로 보험료를 부과하고 징수하여 조합의 독립채산제를 유지하였음

○ 의료보장 관리운영 체계는 재원조달 방식과 의료서비스 제공 방식을 어떻게 하느냐에 따라 여러 형태로 나타날 수 있음
- 정부의 일반재정(주로 조세)으로 재원 조달하는 영국이나 스웨덴 같은 나라에서는 건강보험 관리기구가 없으며, 보건부가 의료서비스 제공을 관장하고 있음(영국은 NHS 당국)
- 사회보험료로 재원 조달하는 국가에서는 의료서비스를 어떠한 방식으로 제공하느냐에 따라 단일관리체제를 유지하느냐, 아니면 조합방식의 다보험자 체제를 유지하느냐로 달라짐

○ 의료서비스의 공급을 보험자가 설립한 의료기관을 통하여 보험자가 직접 제공하는 경우는 단일보험자 체계를 유지하고 있음
- 중남미나 아시아의 일부 국가들이 건강보험제도를 도입하려니 의료시설이 부족하여 보험료를 징수하여, 그 재정으로 의료기관을 설립하여 의료를 제공하는 방식을 택함에 따라, 자연스럽게 단일보험자 방식을 택하였음
  - 의료기관 설립을 민간에 맡기면 대도시 지역의 의료수요가 많은 곳에 주로 의료기관이 밀집하게 되어 의료자원의 균점이 이루어지지 못함
  - 중남미나 아시아 일부 국가들은 제도 도입과 함께 의료자원의 균점화를 모색하고 의료 공급을 보험자가 장악하기 위하여 단일보험자 체계를 만들고, 보험자가 직접 의료기관을 전국에 골고루 설립하여 의료공급을 책임지는 방식을 택하였음
  - 그러나 이들 국가들도 보험자가 의료기관을 직접 운영하는 것이 어렵고, 국민의 기호를 맞출 수가 없어 의료서비스를 직접 제공하는 비중은 매년 낮아져 현재는 간접 제공의 비율이 훨씬 높음(이규식, 2008a)

○ 사회보험을 운영하는 대부분의 국가에서는 보험자가 보험업무만 하여도 업무가 많기 때문에 굳이 의료서비스를 보험자가 직접 제공하지 않음
- 특히 선진국들의 경우, 질병보험을 시작한 역사가 오래되었고, 초기에는 상병수당이 대종이었고 이후 보험제도가 발전하면서 의료기관도 발전할 수 있어 의료서비스 공급은 의료기관과 계약을 맺어 간접적으로 제공하는 방식을 택하였음
- 간접 제공은 일종의 서비스 제공의 외주(outsourcing) 방식이라 하겠음. 왜냐하면 의료를 규범적인 공공재로 간주하였기 때문에, 서비스 공급은 보험자나 정부의 책임이 되었음

· National Health Services(이하 NHS로 표기) 형에서는 정부가 직접 서비스를 공급하였으며

· National Health Insurance(이하 NHI로 표기) 형에서는 보험자가 직접 제공하지 않고 계약을 맺어 외주 방식으로 서비스를 공급하였음[1)]

– 의료서비스를 간접 제공하는 국가에서는 '다보험자(multi-payer)' 체계를 채택하게 됨

· 간접 제공하게 됨에 따라 지역 간에 의료자원의 분포가 차이 나기 때문에 단일보험자 체계를 할 경우, 의료자원이 없어 이용이 어려운 지역주민은 보험료는 같이 내지만 이용은 억제 당하는 차별을 감수해야 함

· 다보험자 체계를 택하게 되면 의료자원이 적어 이용도가 낮은 지역주민은 보험료를 적게 내기 때문에 형평을 유지할 수 있음

○ 2000년대 들어서는 전국민이 동일한 기준으로 재원을 부담하여 단일기금(중앙기금)을 만들어 형평을 도모하고, 사용은 분권화(중앙기금을 개별기금에 배분)하여 개별기금들을 경쟁시켜 효율을 기하는 개혁을 단행하고 있음. 즉, 단일보험자의 이권과 다보험자의 이점을 활용하는 수렴가설(conversion, Ham, 1997)방안이 등장하고 있음(네덜란드, 독일)

○ 우리나라는 1977년 사회의료보험제도를 도입할 당시에는 500인 이상의 근로자를 상시 고용하는 사업장은 사업장 단위로 조합을 설립할 수 있도록 하여 관리체계를 다보험자(multi-payer) 체계로 하였음

○ 그러다 조합이 너무 영세하여 발생하는 문제점을 시정하기 위하여 1980년에 처음으로 조합의 통폐합을 통한 규모의 적정화가 이루어졌으며, 이것이 계기가 되어 아예 모든 조합을 통합하자는 통합일원화가 제안된 이래 많은 논쟁을 거치면서 1998년 10월 지역의료보험조합과 공무원 및 사립학교 교직원 의료보험관리공단을 통합하는 1차 통합이 이루어졌고, 2000년 7월에는 모든 직장까지 통합하는 2단계 통합이 이루어졌음

– 재정도 단계적인 통합(1차 2001.1. 직장근로자와 공교재정 통합, 2차 2003.7. 직장가입자와 지역가입자의 재정통합)을 거쳐 2003년 7월에 명실상부한 단일보험자(single-payer) 체계를 구축하였음

– 그러나 직장가입자와 지역가입자 간의 단일보험료 부과체계를 갖추지 못한 관계로 재정은 구분계리하는 모순을 보이고 있음(사용은 같이 함)

– 또한 사용도 중앙집권화를 기하여 효율의 달성에는 실패하고 있음

---

1) 민간병의원이라도 건강보험과 계약을 맺어 건강보험 급여서비스를 제공할 경우에는 공공의료가 되어야 함

1.2. 단일보험자(single-payer) 체계의 정책 과제[2)]

1) 의료자원의 균형 분포와 관련된 정책 과제

○ 사회의료보험(Social Health Insurance)은 소득에 비례하여 보험료를 부담하고 혜택(즉, 보험급여서비스)은 평등하게 하는 것임. 급여를 평등하게 제공하기 위해서는 의료자원의 지역 간 균점이 매우 중요한 과제임

○ 특히 전 국민을 단일 방식으로 관리할 경우에는 지역 간 의료자원의 균형있는 분포를 요구하게 됨

○ 의료보장은 다른 사회보장과 달리 보험급여가 현물로 주어지기 때문에 의료기관의 접근성이 매우 중요한 과제가 됨

- 그런데 자본주의 국가에서는 많은 의료기관을 민간부문이 소유하고 있기 때문에 이를 지역적으로 골고루 분포시킨다는 것은 거의 불가능함

○ 건강보험제도를 지역 간에 분산 관리하면, 의료자원이 적은 지역은 상대적으로 접근성이 떨어져 의료이용이 적을 수밖에 없으며, 이에 따라 보험료 부담을 적게 지워 불균형 분포된 자원 문제를 보완할 수 있음

○ 영국이나 스웨덴과 같이 정부의 재정으로 제도를 운영하는 국가들은 정부가 의료자원의 균점화를 위하여 공급을 장악하고 있으나, 전국적인 균점화는 어렵기 때문에 지방에 거주하는 사람이 도시 지역으로 의료 이용을 위하여 이동해야 할 경우, 교통비를 지원하여 균점 문제로 오는 불형평을 완화시킴

○ 2000년대 중앙기금을 만들어 재정을 단일하게 사용하는 네덜란드나 독일은 기금사용은 분권화시켜 개별기금과 공급자간의 계약을 통하여 이루어지기 때문에 자원의 균점의 불형평을 극복하고 있음

2) 의료비 관리와 관련된 정책 과제

○ 전 국민을 단일 관리할 경우 보험급여를 관리하는데 따르는 어려움이 상대적으로 많아짐

- 이는 바로 국민의료비의 증가로 연결되기 때문에 이에 대한 적절한 대응책이 없으면 국민들의 부담이 늘어나는 문제가 있음
- 우리나라에서 건강보험통합 이후 의료비 증가가 급속하게 이루어지는 것은 바로 의료비와 관련된 정책이 미비하기 때문임

---

2) 이 절은 주로 이규식(2000b, 2002a)에서 발췌, 정리하였음

○ 단일 관리운영체계에서 보험급여관리가 어려운 이유는 다음과 같음
- 병이 났을 때, 진료비를 각자 부담하게 하는 경우, 20-30명이 공동부담하는 경우, 500-1,000명이 공동부담하는 경우로 가정할 때, 공동부담자의 규모가 클수록 의료 남용이 상대적으로 심해지게 됨
  · 각자 자기의 의료비를 부담케 하면 의료 이용에서 남용문제는 없어짐
  · 20-30명이 공동으로 비용을 조달하여 공동으로 사용할 경우 각 개인이 개별적으로 의료비를 사용할 때에 비하여 남용은 생기겠지만 주변 사람의 눈치를 보아 큰 남용은 없어짐
  · 공동부담 규모가 클수록 위험분산에는 도움이 될 수 있지만, 의료비 관리는 상대적으로 취약해지는 문제가 있음
  · 이러한 취약성은 익명성에 기인한 남용으로 도덕적 해이(moral hazard) 현상이라 부름
- 재정관리 책임이 국가 또는 건강보험공단에 집중하게 되면, 재정관리에 어려움이 따름
  · 의료보장의 재정을 분산시키면, 조합의 대표이사가 자기 조합의 재정에 책임을 갖게 되기 때문에 보험재정의 효율성 제고를 위해 노력함
  · 반면에 단일보험자가 되면 재정관리 책임은 건강보험공단 이사장 한 사람의 책임이 되고, 이사장은 정치적으로 임명되는 문제가 있기 때문에 상대적으로 재정관리에 관심이 떨어짐
- 단일보험자가 되면 비교 집단이 없어져, 경영효율과는 무관해지기 때문에 의료비 증가를 막기가 어렵고, 보험료는 의료비가 증가하는 대로 인상하여 가입자의 부담을 가중시키는 문제가 있음

○ 2000년대 단일의 중앙기금을 만든 네덜란드나 독일은 기금 사용을 분권화시키고 개별기금들을 경쟁시키고 있기 때문에 재정통합이 의료비 관리의 걸림돌이 되지 않음
- 우리나라는 재정통합과 함께 사용도, 통합된 건보공단이 독점적으로 행사하고 있기 때문에 의료비 관리에서 문제가 일어나고 있음

3) 보험료의 형평 부과와 관련된 정책 과제

○ 단일보험자 관리운영 체계이든 다보험자 관리운영 체계이든 간에 보험료부과는 공평성이 유지되어야 함

○ 현대 산업사회의 국민들은 여러 분야에 종사하게 되고, 각 분야별로 소득을 획득하는 구조가 다양하며, 소득의 파악률도 다양함

- 일반적으로 근로자의 경우는 소득의 파악이 용이한 반면, 자영업자는 소득 파악이 어려우며, 특히 사업비용과 개인의 생활비용을 구분하기 어려운 구조를 갖고 있어 이를 근로자와 비교하기 어려운 측면이 있음

○ 자영업자 계층이 많을 경우에 이들 계층에 대해 소득에 비례하는 보험료를 부과하기가 어렵다는 것은 세계적으로 잘 알려진 사실임(Normand and Weber, 1994)
  - 따라서 근로자와 자영업자 간에 형평된 보험료를 어떻게 부과하느냐 하는 것이 단일보험자 관리체계를 운영하기 위한 선결 요건임

○ 2000년대 이후에는 사회보험국가도 보험료를 전국민에게 단일의 잣대로 부과하여 재원을 조달하고 중앙기금에서 관리하여 형평을 도모하고 있음
  - 우리나라는 중앙기금(건보공단)은 설립하였는데 재원조달이 3원화(직장가입자, 연소득이 500만원 이상의 지역가입자, 500만원 미만의 지역가입자)되어 형평성 문제가 끊이지 않고 있음

4) 효율화와 관련된 정책 과제

○ 전국민을 하나의 관리 체계 속에 넣을 경우 관리조직의 거대화에 따른 비효율 문제가 제기될 수 있음
  - 2~3개 보험조합을 하나로 통합할 경우에는 의사결정 단계는 통합 전과 같은데, 관리 측면에서는 대표이사 수가 줄어들고 중간관리자도 줄기 때문에 관리의 효율을 기대할 수 있음
  - 그러나 수백 개의 조합을 하나로 통합시키면 의사결정 구조가 통합 전과 비교하여 다단계가 되어야 하고 거대조직의 병폐가 일어나게 됨
    · 이것은 단순히 관리운영비 문제가 아니라 보험급여 관리에서의 문제로 나타남

○ 미국의 청십자(Blue Cross) 연구에서도 청십자 조직의 통합에 대해서 관료화나 기타 대형화에 따른 문제가 지적된 바 있음(Feldstein, 1999)

○ 따라서 전국민을 단일 관리할 경우에는 이러한 관리 측면에서의 비효율을 제거하기 위한 제도적인 장치가 필요함

○ 효율화는 관리운영비 보다 보험급여비(의료비) 관리에서의 효율화가 더욱 중요함
  - 이에 2000년대 이후에는 재정을 통합한 네덜란드나 독일은 중앙기금이 개별기금에 재정을 배분하고
  - 개별기금을 경쟁시켜 의료비 절감을 유도하고 있음
  - 의료비 사용은 분권화를 통하여 효율을 기하고 있음

2. 사회의료보험의 제안과 관리방식

2.1. 사회의료보험에 대한 제안

○ 우리나라의 사회보장에 관한 연구는 1959년 10월 보건사회부 의정국 주관 아래 '건강보험제도 도입을 위한 연구회'라는 모임을 가지게 된 데에서 그 효시를 찾을 수 있음(의료보험연합회, 1997)

- 이 연구회의 구성원은 당시 윤유선국장을 위시하여 8명[3]으로 매주 목요일 오후에 모임을 갖고, 초기에는 무의면(無醫面) 해소대책을 위한 업무를 담당하였는데, 무의면 해소대책이 바로 의료보장사업의 기초가 된다고 믿고 주로 토론도 이러한 방향에 역점을 두었음(이규식, 2002a)
- '건강보험제도 도입을 위한 연구회'는 1960년 양재모, 엄장현을 의정국의 연구원으로 위촉하였고, 당시 의정국에 근무하던 손창달과 함께 외무부에 의뢰하여 재외공관을 통하거나 외국으로의 연구시찰 등을 통하여 자료를 수집하고 연구결과를 발표
  - 1960년 엄장현은 『의료보험제도 도입에 관련된 제 문제에 관한 견해 및 예비권고』를, 1961년 양재모는 『사회보장제도 창시에 관한 건의』를, 같은 해에 손창달은 『사회보장의 최저기준에 관한 국제조약』, 『현대 사회보장적인 제 법규의 고찰』, 『세계 각국의 사회보장 일람』을 발간하여(의료보험연합회, 1997) 우리나라에서 의료보험제도 도입의 필요성을 인식시키고 또한 의료보험제도에 관한 기초적인 지식을 심어 주었음
  - 엄장현은 당시 우리의 국민소득수준으로는 전국민을 대상으로 의료보험제도를 실시할 경우 기금 갹출 능력이 미흡함을 지적하고 한정된 규모의 의료보험제도의 도입을 모색할 것을 주장(의료보험연합회, 1997)
  - 그리고 양재모(1961)는 뒤에 설명되는 바와 같이 의료보장제도를 의료공급체계

---

3) 구성원 8명은 윤유선(의정국장), 김용성(의정국 의무과장), 윤석우(의정국 시설과장), 손창달(의무과 촉탁), 엄장현(의무과 자문위원), 양재모(의무과 자문위원), 김택일(의무과 기좌), 정경균(의무과 촉탁)이었음

와 결부시켜 다루었음. 즉, 재원을 보험료로 조달하면서 의료서비스의 제공체계 역시 보험제도와 결부시킬 것을 주장

○ 그러다 1961년 5월 군사혁명이 일어나면서 사회 전반에 걸쳐 대 전환기를 맞게 됨. 군사 정부는 정권의 정통성과 지지기반 확보를 위하여 각종 사회입법 내지는 사회보장에 대한 관심을 나타내었음
- 군사정부는 1961년 12월 생활보호법을 제정하여 의료보호를 그 내용의 하나로 포함4)
- 1962년 3월에는 사회보장제도의 도입을 위하여 '사회보장심의위원회'를 설치5)
- 1962년 7월 국가재건최고회의 박정희 의장은 내각에 대한 지시각서를 통하여 사회보장제도를 확립토록 지시
  · 이러한 과정을 거쳐 1963년 사회보장에 관한 법률, 산업재해보상보험법, 의료보험법 등이 최고회의를 통과
  · 산업재해보상보험법은 1964년부터 실행이 되었음

2.2. 의료보험법 제정과 임의보험시대

○ 1963년 12월 의료보험법이 최고회의를 통과하였지만 당시의 경제 여건은 의료보험제도를 실시할 계제가 아니었음

○ 사회보장심의위원회가 의료비 현황과 국민부담 능력을 측정하기 위한 조사를 실시
- 1962년 10월 서울시에 소재하는 1,000가구를 무작위로 추출하여 1개월간의 상병상태 등을 조사
- 조사결과 전체 가구의 2/3가 질병을 앓는 식구를 가졌으며, 이들 중 2/3가 치료를 받았는데, 치료받은 사람들의 80%가 약국을 이용하는 것으로 나타남(의료보험연합회, 1997)
- 그리고 당시의 1인당 국민소득은 94.4달러(당시 환율은 130 : 1)였고, 국민 1인당 의료비 지출은 66원 70전 정도(김정렴, 1990)에 불과하여 사회보험방식의 의료보장제도 도입은 시기상조로 판단

○ 1963년 말에 통과된 의료보험법은 사회보험방식으로 하는 것은 시기상조로 판단되어 희망하는 사람만 가입할 수 있게 하는 임의적용방식을 택하게 됨

---

4) 생활보호법은 1961년에 제정되었지만, 시행령은 1969년 11월에 제정되어 이때부터 실효를 거두었음

5) 사회보장심의위원회는 당시 장 면 총리가 이끄는 민주당 정부에 의하여 1961년 3월 사회보장심의위원회 규정을 발의하여 법제처 심의를 거쳐 국무회의에 회부하였으나 5·16혁명으로 법제화 작업이 중단되고 5·16혁명 이후에 출발

- 당시 우리나라의 상병구조가 전염성질환 위주였고, 국민소득이 낮아 생활하부구조가 제대로 갖추어져 있지 못한 점을 감안한다면 이러한 정책선택은 매우 적절하였다고 볼 수 있음(이규식, 2008a)

○ 의료보험법이 대상자를 임의 적용하도록 규정함에 따라 1965년 9월 우리나라에서 처음으로 '호남비료주식회사'(한국종합화학)가 근로자를 대상으로 하는 의료보험조합을 설립하게 됨[6]. 그리고 1969년 10월에는 부산에서 자영자를 대상으로 하는 '부산청십자조합'이 설립되어 비록 임의보험이지만 의료보험의 개막을 알리게 됨. 근로자를 대상으로 하는 '호남비료주식회사'와 지역주민을 대상으로 하는 '부산청십자조합'이 설립된 이후 〈표 Ⅰ-2-1〉에서 볼 수 있는 바와 같이 임의조합은 몇 개가 추가로 설립되어 일단 임의보험시대로 접어들게 됨

〈표 Ⅰ-2-1〉 우리나라 임의 의료보험조합의 설립현황

근로자조합			자영자조합		
조합명	인가일	설립일	조합명	인가일	설립일
한국종합화학	1965.9.25		부산청십자	1969.7.29	1969.4.28
봉명흑연광업소	1966.3.4		옥구청십자	1973.10.10	1973.3.3
대한석유공사	1973.7.12		춘성의료보험	1974.6.5	1973.10.25
협성의료보험	1975.5.27	1974.3.1	거제청십자	1974.7.24	1972?
			백령적십자	1974.12.6	1974.6.14
			영동의료보험	1975.2.10	1974.9.9
			증평메리놀의료보험	1975.7.28	1975.4.19
			삼화의료보험	1977.8.13	1977.9.17

자료 : 의료보험연합회(1997), 「의료보험의 발자취」

6) 임의조합의 시작은 1965년 전주에서 외국인을 대상으로 전주예수병원이 중심이 되어 의료공제회를 조직하여 '전주대한의료공제회'로 명칭을 정하고 의료보험업무를 한데서 찾을 수 있음. 그러나 전주대한의료공제회는 보사부의 인가를 받지 않고 일을 하였음. 의료보험법에 의거하여 탄생한 제1호 조합은 중앙의료보험조합임. 이 조합은 종로구 계동 147번지에 소재한 현대병원이 주축이 되어 현대병원, 시사문화사, 풍진산업사, 소사신앙촌제사공장, 삼흥실업, 고려와사공업, 대한중석서울제련소의 7개 사업장이 공동으로 1965년 3월 29일 조합설립을 신청하여 1965년 4월 23일 조합 설립을 인가받음. 그러나 사용자와 근로자 모두 보험료 납부에 미온적이라 조합 운영이 제대로 되지 못하여 1965년 11월 29일 설립 인가가 취소되었음

2.3. 사회의료보험의 실시[7)]

○ 1963년 의료보험법 제정 이래 14년이 지났지만 당연적용 방식의 사회의료보험제도의 도입에 대해서 1975년말 까지만 하여도 보건사회부 고위층의 의사는 시기상조라는 입장이었음
- 반면 국회 보건사회위원회의 분위기는 매우 긍정적이었음
- 그 해 11월 정기국회 제12차 보건사회위원회에서 위원장이 고재필 장관에게 사회의료보험실시를 정부에 권유
  · 고재필 장관은 선진국들도 실패한 나라가 허다하니 시범사업을 실시하여 성과를 보고 하자는 입장을 밝힘

○ 그러다 1975년 12월 19일 신현확 장관의 부임으로 분위기가 달라짐
- 그동안 복지연금국이 실무적 차원에서 준비해왔던 의료보험 실시계획을 취임 업무보고에서 접한 장관은 의료보험의 필요성과 실시 가능성을 인지하고 몇 차례 추가 검토 보고를 거친 다음 드디어 의료보험 실시에 대한 강한 집념을 표명

○ 1976년 초까지만 하여도 박정희대통령의 의사는 미온적 내지는 부정적 단계였음
- 그러나 저소득층을 위한 의료혜택, 즉 의료보호에 대해서는 매우 강한 의지를 보였다는 기록이 나옴
- 김정렴비서실장의 회고록에 의하면 대통령이 비서실장에게 적당한 인사의 추천을 의뢰하였고, 그리하여 신현확 장관을 보사부 장관으로 추천하였다는 것임(의료보험연합회, 1997)

○ 그러나 1976년 1월 15일 박정희대통령은 연두기자 회견에서 제4차 5개년계획의 기본방향으로 사회개발에 중점을 두는 동시에 모든 국민이 적은 비용으로 의료혜택을 받도록 하기 위한 국민의료제도의 확립을 언급
- 대통령의 의료보험에 대한 미온적 입장은 바뀌지 않았음
- 보사부는 그럼에도 불구하고 1976년 4월 제4차 5개년계획에 포함될 의료보장 10개년 계획의 시안을 마련하고 5월 6일 확정
  · 1981년까지 3,122개 조합에 2,403천명 적용
  · 보험료는 봉급의 4-8% 범위내에서 노사간 협의로 분담
  · 자영자는 우선 임의조합을 구성하여 적용

---

7) 이 절은 의료보험연합회(1997), 「의료보험의 발자취」에서 많은 내용을 발췌하여 수록함

○ 이러한 분위기에서 1976년 6월 15일 청와대에서 제4차 5개년계획을 보고받는 자리에서 박대통령이 저소득층에 대한 의료혜택을 주는 방안을 지시
- 이 보고회의 이후 의료보호나 의료보험이 적극 추진되었음
- 이 청와대 보고를 계기로 의료보호 우선 실시라는 조건하에 의료보험 실시라는 정책의지가 집약된 것으로 여겨짐
- 보사부는 청와대의 이러한 의지에 따라 의료보호와 의료보험을 1977년 1월부터 동시에 실시할 계획을 수정하여 의료보험을 6개월 후에 실시하도록 계획을 변경하고, 7월초 의료보험법 전면 개정안을 공개하였음

○ 보사부안에 대하여 경제기획원의 부정적 태도로 인하여 경제장관회의에서 심의가 보류되는 등의 우여곡절을 거침
- 경제장관회의에서 신중한 의견이 제시됨에 따라 법안은 평가교수단과 비서실의 검토를 거쳐야 했음
- 피용자의료보험이 국가 경제에 결코 부담을 주지 않는다는 보사부 측의 확고한 태도에 따라 1976년 9월초 의료보험법안을 포함한 의료보장계획은 대통령의 최종 재가를 받게 됨[8)]
- 이 문제에 관하여 김종인 교수(당시 서강대 교수로서 평가교수단에 참여)는 다른 증언을 필자에게 하였음(Box Ⅰ-2-1 참조)

○ 이러한 과정을 거쳐 1976년 9월 13일「국민보건향상을 위한 의료시혜 확대 방안」이 발표되어 1977년 사회의료보험제도가 근로자를 대상으로 출발을 보게 되었음

○ 정부에서 이러한 진통을 거치는 동안 보험재정을 부담할 재계와 의료공급을 담당할 의료계에서도 의견이 분분하였음
- 전국경제인연합회(전경련)는 예상 밖으로 적극적 자세로 의료보험의 실시를 지지하였음
  · 1976년 5월 14일 전경련 이사회에서 김립삼(金立三) 상근부회장이 각 기업은 의료보험전담자를 두어 많은 관심을 갖도록 당부
  · 다른 참석자는 기업의 부담을 고려하여 의료보험 실시는 시기상조라는 입장을 보임
  · 1976년 9월 24일 전경련 이사회에서는 의료보험개정안에 대한 대정부건의안을 다루면서 개정의 취지에 공감하면서 몇 가지 문제 조항을 보완하는 요구안을 내

8) 대통령의 재가를 받는데 당시 장예준 상공장관이 의료보험에 대한 기업의 적극적인 입장이 보고되었기에 가능했다는 설이 있음(의료보험연합회, 1997)

는 것으로 종결

· 당시 경제계의 관심은 부가가치세법과 지방세법이었으며 의료보험에 대해서는 정부 정책에 적극적인 협조 자세였고, 이러한 경제계의 자세가 의료보험실시에 큰 역할을 하였음

〈Box Ⅰ-2-1〉 김종인(서강대 명예교수)의 증언

김종인교수는 1975년 5월 청와대 경제수석으로부터 근로자를 위한 대책의 수립을 지시받고 서울대 김치선, 조순, 연세대 정종진, 고려대 서상철교수 등과 금요회를 만들어 노동법개정 작업부터 시작하였으나 정부의 미온적 처사로 제대로 추진되지 못하자 1976년 초에 근로자를 대상으로 의료보험을 먼저 실시하자고 건의를 하게 됨. 당시 기획원 등 경제부처에서 반대를 하고 신현확 보사부 장관도 복지연금법부터 먼저 실행하자고 주장. 복지연금은 당장 재정지출이 되는 것이 아니라 적립금이 쌓이니 이를 활용하자는 뜻으로 주장되었음. 그리하여 복지연금이냐 근로자 의료보험이냐를 놓고 의견이 대립되자 박대통령이 이 문제를 총리실의 평가교수단에 넘겨 검토할 것을 최규하 총리에게 지시. 평가교수단을 산하에 둔 총리실에서 두 제도의 도입 우선순위에 대한 검토를 김종인교수에게 의뢰함에 따라 복지연금제도의 도입을 위해서도 근로자들이 질병에 걸렸을 때 빨리 치료해 주는 의료보험이 먼저 도입될 필요성이 있다는 의견서를 1976년 5월경에 평가교수단 명의로 제출하여 박대통령이 정책 결심을 하였다는 것임

김종인교수의 건의안 가운데 특기할 내용은 아래와 같음

○ 김종인교수는 독일식 모델을 택하되 보험료는 노사가 1/2씩 부담할 것이 아니라 전액 근로자의 부담으로 하자는 주장을 하였음

○ 보험료는 사용자가 1/2을 부담하더라도 어차피 인건비에서 나가는 것이기 때문에 근로자의 복지비로 볼 수 없으며, 후일 자영자에게 의료보험을 확대할 경우 보험료의 1/2을 누군가 부담해 달라는 문제가 제기될 것이라는 선견지명으로 주장하였으나, 실행 과정에서 일본 모형에 집착하다보니 노사 1/2씩 부담하는 오늘의 모습이 되었다는 것임
(2012. 1. 4 김종인교수와의 면담을 통하여)

- 대한의학협회(현 대한의사협회)를 중심으로 한 의료계도 긍정적이었음. 다만 의료계는 장차 보사부가 정할 보험수가를 둘러싼 급여체계와 의료계의 참여가 관심사항이었음

○ 정부는 경제계와 의료계의 협조가 중요하였기 때문에 의료보험실시에 역작용을 하지 않는 한 경제계와 의료계의 요구사항을 수용하여 법제 및 시행과정에 반영하였음

- 이러한 과정을 거쳐 1976년 정기국회에서 의료보험법의 전면 개정안이 통과되고 1977년 7월 1일부터 500인 이상 고용사업장에서 당연적용 방식의 의료보험을 실시하게 되었음

○ 의료보험사업이 1976년을 기점으로 새로운 막이 열리게 되는데 그 배경은 다음과 같음. 이 배경은 의료보험연합회의 의료보험의 발자취(1997)에 나오는 배경을 필자가 약간의 수정을 하였음

첫째, 1962년부터 실시된 세 차례에 걸친 경제개발계획의 성과로 국민소득이 증대하여 국민들의 욕구가 변하게 되었고 이에 상응하는 변화가 필요하였음

둘째, 1970년 피용자의료보험의 강제실시를 골자로 한 제1차 의료법 개정에도 불구하고 시행령이 마련되지 못한 비정상상태가 5년 이상 계속됨으로써 정부도 어떻게든 정상화해야 할 필요성을 인식. 특히 임의보험형태에 의한 사업확대가 한계에 봉착함에 따라 사회의료보험의 필요성이 더욱 강하게 인식

셋째, 유신을 단행한 이후 유신정부로서는 국민적 지지를 확보할 수 있는 분야로 의료보장과 같은 가시적 정책의 필요성을 인식[9]

넷째, 입법까지 마친 연금제도를 유보시킴에 따라 이를 대체할 만한 다른 사회보장제도를 마련할 필요성이 제기되었음

다섯째, 경제성장에도 불구하고 저소득계층, 저임금근로자가 크게 줄지 않았기 때문에 이들에 대하여 어떤 형태로든 복지정책이 가시화 되어야 할 필요성이 있었음. 그리하여 의료보호제도와 함께 근로자 의료보험제도가 동시에 추진되는 배경이 되었음

여섯째, 사회의료보험이 실시되지 못하자 일부 기업들은 사내 근로자들의 복리후생 차원에서 의료비보조사업이나 공제사업(共濟事業)을 실시하고 있어 사회의료보험의 여건이 무르익었던 점[10]

9) 어떤 사람은 1972년 남북공동성명 이후 이북을 다녀온 고위인사가 박정희대통령에게 체제 안정을 위하여 의료보험의 도입을 건의하였다는 설도 있음. 실제 남북공동성명이후 북한은 해외선전을 통하여 남북간의 의료보장실태를 비교 선전하여, 우리도 저소득층을 위한 대책이 필요하였음

10) 의료보험제도가 도입된 이후인 1978년 11-12월 의료보험협의회가 500인 이상 고용사업장 440개를 대상으로 사업장내 복리후생실태를 조사한 결과에서도 의료보험제도 실시 전에 진료비 보조 업체가 85개, 진료비 대여가 10개, 의약품 원가공급 5개, 기타 상병수당지급이나 분만비보조 등을 하는 업체가 4개에 이르고 있었음을 파악(의료보험연합회, 1997)

3. 의료보험 통합논의 발아기

3.1. 소규모 직장조합의 통폐합

○ 1980년 2월부터 보건사회부(이하 보사부)는 당시 의료보험조합이 영세하다고 판단되어 통합을 준비 중에 있었음. 특히 1979년에 불어 닥친 제2차 오일 쇼크로 500인 이상 고용 사업장 가운데서도 경영이 흔들리는 기업이 속출하기도 하여 구조조정이 필요하였음

- 1977년 7월 제도 도입당시 보사부는 500인 이상 상시고용 사업장과 공업단지 단위로 의료보험조합을 설립, 출발하였으나 500인 미만 사업장으로 확대하는 과정에서 조합규모가 적어 위험분산에서 한계가 있다고 판단하여 위험분산규모를 적정화하기 위하여 조합을 통폐합하는 과정이었음

○ 이러한 과정에서 천명기 장관이 아예 의료보험의 관리 운영체계를 하나로 통합하자는 돌출적 의견을 제시함으로써 통합논쟁이 대두되었음

- 보사부는 소규모 조합을 통합하여 규모를 좀 크게 하여 위험분산기능을 확충하려는 의도였으나, 천장관은 공무원과 사립학교교직원에 대해 의료보험을 적용하기 위해 1979년 1월에 설립된 공무원 및 사립학교 교직원 의료보험관리공단(이하 공교공단)과 전국의료보험협의회를 통합하여 가칭 의료보험관리공사로 일원화하자는 제안을 하게 됨

○ 한편, 1980년 5월에 출범한 신군부의 국가보위비상대책위원회(이하 국보위)는 국가개혁 차원에서 정부 기구의 통폐합을 추진하게 됨

- 보사부는 국보위 방침에 따라 산하 기구의 통폐합을 추진하게 됨[11)]
- 보사부는 이미 추진하던 조합의 통폐합이 국보위 방침과 부합하여 통폐합이 탄력을 얻을 수 있었음

○ 그런데 통합에 앞서 이미 1963년 의료보험법을 제정할 때와 1977년 당연적용으로 의

---

11) 당시 보사부 산하의 가족계획연구원과 한국보건개발연구원도 국보위 방침에 따라 한국인구보건연구원으로 통합되었음(통합 완료는 1982년 7월). 뒤에 한국보건사회연구원으로 명칭이 바뀜

료보험법을 전면 개정하기에 앞서 관리체계에 대한 논의는 있었음(이규식, 2002a)

- 1963년 의료보험법의 제정 당시에는 당연적용이냐 임의적용이냐는 문제를 갖고 논의하였으나 당시의 경제 여건상 당연적용은 어렵다고 판단하여 임의적용으로 정하였음
- 그러다 1977년 의료보험제도를 당연 적용시키기에 앞서 관리방식을 조합방식으로 할 것인가 국가공영방식(영국의 NHS제도와 같은 방식을 당시에는 이렇게 불렀음)으로 할 것인가에 대한 언급이 잠깐 있었음[12)]
- 공영방식으로 할 경우 정부 재정부담문제, 의료공급의 국유화 내지 사회화에 따른 혼란문제, 보험료인상에 대한 어려움, 진료비 지출의 증가 우려 등의 여러 가지 예상되는 문제로 인하여 공적 성격을 띠는 민간 주도기관으로 하여금 조합을 설립하여 의료보험제도를 실시하였음(의료보험조합연합회, 1982)

○ 흥미 있는 점은 우리나라에서 사회보험을 처음 연구한 선구자들은 의료보험을 영국의 NHS와 서구의 NHI 모형을 혼동하여 제안. 처음 제안한 내용을 보면 의료제공체계 측면에서는 영국의 NHS와 유사하며, 사회보험의 통합관리제안도 영국의 NHS와 유사

- 이러한 혼동이 우리나라가 사회보험을 택하였음에도 불구하고 초기부터 의사는 인두제, 관리는 보험조직의 통합으로 후진들에게 영향을 미쳤던 것임
- 당시 선구자들의 이러한 혼동은 〈Box Ⅰ-3-1〉의 양재모 교수의 사회보장제도 창시에 관한 건의에서 잘 나타나고 있음
  - ·이 모형은 영국 제도와 거의 유사하게 의료는 NHS에서처럼 산재를 포함하여 일괄 제공하도록 건의하고 있으며, 상병수당, 연금급여, 산재수당은 사회보험청에서 관리하도록 하고 있음
  - ·양재모 모형과 영국 모형의 차이는 재원조달 방법과 병원에 대한 진료보수지불방법에서만 볼 수 있음
- 선구자들의 혼동이 후배들에게 많은 영향을 끼쳐 의료보장이라면 NHS가 원칙에 맞고, 우리나라 의료보험제도가 장기적으로 나아가야 할 방향이라는 식의 주장을 많이 하였음[13)]

---

12) 1976년 12월 경제장관회의에서 의료보험법 개정안을 심의하는 가운데 남덕우 경제기획원 장관(부총리)이 신현확 보건사회부 장관에게 국가공영방식으로 하는 것이 어떠냐고 물었으며, 신장관이 조세로 의료비를 조달할 수 있겠느냐고 되물으면서 논의는 그것으로 끝남

13) 대표적인 경우가 보사부 의정국장을 역임한 이성우박사(고인)임. 이성우 국장은 당시의 관료로서는 학계와 깊은 교류를 갖고 있었으며, 사석에서 의료보험통합 논의만 나오면 NHS의 비전을 이야기 하면서 원칙적으로 통합이 되어야 한다는 논리를 전개하였음. 그리고 통합 논쟁이 제기될 때 국회의원(민정당)이었던 김모임 교수도 거의 비슷한 논조로 통합을 지지하였음. 양재모박사가 건의한 내용이 아마 통합의 근원적 배경이 되었던 것으로 판단됨

〈Box Ⅰ-3-1〉 사회보장제도 창시에 관한 건의(양재모, 1961)

○ 1498년 12월의 유엔 인권선언 제22조 및 제25조를 토대로 사회보장 받을 권리, 의료에 대한 기본권을 열거하면서 질병보험, 산재보험, 분만 등 단기보험 중심으로 먼저 실시하고 노령, 폐질, 유족보험과 같은 장기보험은 차후로 고려되어야 하되 실업보험은 당분간은 유예되어야 한다는 입장이었음

○ 전 국민을 대상으로 당장 실시하기는 어려우므로 광공업계 생산업체의 종업원과 공무원을 대상으로 하되 우선 서울과 탄광지대인 장성, 한두 지역부터 실시하는 시범사업을 주장

○ 입법방향에 대한 제의
  1) 적용범위 : 임금생활자, 처음에는 가족을 제외했다가 점차 가족을 포함하고 적용대상자도 공무원, 교원, 대기업 피용자에서 점차 중소기업 피용자로 확대
  2) 운영 : 정부 감독 하의 단일기관으로 하여 모든 사회보험업무를 관장케 함. 기존의 각 부처의 공제조합 등은 여기에 통합
  3) 보험급여
    A. 의료 : 입원, 진료, 간호, 방사선, 세균검사, 검사시설이용, 약제, 치료재료 지급, 출산(조산 포함), 산재의 경우 치과진료 포함
    B. 현금급여(상병수당) : 질병 · 분만 등으로 인한 수입 감소를 보전하는 상병수당제도를 평소 임금의 50%수준에서 실시할 것을 제안
  4) 재원조달과 사용 : 재원조달은 임금총액의 7.5%로 설정하고 근로자, 사용주, 정부가 각각 2.5%씩 부담하는 것으로 했으며 지출은 의료급여가 5.05%, 현금급여가 1.45%, 운영비 1.00%로 추계

○ 전달체계 : 의사를 전과의(全科醫)와 전문의(專門醫)로 나누고 전문의는 소아과를 제외하고는 병원근무를 원칙으로 하고 전과의에 대하여는 주민이 등록(의사 1인당 3,500명을 상한으로 하되 보조의사를 두는 경우는 5,000명까지 가능). 진료보수는 전과의는 등록자수에 비례하는 인두제, 병원에 대해서는 일당 진료비 제도를 주장

○ 진료체계로서는 병이 나면 전과의(全科醫)의 진료를 먼저 받게 하고 전과의가 진료하기 어려운 환자는 병원으로 보내 병원 외래에서 진단하게 하고, 가능하면 그 진단과 치료요령을 전문의의 의견서를 첨부하여 환자를 전과의에 회송시키고, 꼭 입원이 필요한 환자만 입원시키도록 하고, 입원 진료가 끝나면 조기 퇴원시켜 회복기에는 다시 전과의가 돌보는 체계를 제안

○ 1977년 7월 의료보험제도를 처음 시작할 때만 하여도 사회의료보험을 실시하는 국가들이 모두 분립된 방식으로 택하고 있었기 때문에 전혀 논쟁의 대상이 되지 못하였음
  - 다만, 일부 학자들이 대기업부터 시작하는데 대하여 부자들부터 시작한다는 식의 비판을 제기하기도 하였음
  - 그러나 의료보호제도가 의료보험제도의 도입되기 이전에 본격적으로 실시됨에 따라 그러한 일부의 비판은 호응을 얻을 수 없었음

○ 의료보험 도입 초기에는 조합을 500인 이상을 상시 고용하는 사업장 단위로 설립하였기 때문에 한 조합이 관리하는 적용자의 수가 적어 위험분산기능의 제약이나 소규모 단위로 인한 경제단위의 미흡 등의 문제가 제기됨

○ 1979년 7월 1일부로 300인 이상 고용사업장에 대한 의료보험의 확대와 함께, 5,000명 규모의 공동조합이 설립됨에 따라 기존의 단독조합에 대하여 간접적인 통합 규모의 지침으로 간주되기도 하였음

- 실제로 강원3지구, 강원4지구, 전북3지구, 경북10지구, 경남5지구의 5개 공동조합은 300인 이상 고용사업장을 적용하면서 설립되었는데, 이 때 기존의 단독조합들이 지구 공동조합으로 편입되어 규모를 확대하는 첫 사례가 되기도 하였음(의료보험연합회, 1997)
- 1979년 하반기에는 강원 삼척지역의 피보험자 500~1,500명 규모의 단독조합 10개소(경동탄광 등)가 보사부의 승인을 받아 피보험자 10,000명의 강원5지구조합으로 출범하여 조합 통폐합의 사례를 만들기도 하였음(의료보험연합회, 1997)

○ 조합 통폐합을 통한 규모의 확대 필요성에 대한 정책건의는 이미 1978년부터 꾸준히 제기되었음

- 1978년 12월 21일 제4회 이사회에서 소규모조합의 문제점을 아래와 같이 지적하고 2,000명 이하의 소규모 조합을 통폐합하여 조합 규모를 10,000명 이상으로 확대할 것을 주장(의료보험연합회, 1997)
  · 조합재정의 영세성
  · 독립채산운영불가
  · 전임직원 확보 불능 등

○ 1980년 들어와서 보사부는 기존 조합의 여러 여건을 고려하여 3,000명 미만의 조합을 통폐합한다는 다음과 같은 기본계획을 2월 20일 장관 결재를 얻어 최종 확정하였음(의료보험연합회, 1997)

- 원칙적으로 피보험자 3,000명 미만의 조합을 통폐합의 대상으로 함
- 통폐합을 통하여 관리운영비의 비중을 현재의 15% 수준에서 9% 수준으로 낮춤
- 계열사업장은 필요한 경우 계열 공동조합에 편입 조치
- 1차 통폐합은 서울, 경기지역을 제외한 지역으로 하고, 서울, 경기는 2차 통폐합대상으로 정함

○ 보사부는 1차 통폐합대상인 경인 이외 지역의 3,000명 미만이 조합 105개를 대상으로

1980년 4월 14일부터 5월 14일까지 현지 점검을 실시하여 97개 조합에 대하여 7월 12일자로 조합 편입 또는 합병 명령이 내려졌음

- 명령을 받은 조합은 9월 1일부로 기존의 권리 의무를 신설 또는 피편입조합에 승계토록 하였음 : 1차 통폐합의 완료
- 1차 통폐합 대상에서 제외된 경인지역은 6월 8일부터 8월 20일까지 3단계 현지점검이 실시되었음[14)]

○ 1980년에 와서 시작된 조합의 통폐합은 그 뒤 의료보험통합론이 제기됨에 따라 진행이 더 이상 이루어지지 못하고 1981년 1월부터 100인 이상 고용사업장에 의료보험을 당연 적용시키면서 진행되었음[15)]

○ 직장의료보험의 통폐합 현황은 다음과 같음

- 〈표 Ⅰ-3-1〉에서 볼 수 있는 바와 같이 500인 이상 고용사업장을 당연 적용시킨 1977년에는 513개 조합이 설립되었으나 그 가운데서 96.3%에 해당하는 494개가 단독조합으로 운영되었으며, 300인 이상 고용사업장을 당연 적용시킨 1979년에는 603개 조합이 설립되어 있었으나 그 중 91.5%에 해당하는 552개 조합이 단독조합으로 되어 조합주의 원칙에 충실하였음
- 직장조합에서 공동조합은 직장 한 개가 스스로 조합을 구성하기 어려운 경우, 몇 개 회사가 모여 공동으로 직장 조합을 결성한 것으로 지구 공동조합이라 불렀는데, 1980년까지는 단독조합의 수가 대종을 이루었음
  - ·100인 이상의 고용사업장이 단독으로 조합을 만들기에는 위험분산기능상 문제가 있었기 때문에 1981년 이후 조합의 통합이 본격적으로 이루어질 수 있었음
  - ·1981년 들어 조합 수는 185개로 줄었으며 그 중 단독조합은 61.6%인 114개 조합으로 대폭 줄었음
  - ·그 이후 단독조합을 몇 개 줄여 1982년에는 조합수가 146개로 줄게 되었고, 단독조합은 49.3%에 해당하는 72개 조합으로 되고 공동조합이 74개로 늘어나 공동조합의 수가 많아지게 되는 변동을 보임
  - ·1983년에 16인 이상 고용사업장이 당연 적용되면서 일부 공동조합의 규모가 너무 커지게 됨에 따라 1987년에는 대규모 공동조합을 다시 분리하여 공동조합수

---

14) 2차 통폐합은 천명기장관이 9월에 부임하여 의료보험통합일원화를 제기하면서 결재를 미루는 바람에 진행이 미루어지다 1981년에 와서 추진됨

15) 한편, 국보위는 정부 산하기관들의 통폐합을 주도하였는데 보사부는 이미 의료보험조합의 통폐합을 진행하고 있었음. 국보위는 8월 18일 의료보험의 확대를 지시하면서 영세의료보험조합의 통폐합 추진도 지시사항에 포함시켰음

가 78개로 늘어나고 전체 직장조합수도 149개로 증가하였음

〈표 Ⅰ-3-1〉 연도별 보험자 수 변동

의료보험	1977	1978	1979	1980	1981	1982	1983	1984	1985	1986	1987
직장	513	592	603	423	185	146	146	146	144	144	149
단독조합	494	570	552	365	114	72	72	72	70	70	71
공동조합	19	22	51	58	71	74	74	74	74	74	78
지역	8	8	8	8	10	13	13	13	13	13	13
임의	8	8	8	8	7	7	7	7	7	7	7
당연	–	–	–	–	3	6	6	6	6	6	6
직종	–	–	–	–	1	4	8	11	12	13	15
공·교	–	–	1	1	1	1	1	1	1	1	1

주 : 임의지역조합 – 부산청십자, 옥구청십자, 춘성춘천조합, 백령도조합, 거제조합, 증평조합, 영동조합, 삼화조합
직종조합 – 문화예술인, 양곡상, 전국택시, 이미용, 숙박목욕업, 대구시장상인, 축산기업, 특종물업, 생명보험모집인, 해외취업선원, 의사, 부산시장상인, 약사

자료 : 이규식(1987) 및 의료보험연합회(1997)

○ 지역의료보험조합 현황은 다음과 같음
- 〈표 Ⅰ-3-1〉에서 볼 수 있는 바와 같이 1977년 7월 의료보험제도를 도입할 당시 지역에는 부산청십자조합 등 임의조합이 8개가 존재하였음
- 1981년 제1차 지역의료보험시범사업이 시작되자, 임의조합 가운데 옥구청십자조합은 옥구군조합으로 개편됨에 따라 임의조합은 7개가 되고, 당연적용 조합이 3개가 되었음
- 이듬해인 1982년 제2차 지역의료보험시범사업이 시작되자, 당연적용 조합은 6개로 되었으며, 1988년 농촌지역으로 의료보험이 확대되기까지 그 숫자는 그대로 유지되었음

○ 한편, 지역주민에 대한 의료보험 적용 시기를 예측할 수 없게 됨에 따라 적용 가능한 대상자를 의료보험에 적용시키기 위하여 1981년 문화예술인단체에 대하여 의료보험을 임의 적용하는 직종의료보험이 시작되었음. 그 이듬해에는 양곡상조합, 전국택시조합, 이미용의료보험조합이 설립되었으며, 1989년 7월 도시지역의료보험조합이 실시되어 여기에 통합될 때까지 14개의 직종조합이 존재하였음(표 Ⅰ-3-2 참조)

〈표 Ⅰ-3-2〉 직종의료보험조합 설립현황 (단위 : 명)

조합명	급여개시일	적용인구('87말 기준)
문화예술인	1981. 12. 10	45,231
양곡상	1982. 3. 1	97,528
전국개인택시	1982. 5. 1	235,361
이미용	1982. 10. 1	66,555
대한숙박목욕업	1983. 1. 1	53,694
대구상인	1983. 3. 1	36,296
축산기업	1983. 6. 1	62,902
한국특종물업	1983. 9. 1	129,099
생명보험모집인	1984. 1. 1	230,156
전국해외취업선원	1984. 2. 10	154,071
의사	1984. 4. 5	44,879
부산시장상인	1985. 7. 12	31,229
약사	1986. 5. 1	32,413
기독교교역자	1987. 2. 15	43,910
손해보험모집종사자	1987. 5. 21	56,646
계(15개)		1,319,970

주 : 해외취업선원조합은 '88. 12. 2부로 직장의료보험조합으로 전환
자료 : 의료보험연합회(1997)

3.2. 1980년 천명기장관 통합일원화 방침 발표

○ 1980년부터 보사부는 이미 통합을 추진하여 9월 1일까지 1단계 통합을 마무리하도록 추진되었음

- 그런데 당시 국보위는 사회적인 분위기 쇄신을 위하여 정부 산하단체의 통폐합을 주도하였으며, 8월 18일에는 영세의료보험조합의 통폐합 추진 지시를 보사부에 내렸음

○ 문제는 직장조합의 통폐합이 진행되는 가운데 1980년 9월 2일자로 새로 부임한 천명기 보사부 장관이 모든 의료보험의 통합문제를 거론하게 됨[16)]

16) 당시 의료보험 업무를 담당하였던 정부 관계자들의 전언에 따르면 천명기장관에게 통합 아이디어를 제공한 사람은 공·교공단의 엄기섭상무라고 함. 엄기섭상무는 의료보험연합회의 전신인 중앙의료보험협의회 상무이사를 역임하면서 직장조합 설립에 앞장섰고, 공·교공단 초대 상무이사로 자리를 옮겨 임기가 만료될 즈음에 천명기장관이 부임함. 천명기 장관과 엄기섭상무의 개인적인 친분으로 볼 때 엄기섭상무는 통합공단이 발족하면 초대 이사장을 할 수 있을 것이라는 개인적인 판단에 따라 통합을 건의하였을 것이라는 당시 정부 관계자의 추론이 있었음

- 천장관은 장관 부임후 조합의 통합일원화를 간간히 비춤에 따라 보사부는 10월 4일 나도헌 차관 주재로 의료보험제도 및 관리운영체계에 관한 회의를 개최
  - 여기서 사회보장심의회에 속한 최천송이 직장과 공교의료보험은 물론 의료보호까지 하나로 통합해야 함을 주장[17)]
  - 보사부 관계자들은 통합 필요성이 없음을 주장하여 결론 없이 회의를 끝냄
- 그러나 천장관은 10월 15일 대통령업무 보고(보사행정개선 및 장기사업추진계획)를 통하여 전국의료보험협의회와 공무원 및 사립학교교직원 의료보험관리공단(의료보험공단)을 통합하여 가칭 의료보험관리공사로 일원화하겠다는 보고를 함(Box I-3-2 참조)
- 동시에 보사부가 추진하던 제2차 조합통폐합에 대하여 결재를 하지 않고 통합일원화의 결과를 보고 결재하겠다고 미룸

○ 이와 같은 천명기 장관의 통합 구상에 대하여 당시 보사부내에서도 의견일치를 보지 못한 것으로 알려지고 있음
- 당시 보험제도 과장이었던 전계휴(뒤에 차관역임)는 장관의 지시로 통합일원화방안을 대통령 업무보고에 넣자, 이두호 기획실장이 감당하기 어려운 과제를 넣었다고 업무보고에서 삭제하라는 지시를 하였다고 회상함
- 업무보고에서 의료보험 통합문제를 빼자 장관이 다시 지시하여 통합문제가 대통령에게 보고 됨
- 이두호 실장(뒤에 차관역임)은 뒤에 통합 주창자로 입장이 바뀌게 됨

○ 보사부의 통합일원화계획은 11월 4일 부총리, 6일 총리의 결재를 받은 후 11월 17일 대통령 결재를 신청함. 대통령 결재 과정에서 청와대에서 다음과 같은 의견이 제시됨(의료보험연합회, 1997)
- 일원화 문제는 단순히 관리체계에서 그치지 않고, 의료보험제도 자체의 발전방향이므로 현행 의료보험제도의 시행배경, 목표 및 향후 발전방향을 고려하여 각계의 의견을 종합, 신중히 결정할 사항임
- 일원화는 의료보험에 정부 재정지원이 전제되어야 하며, 재정적자가 생기면 그 부담을 놓고 정부와 국민간의 대립이 생길 것이며 이렇게 될 경우 통치권에 부담이 생김
- 지역 간 의료보장의 격차가 심하고, 소득 간 의료욕구의 격차가 심한 현 단계에서 일원화는 소득역진의 가능성이 큼

---

17) 최천송씨는 독일에서 유학하여 조합방식을 주로 주장하였는데, 후에 통합으로 입장을 바꾸었다는 정부 관계자의 증언이 있음

- 위험분산 효과는 피보험자 15,000~30,000명 이상인 경우에 동일하므로 소규모 조합의 통폐합으로 해결 가능
- 일원화를 할 경우 관리비 절감 가능성은 있지만, 전체 재정에 미치는 효과가 적으며 관료적 경직화가 나타날 경우 관리비가 오히려 높아 질 수도 있음

〈Box Ⅰ-3-2〉 **통합일원화 방안(천명기, 1980.10)**

- ○ 1980년 9월 천명기 장관이 전국민의료보험의 조속한 실현을 위한 방안의 하나로 의료보험관리체계 일원화를 연구케 함으로써 관리모형에 관한 논쟁이 제기되기 시작함
- ○ 당시 보사부는 직장의료보험조합의 1차 통합을 7월에 완료한 후 2차 통합작업을 추진 중이었으나 천장관은 2차 통합작업의 유보를 명하고 직장의료보험과 공·교의료보험의 관리체계일원화 추진위원회를 구성·검토할 것을 명함
- ○ 천장관이 밝힌 정부의 기본방침은 의료보험관리공사(가칭)를 설립하여 의료보험에 관한 모든 업무를 단일창구화하겠다는 것임
- ○ 이 같은 통합의 절차는 1단계로 보험관리업무를 통합하고 이어 의료보험법을 개정하여 재정통합까지 하겠다는 것이었음
- ○ 천장관은 통합이유로 소득재분배, 위험분산, 농어촌 의료보험실시에 대비한 보험재정의 안정화, 간접비용의 절감, 이용자 및 공급자의 불편해소, 제도 간 급여수준의 평준화, 업무 간소화 등을 열거함

○ 당시는 1979년 제2차 오일쇼크와 1979년 10월 박정희대통령 시해 사건을 거치면서 경제적으로 불안한 시기였고, 1980년 5월에는 광주민주화 운동이라는 홍역을 치루고 난 후라, 경기가 불황의 늪에서 헤매고 있었으며, 경제가 마이너스(−) 성장을 면하지 못할 때라 수출에 장애가 되는 정책은 받아들일 수 없었음

- 그리하여 청와대에서는 1980년 11월 의료보험통합 불가로 결론을 내리고 보사부의 통합안에 대하여 '연구검토'라는 단서를 붙여 유보시킴
- 11월 17일 천명기 장관이 아프리카 8개국 순방을 떠났고, 일원화 유보는 공식적으로 발표되지 않았기 때문에 일원화를 둘러싼 공방이 그 후에도 계속되었음

3.3. 지역의료보험시범사업과 통합일원화론 제기[18)]

1) 지역의료보험시범사업에 앞선 마을건강시범사업

○ 의료보험을 적용하기 위해서는 적용대상자의 소득이 파악되어야 하며 자격관리가 가능하여야 하는데, 지역주민은 소득파악이 어려워 의료보험 적용이 직장 가입자 다음으로 미루어졌음

○ 그러나 근로자 계층에 대한 의료보험 적용확대는 지역주민들로 하여금 의료보험에 대한 요구를 한층 더 강하게 하였기 때문에 정부는 지역주민들에 대해서도 당연 적용할 수 있도록 하는 의료보험법 개정안을 1981년 3월 국가보위입법회의(약칭 입법회의)[19)] 에서 의결하여 4월 4일 공포하였음

– 이에 따라 7개의 임의적용 의료보험조합은 존치시킨 채, 이와는 별도로 지역주민에 대한 당연 적용의 가능성을 타진하고 당연 적용의 방법을 연구하기 위하여 시범사업을 하기로 결정

· 제1차 지역의료보험 시범사업은 1981년 7월부터 실시하고

· 대상지역은 강원도 홍천군, 전라북도 옥구군[20)], 경상북도 군위군의 3개 지역으로 하였음

– 1차 시범사업을 이 3개 지역에 대하여 한 이유는 다음과 같음

· 이 3개 지역은 비용절감형 의료체계를 개발하기 위하여 1976년 9월부터 마을건강시범사업(Box Ⅰ-3-3 참조)을 실시하던 곳이었음

· 비용절감형 의료체계란 보건진료원(간호사를 교육)을 활용하여 주민의 1차 진료를 담당케 함으로써 값싼 의료를 쉽게 제공할 수 있는 제도를 말함[21)]

○ 마을건강시범사업을 진행하면서 이 시범사업을 주도하던 연구진은 중국의 농촌합작의료제도[22)]에서 볼 수 있는 것처럼 주민이 자조, 자립하는 형태로 서비스를 이용하기 위해서는 주민 스스로 재원을 조달할 필요가 있다고 판단하여 마을건강시범사업의 재원조달을 위한 시범사업을 고안하게 됨

---

18) 이 절은 이규식(2002a)의 의료보장과 의료체계(계축문화사) 제12장을 약간 수정하여 재 수록하였음
19) 신군부가 국회 대신 설치한 기구로 1980.10.28-1981.4.10 기간 중 활동하였음
20) 옥구군은 1994년 행정구역 개편으로 군산시로 편입되어 현재는 그 이름이 없음
21) 이 제도는 중국의 농촌협동의료제도에서 활용되었던 맨발의 의사(barefoot doctor)를 모방한 형태였음
22) 중국에서는 農村合作醫療制度(농촌합작의료제도)라 부름

- 다행스럽게도 3개 지역 가운데 옥구군에는 이미 임의조합인 옥구군 청십자조합이 존재하고 있었기 때문에, 이를 활용하면서 마을건강시범사업과 접목시킬 방안을 강구하였음
- 그리하여 1979년 9월부터 옥구군 청십자조합을 해체하고 대야면(面)이라는 한 개 면지역 주민을 대상으로 마을건강시범사업의 재원조달을 위한 예비사업을 실시하게 되었음

〈Box Ⅰ-3-3〉 마을건강시범사업

우리 정부는 1977년 의료보험 도입을 앞두고 농어촌지역의 주민을 위해서 군립병원을 설립키로 계획을 하고 1972년 군립병원 설립에 소요될 자금을 차관으로 지원해 줄 것을 국제경제대한원조협의체(International Economic Commission for Korea : IECOK)에 요청함

이 요청에 따라 미국 국제개발처(USAID)가 타당성 조사를 하고, 결과 농촌지역에 군립병원보다 비용절약형 보건의료체계를 수립하는 것이 더욱 합당하다고 판단하여 그 모형 개발을 위한 시범사업을 권유. 우리 정부는 이를 수용하여 '마을건강사업'이라 명칭을 정하고 1975년에 USAID로부터 차관 500만 달러를 제공받아 시범사업을 실시

이 시범사업을 위하여 정부는 1975년 12월 한국보건개발연구원법을 제정하고 1976년 4월에 한국보건개발연구원을 설립하고 9월부터 시범사업을 시작하였으며, 1980년 9월에 사업을 종료하고 평가보고서를 12월에 발간(시범사업 종료를 12월로 기술한 보고서도 있음)

* 참고 : 한국보건개발연구원법에 시범사업에서는 간호사가 1차 진료를 할 수 있도록 한시적인 권한을 부여하여 보건진료원이 진료업무를 할 수 있었음

2) 옥구군의 지역의료보험시범 예비사업

○ 옥구군에서 기존의 임의보험조합이던 청십자조합을 해체하고 옥구군 대야면에서 마을건강사업의 재원조달을 위한 시도는 결과적으로 지역의료보험시범사업을 위한 예비사업 성격으로 되었음
  - 왜냐하면, 옥구군 대야면에서 재원조달을 위한 시도가 뒷날 지역의료보험시범사업을 설계하는 근거가 되었기 때문임
  - 따라서 옥구군 대야면에서 주민들의 자발적인 재원조달을 위한 시도를 지역의료보험시범사업의 예비사업으로 규정하여도 무난할 것임

○ 옥구군 대야면에서의 재원조달을 위한 시도의 내용은 〈Box Ⅰ-3-4〉와 같음
  - 대야면 주민 10,590명을 대상으로 1년간 재원조달을 위한 사업을 실시

- 월 보험료를 370원으로 하고 1차 진료는 보건진료원과 개업 일반의를 이용케 하는 진료전달체계를 실시함에 따라 재정수지를 맞출 수 있다고 판단

〈Box Ⅰ-3-4〉 **옥구군 대야면 마을건강시범사업의 재원조달 시도**

1. 옥구군 대야면 사업의 내용
   - 대상주민 : 10,590명
   - 주민 1인당 보험료 : 월 370원(주민의 1/2은 보험료 반액 정부지원)
   - 전달체계의 실시
     1차 : 보건진료분소 6개, 보건진료소 4개, 일반의원 11개
     2차 : 도립군산병원, 씨그레이브기념병원
     3차 : 전북대 부속병원
2. 사업평가(1979. 9 – 1980. 8)
   1년간 보험급여비는 1,697만원, 갹출금 징수액은 1,431만원으로 약 84%의 재정자립 달성
3. 결론
   1인당 보험료를 400원으로 책정하고 보험료 징수만 제대로 이루어진다면 지역주민에 대한 보험확대의 가능성이 있는 것으로 판단(당시 직장의료보험의 보험료가 월 1인당 1,536원, 공교가 1,386원임에 비하여 400원은 매우 낮은 수준이었음)

자료 : 한국보건개발연구원(1980)

○ 옥구군 대야면의 경험에서 얻은 결론은 진료전달체계만 잘 유지한다면 보험료를 직장근로자의 1/4, 공무원의 1/3 수준만 책정하고도 지역주민에 대한 의료보험의 도입도 가능하다는 것이었음
  - 이러한 결론에 따라 마을건강시범사업의 종료와 함께 한국보건개발연구원은 정식으로 3개 시범지역에서 지역의료보험시범사업을 실시할 것을 건의[23)]
  - 비록 재원조달에 관한 시도는 옥구군 대야면에서만 이루어졌지만, 보건진료원이나 공중보건의[24)] 등을 이용한다면 지역주민에게 의료보험 제공이 가능할 것이라는 판단에 따라 보건진료원이 이미 배출되어 활동하는 3개 지역에 대하여 의료보험시범

---

23) 1980년 3월 한국보건개발연구원(한국보건사회연구원의 전신)은 마을건강시범사업 결과보고 시(결과보고서는 1980년 12월에 발간) 3개 지역(홍천, 군위, 옥구)에 정식으로 제2종 의료보험(지역의료보험) 시범사업 실시를 정부에 건의하게 됨(의료보험연합회, 1997)

24) 공중보건의 제도는 1978년 12월 5일 '국민보건의료를위한특별조치법'에 따라 의과대학을 졸업하고 군의관 대신에 보건소 등에 근무할 수 있게 규정한 것임. 이 법은 1980년말에 '농어촌등보건의료를위한특별조치법'이 제정됨에 따라 흡수되어 폐기되었음

사업의 실시를 건의하게 됨

3) 지역의료보험시범사업의 내용

○ 이러한 결론에 따라 마을건강시범사업을 끝내고 이미 보건진료원을 활용할 수 있는 홍천, 군위, 옥구의 3개 지역에 대하여 지역의료보험 제1차 시범사업을 〈Box Ⅰ-3-5〉와 같이 설계하여 1981년 7월부터 시작

〈Box Ⅰ-3-5〉 1차 지역의료보험시범사업의 설계

1. 시범사업설계를 위한 기초 자료원 : 옥구군 대야면 사업
2. 3개 지역의료보험시범사업의 설계(보건사회부 1981. 5)
   - 보험료 : 3등급으로 하여 월 평균 보험료를 1인당 600원으로 책정함
     1등급(10% 주민) : 400원
     2등급(70-80% 주민) : 600원
     3등급(10-20% 주민) : 800원
   - 국고지원 : 관리운영비 전액
   - 전달체계실시 : 1차 - 보건기관(보건진료소, 보건지소, 보건소) 및 의원
     2차 - 시 · 도립병원 및 민간병원
     3차 - 종합병원
   - 환자배분에 대한 설계
     • 외래환자의 75%를 보건소 및 보건지소(35%), 보건진료소(40%)에서 진료
     • 입원환자의 42%를 의원에서 수용키로 계획함
     • 환자배분의 근거는 옥구군 대야면 시범사업의 실적을 토대로 함

자료 : 보건사회부(1981)

○ 제1차 지역의료보험시범사업의 특징
- 보험료 부과를 인두당 정액제(flat rate)로 하여 행정을 단순화시키고, 소득파악의 어려움을 극복할 수 있었음. 정액제이지만 생활수준을 반영하기 위하여 3개 등급으로 정액을 차등화 하였음
  · 1등급을 주민의 약 10%, 3등급 역시 약 10~20% 정도로 하고 나머지 70~80% 주민은 같은 등급으로 하였음
- 진료전달체계의 도입
  · 1차 진료를 주로 보건진료원이나 공중보건의를 활용토록 하여 소요 보험재정의

최소화를 기함(즉, 외래 진료의 75%를 보건소, 지소, 진료소에서 흡수하도록 재원계획을 수립)

· 1 → 2 → 3차로 진료처를 바꿀 때는 의사의 소견서를 필요로 하였음

○ 이와 같은 진료전달체계는 옥구군 대야면에서 실시된 모델임

- 이러한 전달체계를 토대로 함에 따라 보험료를 당시 직장근로자의 1/3인 수준인 월 600원 정도로 책정할 수 있었음
- 이렇게 낮게 책정한 보험료로 인하여 시범사업이 적자에 시달리는 계기가 되었음

○ 제1차 시범사업의 초반 1년간은 정부의 기대대로 주민들이 진료전달체계를 잘 지켜 재정안정을 유지할 수 있었음(그러나 옥구군에서는 1차 연도부터 소액의 재정적자를 기록)

○ 그리하여 정부는 1982년 7월부터 경기도 강화군, 충청북도 보은군, 전라남도 목포시에 대하여 제2차 지역의료보험시범사업을 실시하게 되었음. 제2차 시범사업의 설계내용은 〈Box Ⅰ-3-6〉과 같음

〈Box Ⅰ-3-6〉 2차 지역의료보험시범사업의 설계

1. 2차 시범사업 설계를 위한 기초 자료원 : 1차 시범지역
2. 시범사업의 설계
   - 1인당 월 보험료 : 강화(689원), 보은(688원), 목포(1,265원)
   - 보험료 부과방법 : 수익자부담원칙과 능력비례원칙 혼합(소득 7등급, 자산 7등급)
   - 국고지원 : 관리운영비 전액
   - 환자배분에 대한 설계 : 외래환자의 48.5%를 보건기관에서, 51.5%는 병의원에서

자료 : 보건사회부(1982a)

○ 제2차 시범사업의 내용

- 보험료 부과방법의 변경 : 1차 시범사업에서 택한 인두 정액제 대신에 소득재분배 등을 고려하여 일본의 지역보험에서 사용하고 있는 4요소 방식을 채택
  · 응익할(應益割)과 응능할(應能割)을 각각 50%로 하여 정액제와 소득비례 부과방식을 병행[25)]
  · 응익할에서는 정액제를 변경시켜, 인두정액과 가구당 정액의 두 가지로 하였음
  · 응능할이란 부담 능력비례 항목으로는 소득과 자산을 사용하였으며 각각 7등급

25) 응익할과 응능할은 일본 국민건강보험(우리나라의 지역보험에 해당)의 보험료 부과에 사용하던 용어임

으로 등급을 구분하였음

· 지역주민의 소득파악도 어려운데 재분배개념을 도입하여 행정을 복잡하게 만들고, 제도를 후퇴시킨 감이 있음[26]

- 진료전달체계는 1차 시범사업과 크게 달라진 것은 없음. 다만 보건기관에 대한 환자의 분담률만 차이가 남
- 2차 시범사업에서는 1차 시범지역과 보험료의 균형문제가 있어 보험료를 더 높게 책정할 수 없었음. 그리고 주민들의 입장에서도 의료보험 시범사업을 시범사업으로 받아들이는 것이 아니라 의료보험의 확대로 받아들였기 때문에 1차 지역과 2차 지역의 보험료의 균형은 중요한 과제였음
- 목포시에서는 의약분업에 대한 시범사업을 몇 개월 실시[27]

4) 시범사업평가 : 만성적인 재정적자

○ 지역의료보험시범사업 결과 6개 조합에서 만성적인 적자를 기록하게 되자, 그 원인을 지역주민의 부담능력 결여로 간주하여 직장근로자 조합에서의 흑자가 지역으로 흘러들어 갈 수 있도록 의료보험의 통합을 주장하는 배경의 하나가 되었음

○ 지역의료보험시범사업에서의 적자는 부담 능력의 결여에도 원인이 있을 수 있지만 그보다 근원적인 문제는 시범사업 설계에서 근원적인 문제가 있었음

- 시범사업에 앞서 옥구군 대야면에서의 마을건강사업의 자체적인 재원조달 시도는 단순한 보건진료원 제도의 정착을 위한 시도였는데 이 모형을 지역의료보험시범사업 설계의 모델로 간주한데서 문제가 출발함
- 옥구군 대야면의 재원조달 시도에서 나타난 결과를 토대로 보험료를 비현실적으로 낮게 책정함에 따라 지역의료보험시범사업이 재정적자를 내는 원인이 되었음
- 즉, 시범사업에서 보험급여는 당시의 직장근로자와 같은 수준으로 제공한 반면에 보험료는 근로자들의 1/3 수준으로 설계함에 따라 적자는 예견된 것이었음

○ 지역의료보험시범사업 설계상의 문제점

- 옥구군 대야면이라는 한 개 면에서 시범적으로 사업을 운영할 때와 옥구군, 홍천군, 군위군이라는 군 전체로 사업을 확대하여 실시할 때의 사정이 달라질 것을 예견치

---

26) 정액제도는 건강을 기준으로 한 사회연대의 방법임. 영국의 베버리지 보고서에서도 정액을 제안하였음. 정액제는 건강한 사람이 허약한 사람을 도우는 방법으로 사회연대가 가능함(이규식, 2002a)

27) 목포시 의약분업시범사업에 대해서는 별도 보고서(이규식 외(2012), 『의약분업의 역사와 평가』, 계축문화사)로 다룰 것임

못하였음

- 옥구군 대야면 사업은 마을건강시범사업의 한 부분으로 재원조달시도인 반면에 지역의료보험시범사업은 전혀 다른 차원의 시범사업인데 이를 혼동하여 대야면의 진료전달체계를 전체 군 단위로 확대하여 무리한 보험료 설계를 하였음
- 한 개 면에서는 진료전달체계가 지켜질 수 있었으나, 군 단위로 사업이 확대되자 진료전달체계가 지켜질 수 없게 되었음
- 대야면이라는 좁은 지역에서 시범사업이라는 통제된 실험에서는 주민들이 보건진료원이나 공중보건의를 1차 진료처로 활용하는 진료전달체계에 잘 순응하였으나 이 모형을 3개 군지역으로 확대하여 일반화시키자 주민들은 다른 태도를 보였음
- 즉, 주위의 공무원이나 근로자들은 병의원을 마음대로 방문할 수 있는데, 지역주민만 1차는 주로 보건기관을 이용케 함에 따라 차별대우로 반발하였음. 주민의 반발로 1차 3개 지역과 2차 농촌 2개 지역에서의 의료보험시범사업에서 의료이용도 추계가 제대로 맞아 들어가지 않게 되어 재정적자를 기록하였음

– 제2차 지역의료보험시범사업의 보험료 부과방식에 문제가 있었음
  - 제1차 시범지역은 인두제로 보험료를 부과함에 따라 지역 내 주민 간 연대를 건강을 기준으로 한다는 논리적인 기반을 갖추었음
  - 제2차 지역의료보험시범사업은 소득도 제대로 파악할 수 없는데 소득기준이라는 응능할과 인두제라는 응익할을 혼합하여 보험료 부과 행정만 복잡하게 만들고 보험료 부과의 논리적 기반을 없애는 우를 범하였음

○ 옥구군 대야면에서 잘 지켜지던 진료전달체계가 지역의료보험 시범사업이 실시되자 주민들은 잘 따르지 않고 진료비가 낮은 보건기관을 외면하고 병의원을 찾게 됨에 따라 의료비는 급증하였음. 그런데 보험료는 당초에 낮게 책정하였기 때문에 일시에 올릴 수가 없어 재정적자가 불가피하여 시범사업기간 내내 재정적자로 골머리를 앓게 만들었음(이규식 외, 1986)

– 1981년 1차 시범사업을 시작한 첫해에 이미 옥구군에서 적자를 기록하였으며, 1982년이 되자 1차 시범지역 3곳은 모두 적자를 기록하였고, 2차 시범지역은 사업 첫해가 되어 수진율이 높지 않아 목포에서만 적자를 기록하였지만 그 다음해인 1983년도에는 6곳 전부가 적자를 기록

– 특히, 해당 지역의 주민들은 지역의료보험을 시범사업으로 받아들이는 것이 아니라 의료보험의 확대 조치로 받아들이게 되어 보건기관을 이용하기 보다는 의원이나 병

원을 이용하게 되어 재정적자가 불가피하였음

○ 그러다 급기야는 군위군에서부터 농민들이 조직적으로 진료전달체계에 반발하여 보험증 반납내지는 보험증을 불태우는 일들이 1983년에 발생하자, 정부는 시범지역에서 진료전달체계를 폐지하기에 이름[28)]

- 진료전달체계의 공식적인 중단으로 1984년부터 보험진료비가 급격히 증가하였으며, 보험료를 높였으나 진료비 증가율만큼 올릴 수 없어 시범지역의 재정적자는 만성화되었음
- 그렇다고 시범사업을 중단시킬 수도 없었으며, 결국 지역주민들에 대한 의료보험의 확대는 정부의 재정 지원 없이는 불가능할 것이라는 판단을 내리게 하였고 이것이 의료보험 통합을 주장하는 이유로 등장하게 됨

28) 지역주민의 반발은 다른 지역에서도 있었음. 여기에는 전달체계 뿐만 아니라 당연 적용 방식에 대한 몰이해로 인하여 보험료 납부에 대한 저항이 같이 깔려 있었음. 그리하여 어떤 지역은 의료보험증과 보험료 고지서를 조합사무실로 반납하는 사례가 속출하였음

4. 통합논쟁의 전개과정

의료보험의 통합과 관련하여 학계에서 뜨거운 논쟁이 전개되고, 언론에서도 의료보험 통합문제를 매우 심각하게 다루었음. 한 가지의 정책을 놓고 이처럼 뜨겁게 논쟁이 일어난 것은 아마 의료보험 통합이 처음인 것 같음. 통합논쟁은 1983년 1월의 '의료보험 파동'을 겪으면서 이념화로 갈 조짐을 보였으나 1987년까지는 이념화되지 못하다가 1988년 노태우 정부가 들어서고부터 통합논의에 시민단체가 가세하면서 이념논쟁으로 전개되었음. 이규식(1999)은 의료보험 통합과 관련된 논리의 변천을 대략 3단계로 구분하였는데, 이를 조금 수정하여 여기에서 다루도록 하였음

○ **1단계는 1987년까지**로 주로 의료보험제도의 확대 방식을 놓고 통합이 정부의 재정지원 없이 단기간에 전국민에게 확대 적용시킬 수 있는 방안이라는 시각에서 일어났다고 하겠음. 이 기간에는 학계에서의 치열한 논쟁이 없었고 통합에 대한 막연한 동경이 지배하였던 기간이라 할 수 있겠음

○ **2단계는 1988년부터** 지역의료보험이 농어촌지역에 확대되면서 이념적인 시민단체들이 통합논의에 뛰어 들고, 학계에서도 의료보험에 대하여 본격적으로 연구하면서 통합의 실현 가능성에 대한 검토가 활발한 토론으로 연결된 시기라 하겠음. 이때부터 이념(ideology)과 현실(fact)간의 논쟁이 일어났음. 특히 1989년 통합법안에 대한 거부권 행사가 이루어져 1차 통합 시도가 무산되고 1993년 문민정부가 통합을 받아들이기를 거부하면서 통합은 더욱 더 이념적인 투쟁의 대상이 되었음

○ **3단계는 1998년 국민의 정부 이후 지역의료보험의 통합과 1999년 국민건강보험법안이 국회를 통과하고 난 이후 현재**에 이르기까지의 시기로 법안을 실천에 옮기고자 함에 있어서 여러 가지의 문제점들이 노출되고, 통합 논리가 자체적으로 수정되며 헌법소원이 제기된 시기라 하겠음

4.1. 제1단계(1980~1987) : 1980년 통합일원화 방침 발표와 논쟁의 시작

○ 제1단계의 논쟁은 앞에서 기술한 바와 같이 1980년 10월 당시 보건사회부 천명기장관이 대통령에게 의료보험통합일원화방안의 보고에서 출발하였음

○ 천명기 보사부 장관이 1980년 10월 대통령에게 의료보험을 통합일원화시키겠다고 한 보고는 정부 내에서의 찬반 논쟁은 물론 정부와 정치권, 심지어는 청와대와 보사부 간의 의견 대립을 초래하는 역사상 유례가 없는 대논쟁을 유발하게 되었음

1) 천장관의 통합제안에 대한 일반 논쟁

○ 천장관의 보고가 있은 후 통합을 찬성하는 주장과 반대하는 주장이 신문 사설을 중심으로 10월 말부터 대두되어 의료보험을 둘러싼 관리체계 논쟁이 시작됨

○ 당시 의료보험 통합에 대한 신문의 논조를 보면 〈Box Ⅰ-4-1〉과 같음. 경향신문을 제외한 대부분의 신문에서 통합을 반대하는 논설을 게재하였음

〈Box Ⅰ-4-1〉 의료보험 통합과 관련한 신문의 논조

- 통합을 지지하는 논설
  - 경향신문('80.11.03 사설) : 의료보험은 반드시 통합되어야 함
- 통합을 반대하는 논설이나 논평
  - 조선('80.10.30) : 왜 통합하려고 하고 무엇이 문제인가?
  - 동아('80.10.31) : 의보일원화 추진에 거센 반발
  - 현대경제(11.4 사설 및 11.5 좌담회) : 의보 일원화체계 제고돼야
  - 동아('80.11.02 사설) : 의료보험 통합의 부당성
  - 조선('80.11.02 사설) : 의보일원화 안될 말
  - 중앙('80.11.03 사설) : 의보 일원화의 문제점
  - 서울(11.4 사설), 한국(11.7 사설), 매경(11.5 사설), 서울경제(11.5 사설) 등
  - 대전일보, 전남매일, 매일(대구)신문, 영남일보, 전북일보 등에서도 사설 등을 통하여 통합을 반대
- 경제단체('80.10.31 성명)는 통합을 반대하는 성명 발표

자료 : 전국의료보험협의회(1980), 「조합주의의 이론과 실제」

○ 일원화계획이 공식적으로 발표되자 전국의료보험협의회는 10월 24일 긴급확대이사회를 열어 일원화의 문제점을 지적하고 통합을 비판

○ 전국의료보험협의회가 통합을 비판한 이유는 다음과 같음
- 피용자 의료보험의 조합방식 채택은 정부와 산업계의 광범위하고 신중한 협의 끝에 이루어진 것임
- 조합방식은 조직 관리의 효율성을 제고할 수 있고 노사협력과 공동체 의식을 함양하여 현대 복지사회의 병폐를 예방할 수 있음
- 통합으로 소득재분배가 구현되지 않고 수진율, 부양률이 높은 공교보험 쪽으로 보험재정이 이동하는 역진현상이 일어남
- 심사지급일원화는 향후 검토될 수 있으나, 그것이 전면 통합의 논거일 수는 없음

○ 경제계에서는 의료보험통합으로 근로자의 보험료 부담이 증가하고 인건비가 높아지면서 원가가 상승하여 우리나라 생산품의 국제경쟁력 약화를 우려하여 반대 입장을 표명

○ 한편, 한국노총은 1981년 8월 노동자 권익 보호 차원에서 직장조합만의 통합을 요구

2) 통합일원화에 대한 정치권의 입장

○ 여당인 민주정의당(약칭 민정당)의 입장은 의료보험 통합일원화가 전국민의료보험을 앞당길 수 있는 유일한 길이라 믿고 적극 찬성하는 입장이었음
- 특히, 제5공화국의 국정 지표 중 하나가 '복지사회구현'이었는데, 당시로서는 다른 복지정책은 생각하기 어려웠기 때문에 의료보험통합일원화를 통하여 전국민의료보험을 앞당기는 것이 복지사회를 구현하는 유일한 길이라 믿고 통합을 적극 추진하는 방향으로 나아갔음
- 더구나 당시는 의료보험이 일부 대규모 기업의 근로자('81년에는 100인 이상 고용사업장 근로자)만을 대상으로 적용되었기 때문에, 의료보험이 적용되지 않는 국민들의 의료보험에 대한 열망을 집권 여당의 입장에서 외면하기 어려워 통합일원화를 적극 추진하는 방향으로 나아갔음
- 특히 제5공화국의 민주정의당은 1980년 5월의 광주민주화를 거치면서 탄생한 정당으로 1981년 강압적인 분위기에서 여당이 되었지만[29] 다음번 국회의원 선거('85년 시행예정)에서는 당선을 장담하기 어려웠기 때문에 국민들의 환심을 얻을 정책이

29) 1981년 선거에서 전남은 물론 광주에서도 민주정의당 후보자가 국회의원으로 당선되었음. 그러나 그 이후 선거에서 민정당은 물론 신한국당, 한나라당은 전남이나 광주에서 당선자를 낸 적이 없음

필요하였고, 가장 환심을 얻을 정책으로 전국민의료보험 실현으로 간주하여 이를 통합을 통하여 구현하고자 적극 찬성하였음

○ 1981년 1월 보사부는 대통령의 '유보'지시에도 불구하고 막연한 이념에 치우쳐 계속해서 정책 추진의 의지를 꺾지 않고 통합을 추진(국회 보건사회위원회에서 통합추진을 위한 업무보고)
  - 1981년 7월 보사부장관 : 국회에서 심사기구일원화와 전산통합으로 일원화의 효과를 거두겠다고 하면서 단계적인 일원화를 시사

○ 당시 야당은 민주한국당(약칭 민한당)과 국민당으로 국민이 의료보험의 확대를 갈망하는 것을 알고 있었으며, 여당이 통합일원화에 앞장서는데 야당으로서 이를 반대할 이유가 없었음. 특히 청와대의 입장과 여당의 입장이 다른 것을 아는 야당으로서는 통합일원화를 부채질하는 것이 여권 분열을 기하는 일이라 굳이 통합일원화에서 뒷전에 머물 일이 없었음

○ 1981년 11월 정치권은 국회 보사위원회에서 의료보험일원화를 위한 통합 법안을 1982년 정기국회에 제출할 것을 부대의결 함으로써 통합을 입법부 차원에서 압박

○ 1982년 1월 민정당과 정부는 당정협의를 통하여 일원화법을 1982년 정기국회에 제출키로 함
  - 당시 정부와 여당(민정당)은 1982년 정기국회에 제출할 통합법안 준비 작업에 돌입

○ 한편, 1982년 4월 당시 보사부는 '의료보험제도연구위원회'를 설치하여 1982년 9월에 연구결과를 제출
  - 위원 : 김영모, 연하청, 박종기, 유승흠, 문태준, 문옥륜, 신영수, 이성우, 이광찬, 민재성, 엄기섭 등
  - 연구결과 : 의료보험연합회와 공교공단을 통합하되, 1,2종 조합(직장조합과 지역조합)을 경과조치로 존속시킨다는 모호한 연구내용(의료보험연합회, 1997)

3) 통합일원화 추진

○ 1982년 5월 21일 김정례장관이 취임하고 난후, 보사부는 통폐합 방안을 서둘러 확정한 후 6월초 의료보험조합연합회에 통폐합 작업을 지시

○ 또한 정부는 부대결의에 따른 일원화법안 제출시한이 다가오자 여러 가지 논의를 시도
  - 1982년 8월 20일 한국개발연구원의 「의료보험정책협의회」

  · 일원화는 전국민의료보험을 전제로 할 때 필요한 조치이나 현실적으로 어렵다는 결론
- 8월 28일~29일 민정당의 「국민개(皆)의료보험 정책개발 워크숍」
  · 제5차 경제사회발전5개년계획 초년도인 1987년부터 전국민의료보험실시라는 청사진을 제시
  · 「국민개보험」이라는 일본식 표현을 「전국민의료보험」으로 바꾸어 부르도록 하였음
- 9월 2일~3일 한국인구보건연구원의 「제2종 의료보험 확대방안 모색을 위한 세미나」
- 9월 10~11일 크리스찬아카데미의 「한국 의료보험제도의 문제점과 개선방안에 관한 대화의 모임」
- 12월 중앙대학교 한국복지정책연구소는 「국민개(皆)보험의 합리적 방안」 연구보고서를 간행하여 통합을 주장
- 학계 논의는 약간의 차이는 있으나 '의료보험의 통합일원화는 전국민의료보험을 전제로 할 때 필요한 조치이나 현 실정에서는 어렵다'는 의견이 주조였음

○ 전년도 정기 국회의 부대결의 약속시한이 닥쳐오자, 최영철 보사위원장은 10월 13일 일원화 소위원회를 개최하여 일원화법이 아닌 의료보험관리운영개선방안을 다룸(Box Ⅰ-4-2 참조)

○ 1982년 10월 13일 김정례 장관은 일원화 방향을 전면 부정하지는 않았지만 많은 선결과제가 있는 만큼 연합회 중심으로 심사와 전산을 통합하고 현행 조합방식을 유지하는 대안을 제시함으로써 부대결의를 지킬 수 없음을 표명
- 같은 날 열린 본회의에서 김정례장관은 몇 가지 이유로 통합법안 제출이 어렵다는 입장을 표명
- 의료보험 관리체계 일원화는 바람직한 일이나 일원화는 우리나라 의료보장제도의 기본방향을 재정립하는 근본적인 문제일 뿐 아니라 의료보장제도의 백년대계를 위하여 결정해야 되는 문제이기 때문에 신중을 기해야 한다고 생각되어 그 동안의 연구검토 결과 다음과 같은 과제를 도출
  · 보험재정의 조달문제
  · 지역주민의 부담능력과 보험료 징수방법
  · 의료지원의 지역별 적정배치, 병의원 간의 후송체계, 의료인 간의 역할배분문제
  · 관리운영조직의 문제 등을 더욱 검토

- 일단, 진료비 심사지불업무를 통합일원화 해나가면서 중복업무를 단일화하고 의료보험의 일원화는 신중을 기하여 다음에 제출하겠다는 요지였음

〈Box Ⅰ-4-2〉 의료보험관리운영제도개선방안(1982년 10월 대통령 결재)

1. 현황
2. 문제점
   가. 미적용계층의 상존
   나. 2종 의료보험의 문제
      ○ 보험료 징수실적 저조 : 1년간 61.9%
      ○ 보험재정 적자 : 3개군 연간 345백만원
      ○ 공공의료기관의 기능 미흡
      ○ 조합의 관리기능 미약
      ○ 주민의 사회보험에 대한 인식 부족
   다. 관리운영상 문제
      ○ 관리운영체계의 다기화
      ○ 관리기능상 낭비요인 상존
   * 의료보험일원화 논의
      ○ 현행 의료보험제도상의 위와 같은 문제점과 관련하여 의료보험의 일원화 논의 계속됨
      ○ '81 정기국회에서 의료보험일원화 부대결의
      ○ 이에 따라 보사부에서 의료보험제도개선 연구계획 수립, 종합적인 제도 개선방안 연구 중
3. 개선방안
   〈제1안〉
   ○ 진료비심사 · 지불업무의 통합
      - 진료비심사 · 지불창구 일원화
      - 공단의 진료비심사 · 지불업무를 연합회에 위탁
      - 연합회의 심사요원 및 시설 확충
   ○ 연합회 회장과 공단 이사장의 겸직조치
   〈제2안〉
   ○ 진료비심사 · 지불업무의 통합만 제1안과 같이 하고 연합회 회장과 공단 이사장은 현행대로 함

○ 정부와 국회의 의견이 달라 해결책이 어렵게 되자, 보사위원회는 7개 수습방안을 제시하였음[30]. 주요 방안을 소개하면 다음과 같음

- 의료보험일원화소위원회는 일원화가 실현될 때까지 존속
- 일원화소위원회에서 보사부 참여하에 전국민의료보험종합방안(일원화를 주축)을 수립
- 정부의 의지를 보이는 뜻에서 이상의 방안을 12월 18일까지 제출할 것
- 보사위에서는 필요하면 이 문제에 대하여 공청회를 개최함
- 이를 토대로 소위원회는 법 개정안을 마련, 보사위원회의 여야 공동안으로 최단시일 안에 국회에 제출(정부안이 먼저 제출되면 그 안을 토대로 심의)
- 정부는 국회의 부대결의를 지키지 못한데 대하여 본회의와 보사위에서 다시 한 번 정중히 사과
- 이상 합의된 사항을 상임위 각 교섭단체 간사간에 각서로써 교환하고 상임위 회의록에 게재

○ 국회의 수습방안에 따라 보사부는 여당인 민정당과 협의하여 '한국형 의료보장방안'을 마련하였는데 주 내용은 당시의 여러 가지 의견과는 달리 완전 통합일원화 방안으로 11월 2일 〈Box Ⅰ-4-3〉에서 볼 수 있는 내용이 대통령에게 보고되었음

〈Box Ⅰ-4-3〉 한국형 국민의료보장방안의 보고(1982.11.2) 내용

○ 통합보험의 대전제
- 정부재정투입의 최소화
- 전국민에게 의료시혜를 골고루 제공
- 빈부간의 이질감을 해소하고 국민화합을 기함
- 점진적 단계적으로 국민개의료보장을 실현하되 그 부작용을 최소화

○ 현 제도의 문제점
- 농어민과 도시저소득층이 소외(전 인구의 58.3%)
- 2종의료보험(지역의료보험) 시범사업 결과
  - 주민부담능력결여로 재정적자 → 현 체제로 전 지역주민 적용시 정부재정부담 과중 우려
- 조합별 관리방식의 단점

30) 전년도 국회 상임위 부대결의를 정부가 지키지 못한 문제를 놓고 정부와 국회간에 심각한 대립이 있었음. 당시는 여당도 일원화를 찬성하는 입장이라 정부와 국회간에 대립하는 꼴이었음. 수습방안이 타결되던 당일 김정례 장관은 "나는 지킬 수 없는 약속은 정말 할 수 없다. 나도 잘하려고 하는데 왜 이렇게 진심을 몰라주느냐"며 눈물까지 흘림. 7개항 합의는 정부를 소외시킨 채 여・야가 일방적으로 합의하여 사실상 지켜지기 어려운 합의가 되었음

• 조합간 부담과 수혜의 격차로 국민 간 이질감 조성
• 다원체제로 관리운영비 낭비

○ 개선방안
- 관리 및 재정의 통합일원화
- 재원조달은 보험료방식
  • 근로자는 소득비례정액제, 지역주민은 능력에 따른 정액제

○ 기대효과
- 정부 재정지원 없이 지역주민에게 의료보험확대 가능
  • 저소득층 의료시혜로 정의복지 구현, 계층 간 격차해소, 국민연대의식 고취로 국민화합조성
- 관리운영비 절감

주 : 이 자료를 구할 수 없어 당시 보사부 보험제도과장이었던 차흥봉 교수에게 문의한바 자기가 간직한 보고서 원본은 다른 사람이 보기 어려울 정도로 메모를 하여 원본은 주기 어렵고, 대신 이를 별도로 타이핑하여 준 것을 요약하였음

자료 : 보건사회부(1982b)

○ 보건사회부와 민정당이 만든 보고서는 1982년 11월 2일 오후 3시부터 약 1시간 반에 걸쳐 청와대에서 대통령에게 특별보고를 한 후, 청와대비서실에서는 이에 대한 검토의견과 대책을 보고

- 이종찬 총무가 보고한 보고서 제목은 '한국형 국민의료보장방안'으로 보고서 작성은 보사부 보험제도과에서 하였음
- 보사부 및 민정당 참석자는 김정례 장관, 국회보사위원장(최영철, 전남 목포시), 국회운영위원장(이종찬, 서울 종로구)
- 청와대측 참석자는 김태호 정무2수석비서관, 윤성태 보사비서관(보고자), 보고서 작성은 김종대 보사행정관(보사부에서 파견)이 담당
  · 청와대측의 반대논리 : 향후 의료비는 급격히 늘어 의료보험재정은 천문학적으로 증대될 것인바 현재의 직장의보 재정여유금으로 지역주민의 보험확대를 지원한다는 것은 문제가 있기 때문에 통합일원화가 불가하다는 이유와 함께 향후대책으로 시범사업 평가결과에 따라 점진적으로 의료보험을 확대하는 것이 타당하다는 요지의 보고를 하였음
- 보고결과
  · 대통령은 통합이 될 경우 첫해는 흑자 조합의 재정으로 정부 재정이 들어가지 않고, 직장 근로자들의 부담도 증가하지 않겠지만, 흑자 조합의 재정은 1년만 쓰면 고갈되어 없어지고, 그 이후에는 정부가 지원하거나 아니면 근로자 부담이 늘어 국가 경쟁력을 해칠 것을 우려

· 특히, 당시 우리나라의 경제 상황이 좋지 못하기 때문에 의료보험의 확대가 용이치 못한 점을 들어 현재의 방식대로 의료보험을 단계적으로 확대하는 것이 좋겠다고 하면서 통합 논의의 유보를 대통령이 지시

* **참고사항** : 보고를 다 마친 후 대통령은 민정당 참석자 등에 대해 "당에서 공부 좀 더하고 오라. 구구절절 비서실 보고가 맞지 않느냐"라고 힐책하였음. 보고 후 이종찬 총무와 최영철 보사위원장은 의료보험통합문제에 대하여 이후 언급하지 않겠다고 약속하였으며(당일 저녁 7시경 김태호 정무2수석이 보고자인 윤성태와 보고서 작성자인 김종대를 일식집 남강에서 격려하면서 언급한 내용임), 그 후 통합문제에 대해 이 두 사람은 일절 언급하지 않았음

○ 특기할 사실은 보건사회부가 10월에 대통령 결재를 받은 내용(10월 11일)과 11월 2일의 보고 내용이 완전히 달라진 점임

○ **의료보험 파동과 통합논의의 중단**

- 1982년 11월 의료보험 통합에 관한 대통령 보고에서 기대한 성과를 거두지 못한 당시 보사부의 공직자(이두호 기획관리실장, 김영기 사회보험국장, 차흥봉 보험제도과장, 오근식 보험제도과 주무사무관) 등이 사석에서 '대통령이 사회보장에 대한 철학이 없다', '5공의 국정지표가 복지사회구현인데 전국민의료보장도 실현하지 못하면서 무슨 복지사회구현이냐'는 등의 비판을 하게 되었고, 이것이 정보기관의 보고로 상부에 알려져 보고서 작성에 참여하였던 공무원 등을 위시하여 몇몇 사람들이 공직에서 물러나는 사건이 1983년 2월에 발생[31)]
- 이 사건은 공무원 몇 사람만 물러난 것이 아니라 이 보고서 작성과 관련하여 관련 직원들이 수사기관의 조사를 받고, 공교의료보험공단 이사장 및 전국의료보험협의회 회장이 사표[32)]를 내는 등의 일이 일어나면서 '의료보험 파동'이 됨

31) 이 때 물러난 인사는 보사부의 김영기국장, 차흥봉과장, 오근식 사무관 및 이진형 장관비서관임. 전자의 3인은 대통령을 비판한데 따른 면직이었음. 장관비서관은 징계에 의한 것이 아니라 의원면직인데 아마 장관에 대한 간접적인 질책이었던 것 같음

32) 3인의 면직 이유는 대통령 비판이 사정 당국에 알려지고, 사정 당국은 공무원이 대통령이 결정한 정책을 비난한 것은 있을 수 없는 일로 간주하여 이들에게 사직을 권고. 이들은 대통령을 비판한 것은 업무상에서 있을 수 있는 일이라 사직을 거부함에 따라, 개인적인 비리를 조사하였으나 비리를 찾지 못하자, 보고서 작성하는데 소요되는 작업비(당시 서린 호텔에서 작업을 하였음)가 공교공단 및 의료보험협의회에서 편법으로 염출된 것을 발견하고 이를 빌미로 공단 및 의료보험협의회까지 불똥이 떨어짐. 의료보험연합회 김학묵회장, 최병철 상임이사와 공교공단의 나도헌 이사장, 신달호 상무이사도 함께 수사를 받고 수 개월 후에 퇴임하게 됨. 이 문제에 관하여 차흥봉과장은 후일 장관이 되어 취임사에서 구두표 한장 때문에 물러났다가 이제 장관에 취임하게 되어 감개가 무량하다는 표현을 하여 당시의 퇴직에 대하여 다른 이유를 내세웠음

- 당시는 대통령에 대한 언행도 문제시되었던 비민주화 시절이었음. 그러나 정책을 추진했던 당시의 공무원으로서는 나름대로 복지사회구현이라는 국가를 위하여 일한 결과가 사직으로 연결된 안타까운 일이 벌어짐[33]
- 1982년 11월의 통합논의의 중단 지시와 함께 1983년 초의 '의료보험 파동'은 통합논의를 공식적으로 중단시키도록 하였지만, 제5공화국이 끝난 이후에 '의료보험통합'을 민주화 운동의 하나로 전개할 수 있는 계기를 주게 되었음
- 이 사건은 민주화 운동과 직접적인 관련이 없었으나 정책을 놓고 대통령을 비판하다 발생한 일이라 하여 그 후 통합운동은 민주화 운동으로 간주[34]되어 의료보험통합을 달성하는데 큰 밑거름이 되었음

○ 1982년 11월에 대통령 보고에서 당분간 의료보험 통합을 통한 전국민에게 의료보험을 확대하는 것은 당시의 우리나라의 경제 사정으로 어렵다는 결론에 따라 직장 근로자들을 대상으로 1983년에는 15인 이상 고용사업장에 의료보험을 당연 적용방식으로 확대하고, 5인 이상 고용사업장은 임의 적용방식으로 대처하였음

○ 지역주민의 의료욕구에 대해서는 6개 지역에서 지역의료보험 시범사업을 지속하고, 그 외의 농어촌 지역에 대해서는 1980년 12월에 통과된 '농어촌등보건의료를위한특별조치법'에 의거하여 공중보건의와 보건진료원들이 제공하는 1차 의료로 대처하는 소극적인 방법을 택하고 있었음

○ 정부 연구기관의 연구보고서 발간
- 1983년 한국개발연구원(KDI)은 「의료보험의 정책과제와 발전방향」 보고서(연구책임자, 연하청)를 발간 : 이 보고서는 정부 연구기관이 처음으로 발표한 보고서로서 큰 주목을 받았음
  · 의료보험제도를 단순하게 재원조달 측면에서만 본 것이 아니라 관련 의료제도와 연계하여 검토하였음
  · 직장근로자 의료보험의 통폐합은 계속하여 전국 규모의 피용자의료보험조합으로 확대 발전시켜야 함

33) 당시의 이두호 기획관리실장은 파동 이후 환경청 차장으로 좌천되었다가 1988년 노태우 정부가 들어서면서 보사부 차관으로 영전되어 오면서 다시 의료보험통합을 추진. 차흥봉 보험제도 과장은 한림대 사회복지학과 교수로 있으면서 통합 운동을 지속적으로 전개하여 1998년 지역의료조합을 통합할 때 추진위원장을, 2000년에는 보건복지부 장관으로 건강보험 통합을 직접 주도하였음

34) 통합 논의 자체가 당시의 민주화운동의 쟁점은 아니었지만 관료사회에서 정책을 놓고 대통령을 비판한 것이 단죄의 대상이 되었다는 점에서 민주화운동으로 간주되었던 것 같음

· 의료보험조합연합회와 공교의료보험관리공단으로 2원된 체제는 바람직하지 못하기 때문에 중앙기구로서 의료보험공사(가칭)를 설립하여 보험업무를 종합적으로 관장하는 것이 필요함
· 의료보험공사를 만들더라도 재정은 분리하여, 피보험자보험기금, 공교보험기금, 지역보험기금으로 분리 운영하는 것이 바람직함

– 1985년 한국인구보건연구원에서는 「전국민의료보험실시를 위한 제도 연구」보고서(연구책임자, 이규식) 발간
· 다양한 통합모형을 제시하면서, 전국 단위로 단일화하는 모형은 타당성이 없음을 지적하고 단일화하려면 조세로 재원을 조달하여 실현하는 것이 합리적임을 지적
· 굳이 통합을 정부가 추진하겠다면 지역단위로 통합을 해야지 전국단위 일원화는 바람직하지 않음. 지역단위 통합의 경우에도 그 타당성 검증을 위하여 1개 지역에서 시범사업이 필요
· 통합 논쟁으로 지역의료보험 확대가 지연되면 그만큼 미적용 계층의 어려움이 커지기 때문에 지역의료보험의 빠른 확대가 필요함을 건의

○ 그러나 1985년 총선거에서 여당인 민정당은 호남지역에서 전멸하였으며, 서울에서는 22개 지역구 가운데 겨우 10명의 당선자를 내어, 집권 민정당으로서는 1987년 대통령 선거에서 정권 재창출이 긴급한 과제가 되었음

○ 정권 재창출을 위해서 중요한 것은 민심을 얻는 것으로, 그 방법의 하나가 복지 혜택을 넓히는 길인데 국가 경제 사정으로 이 문제가 쉽지 않아 속만 태우고 있었음. 당시의 경제 사정을 보면 다음과 같음

– 1979년 제2의 오일쇼크가 불어 닥쳤으며, 1970년대로서는 무리한 중화학 공업화 추진이 과잉투자, 중복투자 논란을 불러일으키면서 경제 불황이 지속되어 급기야는 박정희대통령 시해사건으로 연결되었음. 여기에 더하여 1980년의 광주민주화 운동으로 많은 시민이 진압군에 의하여 피살된 소식들이 외신을 타고 해외로 나가자 대한민국에 대한 이미지가 나빠지면서 수출에서 문제가 생기는 등의 어려움을 겪게 되었음
· 1980년의 경상수지 적자는 53억 달러로 GDP의 8.3%, 1981년은 46억 달러로 GDP의 6.4%에 이를 정도로 큰 규모였음

– 우리 경제가 어려웠던 시기는 1980-82년간으로 정부는 경기부양을 위하여 공공사업을 추진하면서 재정적자도 확대되었음
· 1980년은 국민소득을 추계하기 시작[35]한 이후 두 번째의 마이너스 성장을 기록

하였음(한국경제 60년사 편찬위원회, 2010)[36]

· 이와 같은 어려운 경제상황을 감안하지도 않고 보사부와 정치권이 합동으로 의료보험 통합을 통한 전국민의료보험의 조기 확대를 주장하였으니, 대통령으로서는 답답할 수밖에 없었던 것으로 추정할 수 있음

○ 그러나, 1981년 독일 바덴바덴에서 하계 올림픽을 1988년 서울에서 개최하는 것으로 확정이 되고, 1980년대 중반에 들어 3저 호황이 일어나 우리 경제가 회복을 시작하였음

– 즉, 올림픽 유치가 1981년에 결정되자 광주민주화 운동의 진압 과정에 벌어진 부정적 이미지가 상쇄되었으며, 1983년부터 경기가 회복되기 시작하였음(한국경제 60년사 편찬위원회, 2010)

– 박정희 대통령 말기에 정부가 강하게 밀어붙였던 중화학공업화가 당시로서는 경제에 압박 요인이 되었으나, 수출이 늘고 특히 자본재에 대한 새로운 성장 동력으로 등장하는 등 국내 경제 여건이 획기적으로 달라지면서 1985년 무역수지가 2천만 달러의 적자로 사상 가장 적은 적자를 나타내었으며, 1986년에는 우리나라 역사상 처음으로 무역수지에서 약 43억 달러의 흑자를 내게 되었음(표 Ⅰ-4-1 참조)

– 1986~88년 기간은 소위 '3저현상'으로 일컬어지는 대외여건의 호전(일본 엔화 강세에 따른 우리나라 원화의 저평가, 국제금리 및 국제유가의 하락)에 따라 수출의 채산성이 향상되면서 성장이 가속화되고 경상수지가 큰 폭의 흑자를 시현함과 동시에 물가까지 안정되었음(한국경제 60년사 편찬위원회, 2010)

〈표 Ⅰ-4-1〉 주요 연도의 무역수지 현황 (단위 : 백만 달러)

구 분	1977	1980	1983	1986	1988	1997	2000	2007
무역수지	-477	-4,613	-1,848	4,299	11,283	-3,256	16,954	28,168

자료 : 한국경제 60년사 편찬위원회(2010), 「한국경제60년사」

○ 무역수지의 흑자와 3저 호황에 따른 경제지표의 호전(생산자 물가 상승률이 마이너스를 기록하고, 경제성장률이 12.2%를 기록)으로 정부는 정권 재창출에 도움이 되고, 국민들의 복지 욕구도 충족시킬 수 있는 복지혜택의 확충에 자신감을 갖게 되었음

○ 이에 정부는 1986년 9월 대통령선거(1987년 겨울)를 앞두고 재집권을 위한 「국민복지

35) 국민소득은 1953년부터 추계를 시작하였음

36) 첫 번째 마이너스 성장은 1956년 농업부문의 생산 감소에 기인하였음

증진대책」을 발표하면서 그 내용의 하나로 1988년 농어촌주민에 대하여, 1989년 도시지역 주민에 대하여 정부재정 지원을 통한 의료보험의 확대를 발표하는 것을 계기로 통합논의가 재연됨

- 「국민복지증진대책」의 주요 발표 내용 : 경제기획원 발표
  - ·1988년 1월 농어촌지역의료보험 실시(국고에서 보험료 일부 지원으로)
  - ·1989년 1월 도시지역의료보험 실시(국고에서 보험료 일부 지원으로)
  - ·국고지원방식 : 주민을 소득계층별로 4분위로 나누어 최저 4분위 소득자에게 보험료의 1/2을 지원, 차상위 4분위자에게 1/4을 지원
- 이에 따라 농어촌의료보험 확대를 앞두고 조합방식으로 할 것인가 아니면 통합방식으로 할 것인가에 대한 논쟁이 재연되었음
- 그러나 6공화국 정부가 수립되기 전까지 통합 논쟁은 활발하지 못했음

○ 농어촌지역 주민에 대하여 의료보험을 확대하기에 앞서 당시 여당인 민정당에서는 관리체계에 대하여 새로운 입장을 정리하기 시작

- 1986년 10월 민정당 정책조정실에서는 일원화반대 논거에 대한 검토보고서를 내면서 통합일원화를 사실상 반대하여 기존의 당론을 변경하였음
- 1987년 2월 27일 민정당 정책위원회에서는 전국민의료보험실시방안에 관한 정책토론회를 개최
  - ·연하청(KDI 연구위원) : 시 · 군단위의 지역생활권을 중심으로 하는 진료생활권 중심의 지역의료보험이 의료공급체계와 연계를 맺으면서 발전되어야 함을 주장
  - ·문옥륜(서울대 보건대학원 교수) : 피용자와 자영자를 단일 체계로 관리한다는 것은 세계 어느 나라에서도 볼 수 없는 것으로써 전국적인 통합일원화는 불가능하며, 현 단계에서 지역의료보험은 지방자치제의 기본방향과 맞추어서 분산관리가 불가피하며, 통합을 한다면 장기적으로 시범사업이 필요함을 주장

○ 보건사회부도 농어촌지역 주민에 대한 의료보험 확대를 조합방식으로 할 것으로 입장을 정리

- 1987년 3월 정부는 '전국민의료보험실행위원회'를 구성하여 (농어촌지역과 도시지역) 지역의료보험 확대를 조합방식으로 하기로 결정

○ 그러나 이 당시까지는 통합이냐 조합이냐의 논쟁이 본격적으로 일어나지 않았음

- 이때까지만 하여도 통합논쟁은 이념적인 접근이 개입되었다기 보다는 실무적인 차원에서 전국민의료보험을 조기에 달성하는데 어떠한 방법이 더욱 유용할 것인지에 초점이 주어졌음

- 즉, 당시의 정부 재정 형편을 볼 때 정부 재정지원을 통하여 의료보험을 지역주민에게 확대하는 것은 불가능하다고 판단하여 근로자 조합의 흑자재정을 사회연대 차원에서 이용한다면 쉽게 의료보험이 확대 가능하다는 매우 단순한 논리에서 통합이 제안되었음
- 통합을 반대하는 측의 주장은 근로자 조합의 흑자 재정을 사회연대 차원에서 사용하는 것은 근로자의 부담과 함께 국제경쟁력 문제 등으로 반대하면서 사회연대 차원에서 통합을 하려면 차라리 조세로 하는 것이 더 타당하지 않느냐 하는 주장이었음

○ 대통령의 뜻과 부처의 입장, 그리고 여당의 입장이 달랐던 첫 번째 정책 의제가 의료보험 통합일원화 문제였던 것으로 판단됨

4) 통합과 심사기구 일원화

○ 의료보험제도를 실시한 초기에는 조합 단위로 진료비를 심사하여 지급하였음. 그러다 보니 각 조합은 의료행위에 대하여 전문적인 지식이 부족하여 진료과목별로 전문가를 위촉하여 심사를 위탁할 수밖에 없었음

- 이러한 방식은 각 조합으로 하여금 진료과목에 따라 최소한 10-14명의 의료인을 위촉해야 하기 때문에 심사수당의 과다문제가 제기되었음
- 또한 개업의가 다른 개업의의 진료내역을 심사한다는 심사의 공정성 문제도 제기되었음

○ 이에 의료보험협의회에서는 진료과목별 전문의료인으로 구성된 진료비심사기구를 설치하여 여기에서 심사해 줄 것을 건의

- 대한의학협회(이하 의협으로 약칭)도 1977년 8월 23일 심사의 객관성, 정확성과 공정성을 기할 수 있도록 독립된 진료비심사기구를 지역별로 설치할 것을 건의

○ 1979년 5월 19일 전국의료보험협의회가 진료비 심사지급의 일원화를 건의하고 보사부는 5월 28일 건의를 수용하여 심사지급 일원화를 지시, 5월 31일에는 일원화 세부계획을 시달

- 1979년 7월 1일 이후 진료분에 대하여 보험자단체인 전국의료보험협의회에서 보험자를 대신하여 진료비 심사지급 업무를 담당하고, 각 보험자는 보험자단체에서 심사 완료된 청구명세서에 대하여 피보험자 자격확인 등을 담당
- 진료비 청구는 1개월분 진료비를 다음 달 10일까지 협의회로 청구하되 청구업무의

원활한 수행을 위하여 협의회에서 청구명세서의 접수 및 전달업무를 담당할 거점 조합을 의료보험조합 중에서 지정함
- 협의회는 진료비 심사의 공정성, 전문성 확보를 위하여 의료보험진료비심사위원회를 설치·운영하고, 청구명세서 접수 후 1개월 내에 심사 완료하여 지급함
- 각 조합은 당해월 진료비 지급을 위하여 협의회 예탁지시에 따라 전월분 진료비 조합 부담액의 120%에 해당하는 예탁금을 금융기관에 예탁하고 사후 실지급액과 정산하여 차기 예탁금에 반영

○ 그러나 공교공단과 진료비 심사는 분리되어 2원화된 체제로 운영되고 있었음
- 의료보험 통합일원화 논쟁 대상의 하나가 진료비심사기구의 통합도 포함되어 있었음
- 이에 따라 1981년 10월 중앙의료보험조합연합회 설립을 계기로 진료비 공동심사위원회를 설치하기에 이름
  · 심사위원회만 공동으로 운영하는 것이지 심사기구를 일원화한 것은 아님
  · 1981년 10월 20일 각 과별 진료비 공동심사위원 105명을 위촉(20개 진료과별 분과위원회 구성)

○ 전국민의료보험 실시를 목전에 두고 진료비 심사기구의 일원화가 이루어짐
- 1987년 4월 이해원 보사부 장관이 연합회와 공교공단 심사기구 일원화 검토를 지시
- 1988년 1월 1일자로 공교공단의 진료비심사업무를 의료보험조합연합회에 이관토록 결정(공교공단의 진료비는 공교공단이 지불)
- 중앙집중 진료비 심사제도를 지역분산 심사제도로 전환
  · 본부는 병원급 이상 진료비 심사, 지부는 의원급 이하 진료비 심사
- 공교공단이 1988년 3월 1일부로 의료보험조합연합회 회원으로 가입함으로써 의료보험연합회로 명칭 변경(4월)

4.2. 제2단계(1988~1997) : 통합논쟁의 이념화

1) 지역의료보험 확대와 통합운동의 조직화

○ 1987년까지의 통합 논쟁이 주로 실무적인 차원의 논의였다면, 1988년부터는 통합을 주도할 시민단체가 결성되고 진보적 성향의 이념적인 시민단체에 의하여 통합이 본격적으로 주도된 특징이 있음

- 1983년 '의료보험 파동'으로 통합이 반 전두환정부의 성격을 지녀 민주화운동으로 비추어졌지만 통합을 추진할 추동 세력이 조직화되어 있지 않고 주로 개인적 차원에서 통합을 운운할 정도였기 때문에 이념화될 수가 없었음
- 이것은 의료보험분야에서 뿐만 아니라 다른 사회문제에 있어서도 마찬가지였음. 사회 전체 분위기가 전두환 정부의 강압적 분위기에 눌려 큰 목소리를 내지 못하였음

○ 그러나 1987년 6월 항쟁의 결과 대통령 직선제를 시민의 힘으로 쟁취함에 따라 사회 전체의 분위기는 점차 변하여 가기 시작하였음

○ 1987년 12월에 비록 민정당의 노태우 후보가 야3당이 난립한 덕을 보아 대통령에 당선되었지만 1988년부터는 정부가 과거와 같이 강권을 발휘하여 시민사회를 통제하기는 어려운 상황이 되었음
- 특히, 1988년 4월에 실시된 총선에서 집권 민정당이 원내 과반수 확보에 실패하여 여소 야대가 됨에 따라 정국의 주도권은 집권 민정당이 아니라 야당의 3김(김대중, 김영삼, 김종필)에 의하여 주도되기 시작하였음

○ 1988년 1월 농어촌지역에 대한 의료보험 확대가 예정대로 진행되자 의료보험 통합을 주도하던 농민단체 등이 농어민에 대하여 의료보험료가 과다하다는 문제를 제기하면서, 전국을 순회하며 보험료 납부 거부운동과 함께 통합 논쟁을 재점화하기 시작하였음
- 이 당시의 보험료 납부 거부운동은 '기독교농민회'와 '가톨릭농민회'가 주도하고 전국의료보험대책위원회가 지원하는 형식으로 이루어짐
- 1988년 1월 전남 완도를 기점으로 경기 남양주군, 경북 문경, 강원 명주, 2월에는 충북 영동, 괴산, 경기 포천, 3월에는 전북 부안, 김제, 전남 함평 등지에서 보험료 납부 거부운동이 전개됨
- 농민단체의 논리는 근로자는 사용자들이 보험료를 1/2 부담해주는데 농어민은 왜 보험료를 전부 내어야 하느냐, 농어민에 대해서는 정부가 사용자 기능을 하여 보험료의 1/2을 지원해 주어야 한다는 논리였음. 즉, 1988년 1월부터 농어민에 대해서는 정부가 사용자 기능을 하여 보험료 1/2을 지원해 달라는 것이었음(의료보험 시정 소식 제1호(1988.5.16 발간) 참조)

- 이 논리는 경제 이론적 측면에서 타당성이 없는 논리[37]였지만 정서적으로는 농어민을 자극하기에 매우 좋은 논리가 되었음
- 정부는 이러한 농민들의 조직적인 저항에 굴복하여 6월에 농어민에게도 보험료의 50%를 지원하되 이를 소급 적용하겠다는 약속을 함[38](당초 국고지원은 보험재정의 약 19% 수준이었음)

○ 정치권의 권력 구도 변화와 함께 의료보험 통합운동도 개인 차원에서 이루어지는 것이 아니라 조직화되고 이념화되어 통합운동의 강도가 예전과는 달라지기 시작하였음[39]

- 과거에는 중앙대학교의 김영모 교수를 중심으로 차흥봉교수(보사부에서 강제 퇴직된 후에 한림대교수가 됨), 사회보장심의회의 이광찬 연구위원, 의협신보의 유인왕 기자 등이 주로 개인 차원에서 세미나 등을 통하여 통합일원화를 주장하는데 그쳤지 조직적으로 통합을 추진하는 활동을 벌이지는 못하였음
  · 앞에서 언급한 바와 같이 1987년까지는 전두환 대통령이 집권하는 기간이라 통합논의 자체도 상당히 억제되는 사회분위기였기 때문에 활발하게 논의할 수 있는 분위기도 아니었음
- 1988년 4월에 발족한 의료보험통합일원화를 위한 48개 시민단체가 구성한 '전국의료보험대책위원회(대표 유남선)'는 가톨릭여성농민회, 전국농민협회, 한국가톨릭농민회, 한국기독교농민회총연합회, 교회빈민의료협의회, 한국농어촌사회연구소, 건강사회실현약사협의회, 기독교청년의료인회, 천주교도시빈민회의 등 9개 단체가 주도하였고 추후 48개 단체가 참여하였음
- 이 위원회는 '의료보험시정운동소식지'를 발간하는 등 조직적으로 의료보험 통합운동을 전개
- 통합운동이 조직화되자 과거 개인 차원에서 통합을 주장하던 사람들도 자연스럽게 새로운 조직과 보조를 같이하게 되었음

---

37) 근로자의 보험료란 임금의 일종이기 때문에 보험료를 임금세(payroll tax)라 부르며, 근로자와 사용자가 1/2씩 부담을 하던 근로자가 전액 혹은 사용자가 전액 부담하던 보험료는 임금에 속하기 때문에 근로자 부담은 동일해짐. 따라서 사회보험제도를 운영하는 국가 가운데서 자영자의 보험료에 대하여 정부가 사용자 기능을 하는 국가는 없음

38) 이 약속은 1988년에는 지켜지는 것 같았으나 그 이후에는 잘 지켜지지 않아 두고 두고 논란거리가 되었음

39) 이러한 통합운동의 가운데는 서울대 의료관리학 교실의 김용익교수가 있었음. 김용익교수는 이미 인도주의의사협의회를 주도하였던 운동권의 경력으로 1988년 4월 의료보험통합일원화를 위한 '전국의료보험대책위원회' 구성을 지원하였으며, 종래 차흥봉교수가 주도하던 개인 차원의 통합운동과는 차원을 달리하는 조직화된 운동을 전개하기 시작하였음

〈Box Ⅰ-4-4〉 기독청년의료인회보 제1권 3호(1988.3.12)

〈시론〉 의료보험 때문에 농촌이 앓는다

○ 농어민이 느끼는 의료보험제도의 문제점
  - 부과된 보험료가 비쌈, 보험료 부과기준이 불합리하고 형평성이 결여됨, 진료기관의 수가 부족하고 질적으로도 낮으며 진료지역이 제한되어 있다는 점, 지역의보조합의 구성 및 운영이 비민주적임

○ 지역의료보험제도의 근본적인 문제점
  - 근본적인 문제점은 재정 및 운영에 있어서 '조합주의'를 택하고 있다는 점
  - 위험의 광역분산, 수직적인 소득 재분배가 불가능, 과도한 운영비 지출, 조합간에 보험료율, 보험급여의 차등이 생김

○ 문제해결을 위한 대안과 과제
  - 경제적으로 약한 사회계층에게 이익을 주는 관리방식이 결정되어야 함

〈회원논단〉 농촌의 의료실태

○ 농촌의 의료문제는 기본적으로 의료문제에 국한되어 있는 것이 아님

○ 생산력 인구의 감소와 노령인구의 증가추세로 만성적 질환이 많음

○ 농촌인구에 비하여 절대수의 의료자원이 부족

○ 경제력이 빈약한 농촌지역에서 자치적으로 의료보험 조합을 운영함으로써 소득 재분배는 거의 기대할 수 없고, 농민은 보험료 전액을 부담하여 부담이 과도함

○ 의료보험소식지 1호(Box Ⅰ-4-5)에서는 통합을 반대하는 학자들에 대한 개인 인신공격성 내용을 게재하여 통합반대자들의 기세를 꺾으려는 의도를 내 보였음
  - 당시 통합을 반대하던 학자들에 대한 인신공격의 사례
    '비양심적 관련 학자들 예컨대 문옥륜(서울대 보건대학원 교수), 이규식(인구보건연구원에 근무하다 현재 연세대 원주분교 교수), 연하청(KDI 연구위원) : 연구비, 기타 이익을 얻기 위하여 또는 막강한 권력 하에 조합 방식을 바꿀 수 없음을 간파하고 조합주의 방식을 합리화시켜주는 역할을 함'
  - 이러한 방법은 10년 후 1998년 의료보험 통합을 추진할 당시 유사한 성격으로 신문광고(Box Ⅰ-4-6 참조)를 통하여 공무원들의 기를 꺾는데 활용됨
  - 통합을 추진하던 사람들은 통합을 이념화시켜 인신공격 등 목적 달성을 위해서는 수단과 방법을 가리지 않았음

〈Box Ⅰ-4-5〉 의료보험시정운동 소식 제1호(1988.5.16일 자)

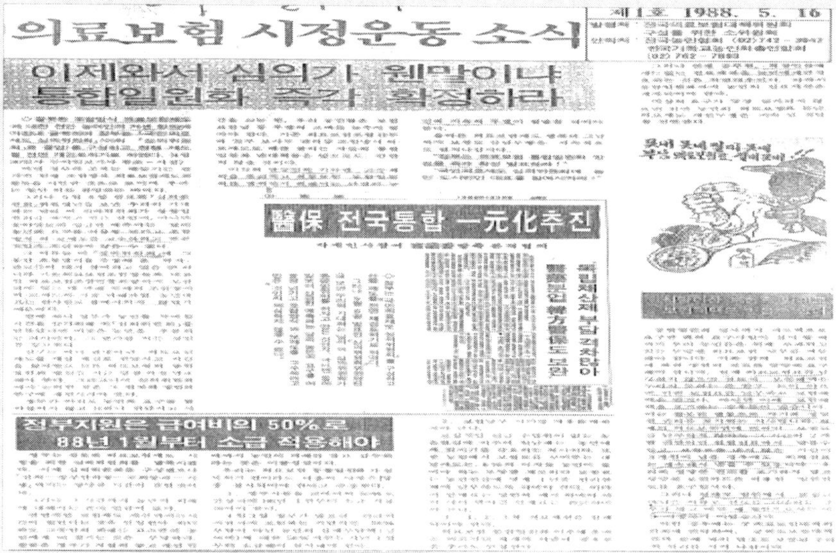

제1호 1988. 5. 16

의료보험 시정운동 소식

이제와서 심의기 웬말이냐 통합일원화 즉각 확정하라

醫保 전국통합 一元化추진

정부지원은 급여비의 50%로 88년 1월부터 소급 적용해야

〈Box Ⅰ-4-6〉 통합과정에서 공무원들의 기를 꺾기 위한 광고

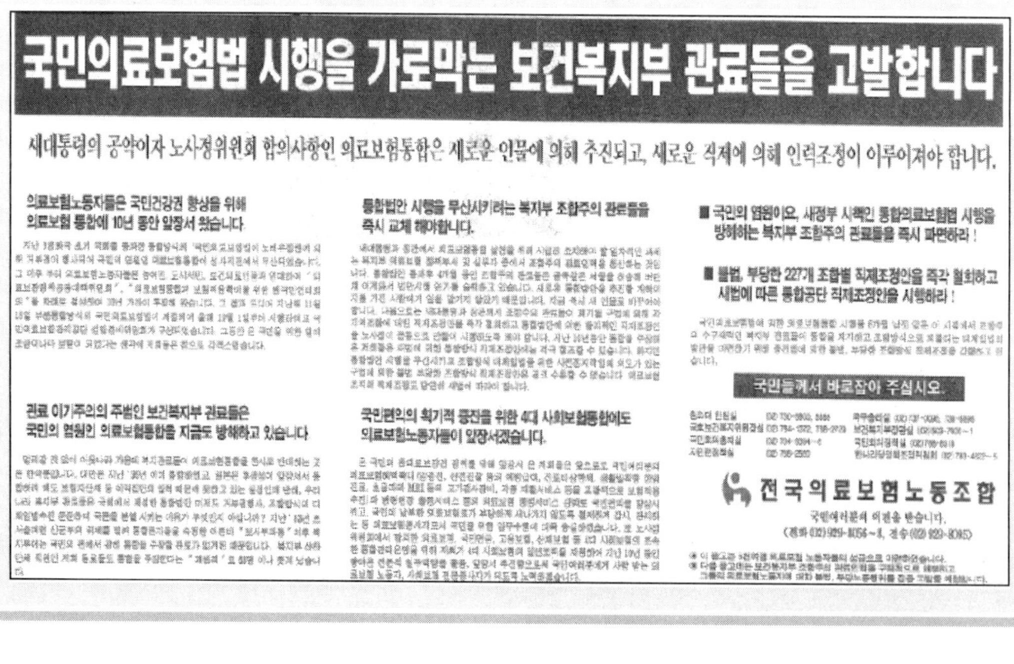

국민의료보험법 시행을 가로막는 보건복지부 관료들을 고발합니다

새대통령의 공약이자 노사정위원회 합의사항인 의료보험통합은 새로운 인물에 의해 추진되고, 새로운 직제에 의해 인력조정이 이루어져야 합니다.

의료보험노동자들은 국민건강권 향상을 위해 의료보험 통합에 10년 동안 앞장서 왔습니다

관료 이기주의의 주범인 보건복지부 관료들은 국민의 염원인 의료보험통합을 지금도 방해하고 있습니다

통합법안 시행을 무산시키려는 복지부 조합주의 관료들을 즉시 교체 해야합니다.

국민편익의 획기적 증진을 위한 4대 사회보험통합에도 의료보험노동자들이 앞장서겠습니다.

■ 국민의 염원이요, 새정부 시책인 통합의료보험법 시행을 방해하는 복지부 조합주의 관료들을 즉시 파면하라!

■ 불법, 부당한 227개 조합별 직제조정안을 즉각 철회하고 새법에 따른 통합공단 직제조정안을 시행하라!

국민들께서 바로잡아 주십시오.

전국의료보험노동조합

국민여러분의 의견을 받습니다.

2) 의료보험 통합을 위한 학계의 움직임

○ 의료보험 통합을 위한 시민단체가 구성되고 통합운동이 이념화의 길로 나아갔으나, 1988년 4월까지만 해도 학계에서의 의료보험 통합논쟁은 거의 없었음
- 학계 사람들은 정부가 구성한 국민의료정책심의위원회에 참석하여 자기의 주장을 펴는 것으로 만족하는 단계였음
- 그런데 시민단체의 발족과 교수들의 시민단체의 참여로 학계에서도 통합을 둘러싼 논쟁이 벌어질 기미를 보였음

○ 드디어 학계에서도 통합을 둘러싼 논쟁이 본격적으로 일어나기 시작하였음
- 1988년 7월 사회복지학을 전공하는 교수 모임(11인)인 '사회보장연구회' 이름으로 '전국민의료보험을 위한 통합일원화 방안' 보고서를 발간하기에 이름(Box Ⅰ-4-7 참조)

〈Box Ⅰ-4-7〉 사회보장연구회의 통합일원화 방안(1988.7)

- 의료보험이 실시된 지 10년이 지났으나 아직도 전국민의료보험이 안되어 형평 상실
- 현행 조합방식의 의료보험을 실시하면 국가재정 중립에 의하여 전국민의료보험의 실시가 가능하다고 하였으나 1989년 국가재정이 3,000여억원이나 소요되고 있음
- 국고지원의 최소화와 사회정의의 실현은 통합일원화방식만으로 가능
- 의료보험이 전국민에게 동시에 실시되지 못하고 적용가능한 계층부터 실시함에 따라 능력있는 자가 먼저 의료보험의 혜택을 받게 되고 능력없는 계층은 10여년 후에 적용받게 됨으로서 그간 후자는 2배 이상의 의료수가를 지불하는 손해를 보았음
- 현행 의료보험제도의 문제점은 관리운영의 분립, 기여제도의 불평등, 보험조합의 불공평, 보험재정의 불균형, 운영관리비의 낭비, 소득재분배의 역진 등을 들 수 있음
- 자유민주주의 국가에서 정치 · 경제의 발전은 분권화 추세이나, 사회정책은 국민통합의 목적 때문에 중앙정부의 계획에 의하여 집중화되고 있는 추세임
- 사회보장으로서의 의료보험의 목적과 기능을 제대로 실현하고, 사회통합과 국민의료서비스의 균점을 위하여 의료보험제도의 통합이 필요함
- 조합방식으로는 정부의 재정지원 또는 타조합의 재정지원이 없으면 전국민의료보험이 불가능하기 때문에 다음과 같이 통합일원화가 필요함
  - 기여방식은 소득에 기초함. 피용자는 현행 정률제를 유지하고 자영자는 조세체계와 연계된 보험료 방식을 채택함
  - 급여제도는 통합이든 조합이든 기본적으로 동일함
  - 생활권에 기초한 의료체계를 수립하고 의약분업을 실시함

- 사회복지학을 전공하는 교수들이 통합을 위한 보고서를 발간하자 이에 자극을 받은 보건학, 경제학, 경영학 전공 교수들(32인)이 1988년 8월 '의료보장연구자 일동' 이름으로 통합에 반대하는 '한국의료보험의 발전 방향에 대한 제언'이라는 보고서를 발간(Box Ⅰ-4-8 참조)함에 따라 학계에서 통합논쟁이 본격화되기 시작함

○ 학계의 논쟁은 그 후 지속되었는데 이념적 접근을 하는 학자들을 제외하면 대체적으로 사회복지학을 전공하는 학자들은 통합을, 경제학이나 보건학을 전공하는 학자들은 조합방식에 의한 관리를 선호하는 경향이 뚜렷하였음

○ 학계의 통합 주장은 시민단체 활동과 연계되어 어떤 주장이 학계의 활동이고, 어떤 주장이 시민단체의 주장인지 분간할 수 없도록 혼재되어갔음

〈Box Ⅰ-4-8〉 **의료보장연구자 일동의 통합 반대 내용(1988.8)**

1. 통합일원화와 관련하여 외국제도가 사실과 다르게 인용되는 사례가 많음
   - "자유주의 국가 중에서 조합방식을 채택한 나라는 독일, 일본 등 소수국가이며 나머지 대부분은 통합방식을 택하고 있다"
   - "현재 조합방식을 택하고 있는 선진국도 점차 통합방식으로 전환하고 있다"
   - "최근 일본에서도 국민건강보험에만 막대한 국가재정부담 때문에 통합일원화 방식으로 전환하겠다고 하였다"
2. 통합일원화 주장의 모순점을 비판
   1) 통합일원화와 재원확보 방안에 대한 비판 : 자영자의 소득노출 문제로 단일 보험료 부과방식이 어려움
   2) 통합일원화와 소득재분배 : 자영자의 소득파악이 어려운 상황에서 재분배 운운하기는 어려움
   3) 통합일원화와 위험분산기능 : 위험분산기능이 제대로 작동되려면 보험의 재정안정이 필수적임. 재정취약조합을 통합할 경우 위험분산의 확대가 아니라 오히려 재정취약을 확산시키는 결과를 가져오게 됨
   4) 통합일원화와 정부재정중립 : 통합일원화하면 정부가 재정지원을 하지 않아도 된다고 주장하고 있는데, 이 주장은 지역 주민들을 위한 의료보험 재정소요액을 피용자인 근로자에게 전가시키자는 주장이나 다름없음
   5) 결론적으로 통합일원화는 비현실적인 대안임

3) 통합을 위한 정부의 움직임

○ 보사부는 1988년 농촌지역에 대하여 의료보험을 확대하기 이전에 지역의료보험을 구·시·군 단위로 확대하기로 1987년에 이미 결정하여 조합 설립, 자격관리, 보험료 부과

체계 등을 설계하였음

○ 그러나 1988년 2월 말에 노태우 대통령이 이끄는 제6공화국 정권이 집권하면서 정부 내에서도 통합을 위한 움직임이 일어나게 되었음

– 제6공화국 정권이 들어서면서 보사부 차관에 이두호 환경처 차장이 영전하여옴. 이두호 차관은 1983년 '의료보험 파동' 당시 보사부 기획관리실장의 직책에서 좌천되었다가 5년 만에 보사부로 되돌아옴에 따라 의료보험의 통합 추진이 예견되었음

· 이두호 차관이 환경처 차장 시절 서울대 보건대학원에서 석사와 박사를 취득하면서 학계와 인연을 맺었으며, 제6공화국의 첫 보사부 장관으로 권이혁 박사가 지명[40]되자 이러한 학계와의 인연이 보사부 차관으로 영전되는 계기가 되었음

– 이두호 차관은 보사부로 돌아와서 바로 의료보험 통합을 위한 첫 걸음으로 1989년 1월부터 실시할 도시지역주민에 대한 의료보험 확대를 통합방식으로 하고자 하였음

· 권이혁 장관은 의료보험에 대해서는 전문성이 없었기 때문에 의료보험 정책에 관해서는 전적으로 이두호 차관의 판단에 맡기는 방식이었음

· 이두호 차관은 취임하자 종래의 '전국민의료보험실행위원회'를 해체하고 새로운 위원회인 '국민의료정책심의위원회'를 구성하여 관리방식에 대하여 논의를 하게 됨

○ 이두호 차관은 1989년 1월에 확대할 도시지역의료보험을 통합방식으로 추진하기로 방침을 정하고 3월 12일 국장회의를 소집하여 다음과 같이 할 것을 지시

– 도시 지역조합을 구 · 시단위로 설립하기로 이미 정해져 대략의 준비가 완료된 상태에서 이 차관은 도시지역을 전국 단위로 1개 조합을 설립하던가, 시 · 도 광역단위로 설립할 것을 주문

– 이 차관의 이러한 주장에 당시 의료보험국장이던 김종대는 문제점을 밝히고 차관의 입장에 반대를 표시

· 반대 이유는 조합을 광역단위로 설치할 경우 조합운영상의 기본원칙과 맞지 않다는 것과, 준비를 구 · 시 단위로 하였는데 광역으로 조합 단위를 바꿀 경우, 자격관리, 보험료 부과의 어려움[41] 등으로 국민과의 약속인 1989년 1월 확대는 불가

---

40) 권이혁 박사는 장관으로 임명되자 제자 가운데서 보건의료정책 분야에서 활동하는 서울대 의대의 신영수와 김용익 교수, 서울대 보건대학원의 문옥륜 교수에게 보건의료정책방향을 자문하게 되었는데, 이들은 의료보험에 대해서는 합치된 의견을 내지 못하고 통합과 조합방식의 다른 의견을 내었고, 권이혁 장관은 통합쪽 의견을 따름에 따라 자연스럽게 이두호 차관을 발탁한 것으로 추측됨

41) 당시의 보험료 부과방식은 조합 내에서 소득 및 재산의 상대적인 크기를 토대로 등급을 정하여 보험료를 부과하기 때문에 관리 단위가 달라지면 전면적으로 새로운 작업이 이루어져야 함. 그리고 당시는 지금과 같이 전산이 발전하지 못하였기 때문에 수 작업으로 보험료를 부과하여야 하니 관리 단위 변경은 큰 혼란을 야기할 수 있었음

능하다는 것이었음

- 담당 국장의 반대에도 불구하고 이 차관의 통합 추진 의사가 매우 강력하자 김종대 국장은 스스로 그 자리에서 물러가기를 희망하여 1988년 3월 31일자로 국립보건원 사무국장으로 좌천됨42)

○ 이두호 차관은 보사부가 주도적으로 통합을 추진하기 위하여 1998년 5월 국민의료정책심의위원회를 구성

- 위원장은 이두호 차관과 학계의 박종기교수(KDI 연구위원으로 재직시 사회보험 분야를 연구하였고, 조세연구원장을 역임한 후 이 당시는 인하대에 재직중)가 공동으로 맡았음
- 위원회는 3개 분과위원회로 구성 : 보험제도분과, 의료제도분과, 의약분업분과
- 이 차관은 김종대의 후임으로 인경석을 의료보험국장으로 임명. 그러나 보사부내의 의료보험 실무자들이 통합을 반대하는 인사로 구성(보험제도과장 송재성, 보험급여과장 김일천 등) 되어 있어 통합을 밀어 붙이기에는 한계를 지녔음
- 김종대 국장이 물러난 후에 보험제도 과장인 송재성도 다른 보직으로 옮기고 보험제도과장에 김일천을 앉혔으나, 김일천 과장이 차관의 의도를 잘 따르지 않아 이 차관의 생각대로 보사부 내에서 추진키는 어려웠음

○ 이두호 차관은 국민의료정책심의위원회를 통하여 1989년 1월 시행하기로 한 도시지역 의료보험은 통합방법으로 확대하기를 기도하였으나, 심의위원회에서의 통합에 대한 반대 논의, 그리고 학계에서의 통합을 둘러싼 논쟁 등으로 통합 논의가 지지부진하자 그 돌파구의 하나로 보사부 국민의료정책심의위원회 주최로 공청회를 개최함

○ 공청회의 주요 내용은 다음과 같음(Box Ⅰ-4-9 참조)

- 일시 : 1988년 8월 25일
- 장소 : 세종문화회관 대강당
- 주제 : 의료보장제도의 발전적 개선방향
- 좌장 : 이만갑(서울대학교 명예교수, 사회학)
- 발제자 : 문옥륜(서울대 보건대학원 교수), 차흥봉(한림대 사회복지학과 교수)
- 토론자 : 강황석(동아일보 논설위원-통합찬성), 김모임(연세대 간호대학 교수-찬성), 김상균(서울대 사회복지학과 교수-찬성), 김영모(중앙대 사회복지학과 교수-찬성), 김일순(연세대 의과대학 교수-반대), 연하청(KDI 선임연구위원-반대), 유

---

42) 당시 국립보건원 사무국장은 통상 국장 진급 초임자가 가는 자리였는데 국장 서열이 높은 의료보험국장을 역임한 인사를 그 자리에 보낸 것은 좌천 인사라 할 수 있음

경환(조선일보 논설위원–반대), 이광찬(원광대 사회복지학과 교수–찬성), 이규식(연세대 보건행정학과 교수–반대), 한달선(한림대 의과대학 교수–반대)

〈Box Ⅰ-4-9〉 **의료보험관리체계에 관한 공청회(1988.8.25)**

〈주제발표자 문옥륜 서울대학교 교수의 발제 내용〉

- 통합일원화 주장은 소득재분배를 기하고, 관리운영비를 줄이며, 보험제도간의 급여차등을 불식시키자는 좋은 의도에서 출발하였음
- 단기보험인 의료보험의 목적은 의료보장에 있지 결코 소득재분배에 있지 않음
- 통합에서 주장하는 목적을 달성하자면 의료보험이 아니라 조세에 의한 영국식 방식으로 전환해야 함
- 통합일원화를 주장하는 측은 '전국민의료보험(National Health Insurance)'과 '국가보건서비스제도(National Health Services)'를 부분적으로 혼동하고 있음
- 세계적으로 국민의료보험제도에서 전국민을 단일 관리하는 국가는 전혀 없음

〈주제발표자 차흥봉 한림대학교 교수의 발제내용〉

- 한국형 의료보장모형인 통합일원화가 달성되어야 함
- 사회보장제도의 기본원리는 기본적 욕구에 대한 최저수준의 균등한 보장과 비용부담의 형평에 있음. 이 원리를 실현하는 길은 통합일원화에 있음
- 통합일원화방안의 취지는 잘사는 국민들이 조금씩 더 부담함으로써 모든 국민이 더불어 잘 사는 복지국가를 만들어 우리 사회체제를 유지·발전시켜 나가는데 있음
- 통합일원화 방침이 결정된다하여도 10여 년간 유지되어온 조합방식을 당장 개혁하자는 것이 아니라 선제도화 후에 단계적으로 시행하자는 것임
- 국민합의–정책결정–입법과정, 입법과정에서 현행제도의 단계적 개선에 관한 경과조치를 규정하고 일정기간에 걸친 완전한 통합체제에 이르도록 시책을 강구

○ 공청회 결과

- 지역주민들의 소득이 노출되지 못하는 상황에서 통합은 저소득 근로자에게 오히려 부담이 가중된다는 사실을 근로자들에게 인식시키는 계기가 됨
- 전국민의료보험대책위원회는 긴급히 대전에서 모임을 갖고 저소득 근로자를 무마하기 위해 보험료 부과에 누진율을 적용할 것을 주장하는 대안을 제시(전국의료보험대책위원회, 1988.10.8)
- 공청회 결과 정부의 의도대로 통합 분위기가 조성된 것이 아니라 오히려 문제점만 부각되어 정부의 노력에 의한 통합이 어려움을 깨닫게 됨

○ 공청회에 앞서 정부는 도시지역에 대한 의료보험 확대를 준비 미비를 이유로 먼저 3개월 연기하여 1989년 4월에 실시하겠다고 대통령의 재가를 얻었으며, 뒤이어 1989년 7월에 실시하도록 6개월 연기를 결정하였음

4) 통합을 위한 정치권의 동향

○ 통합문제에 대하여 보사부 이두호차관의 의도는 우선 새로 시작하는 지역의료보험부터 조합을 광역단위(시 · 도 광역단위 조합 또는 전국 단일 조합)로 설립하고, 이를 토대로 점차 직장조합들과 통합을 하는 구도였으나, 정치권은 의료보험법의 개정을 통하여 일거에 통합을 하자는 방법이었음

○ 그리하여 1988년 정기국회가 개회되자 11월에 당시 야당인 통일민주당(총재 : 김영삼)과 평화민주당(총재 : 김대중)은 각각 통합 법안을 제출하였음

○ 한편, 의협은 별도의 통합 법안을 위한 청원을 제출

〈Box Ⅰ-4-10〉 **야당 통합법안, 의협 청원의 주요 내용(1989)**

1. 통일민주당(총재, 김영삼) 국민건강보험법안
   - ○ 발의자 및 법안 제출일자 : 송두호 의원 외 59인 발의(1988.11.16)
   - ○ 주요 골자
     - 건강보험의 관리 및 재정의 통합
     - 일정소득 이상자에 대하여 보험료 누진율 적용
     - 의료보호를 건강보험에 통합
     - 지역주민에 대한 보험료 50% 국고 지원
     - 요양기관 계약제
   - ※ 통일민주당 법안은 의료보호제도 폐지, 보험료 누진율 적용 등 혁신적인 내용임
2. 평화민주당(총재, 김대중) 국민의료보험법안
   - ○ 발의자 및 법안 제출일자 : 홍영기, 김충조, 박영숙, 이철용, 정영기 의원 외 66인 발의(1988.11.14)
   - ○ 주요 골자
     - 의료보험의 관리 및 재정의 통합
     - 의료보호제도(현재는 의료급여) 존속시켜 의료보험제도와 병존
     - 보험료에 대한 누진제 규정 없음
     - 지역주민에게 보험료 50% 국고지원
     - 요양기관을 1차와 2차로 구분하고, 계약제 실시

3. 의협 의료보험 개정 법안에 대한 청원
   ○ 청원 소개 의원 : 박병선, 신철균 의원
   ○ 주요 내용
     - 의료보험의 관리 및 재정 통합
     - 요양기관 계약제
     - 보험수가심의위원회 신설
     - 진료비심사원 신설
     - 의료분쟁보상기금 제도 도입

○ 1989년 2월 임시국회와 통합법안 심의를 위한 공청회

- 1988년 정기국회에 제출된 통합 법안은 처리하지 않고 1989년 2월 임시국회로 넘겨 심의하게 되었음
- 1989년 2월 국회에 보건사회상임위원회(위원장, 신상우 통일민주당)에서는 법안 심의에 앞서 통합 문제에 관하여 공청회를 개최하여 여론을 파악하였음
  · 공청회는 2월 10일 개최되어 10명의 전문가들로부터 통합이냐 현행 방식이냐를 놓고 열띤 공술이 이루어졌음(Box Ⅰ-4-11 참조)
- 국회 보사상임위에서 공청회를 개최할 때만 하여도 정치인들은 국민의 대부분이 통합을 원하고 통합 법안이 아무런 문제가 없는 것으로 판단하였으나, 공청회 결과 통합의 문제점을 깨닫고 상임위에서 심의를 지연시켰음
  · 보사상임위에서는 중요 법안 심의 대신에 여야 국회의원이 산업 시찰을 가는 등의 일정으로 통합 법안의 심의를 미루고 있었음

〈Box Ⅰ-4-11〉 **통합법안에 관한 국회보건사회위원회 공청회 내용(1989.2.10)**

〈진술내용 요지〉

1) 김영모 - 통합의료법안에 대한 의견
   ○ 평민당과 민주당의 통합일원화 법안에 전적으로 찬동함
   ○ 국고지원을 의무화시키고 보험료의 누진제를 제안하는 것에 대하여 동의
   ○ 의료보험료를 조합이 징수하는데 반해 자치단체장이 징수하는 내용도 동의
2) 한달선 - 의료보험제도의 발전방안에 대한 제언
   ○ 의료보험에 관한 문제점은 다수 자영자의 보험료 부담 과중, 보험료 부담의 능력 비례원칙 이탈, 소득재분배기능 미흡, 위험분산범위 제한, 국고부담의 과중 등이 제기되었음
   ○ 비용조달을 개선하기 위하여 보험료 부과 방법, 보험료율, 의료이용자의 비용 일부 부담 등을 검토할 필요가 있음

3) 이광찬 – 현 조합방식 의료보험제도를 지체없이 통합일원화시켜야 함
   - 사회보장의 원칙과 기능에 충실한 통합일원화가 반드시 이루어져야 함
   - 통합체제만이 부담의 사회적 공정화를 기할 수 있음
   - 통합체제만이 전국민에게 균등한 급여와 의료서비스에 대한 균등한 접근도 보장

4) 문옥륜 – 통합의료보험법안에 대한 의견
   - 통합일원화는 '부자조합과 빈자조합'이라는 흑백논리에 토대를 두고 있음
   - 양 당의 법안은 비민주적이며, 지방자치의 이념을 반영하지 않고 있음
   - 관리체계를 통합한다고 보험료의 공평부담 문제를 해결할 수는 없음
   - 선진제국의 입법사례에 대한 검토가 되어 있지 않음

5) 차흥봉 – 의료보험의 통합일원화 주장
   - 의료보호와 의료보험을 통합하는 전국민의료보험체계가 바람직함
   - 도시지역 조합만을 광역화하고자 하는 정부측의 의료보험관계법 개정법안은 조합방식의 유지이기 때문에 현행제도의 여러 가지 폐단을 지속시키는 것이므로 반대함
   - 현재 추진 중인 도시지역의료보험은 예정대로 1989년 7월 실시하고, 통합일원화조치는 1990년도 이후에 단계적으로 전환하도록 경과조치를 규정해야 할 것임

6) 이규식 – 의료보험통합입법안의 문제점
   - 통합관리는 소득재분배 효과를 거두는 것이 아니라 역분배를 초래시킬 가능성이 있음
   - 통합일원화로 국가재정 투입을 최소화 할 수 있다는 주장은 타당성 없음
   - 통합이 조합간 급여차이를 극복하여 국민통합에 기여한다는 주장은 현재의 급여관리 체계를 잘못 이해한 것으로 그 타당성이 없음
   - 통합을 한다면 관리비가 절감될 것이라는 것은 전혀 실증할 수 없는 가설에 불가함

7) 양문희 – 의료보험법개정에 대한 대한의학협회 의견서
   - 의료보험의 관리운영체계는 시 · 도단위별로 광역화하고 또 극대화하는 것이 바람직함
   - 요양기관 강제지정제는 계약제로 전환하여 제도의 민주화를 기하여야 함
   - 의료보험수가 책정의 공정성과 합리성을 찾기 위하여 가칭 의료보험수가 조정위원회를 신설하고 여기에 실질적인 수가심의와 결정의 권한을 부여하여야 함
   - 진료비 심사의 객관성과 공정성을 높이기 위하여 심사기구 독립이 필요함

8) 조한천 – 의료보험제도개정을 위한 한국노총의 기본입장
   - 한국노총은 장기적으로는 통합일원화체제를 지향하고 있음
   - 근로자들의 입장에서 현행 의료보험 관리운영체제를 일시에 통합일원화 체제로 전환시킨다면 많은 이익을 포기해야 하는 문제가 있음
   - 따라서 현재의 근로자측 입장은 통합일원화를 저해하는 장애요인들을 제거하고 통합의 기반을 조성하여 국민적 합의에 기초한 의료보험제도를 정착시키자는 것임

9) 유남선 – 의료보험문제와 그 해결
   - 현행 의료보험제도는 보험료 부과징수에 있어 비현실적으로 관리운영비가 많이 들고, 이용이 불편함

- ◦ 보험료 부과대상을 피보험자 1인으로 수정하고, 보험료 부과기준에서 농지세, 소득세, 재산세는 제외하고 제2의 조세성격을 벗어나야 함
- ◦ 통합일원화는 소득재분배, 국민적 연대의식과 사회통합, 그리고 관리운영비를 절감하고, 국고지원을 최대화하고, 형평의 급여를 실현할 수 있음

10) 정환필 – 의료보험관련 법안검토의견
- ◦ 통합일원화 관리방식은 의료보험의 발전이 아니라 오히려 개악의 길
- ◦ 자치정신을 바탕으로 하고 있는 조합관리방식은 민주화 시대의 민권차원에서 수호 육성하여야 하며, 지역의료보험의 관리 단위는 지방자치제 단위가 가장 합리적임
- ◦ 비생산적인 통합관리 논쟁은 이제 끝을 맺을 때임

11) 권태욱 – 국민의료보험제도의 개정방향
- ◦ 의료보험관리기구의 통합일원화가 실현되어야 함
- ◦ 보험료는 모든 국민에게 단일한 체계로 부과되어야 함
- ◦ 보험료 부과에 누진제를 적용해야 하고 본인 일부부담금은 낮춰져야 함

12) 인경석 – 보사부의 입장
- ◦ 의료보험제도가 모든 국민에게 양질의 의료를 공평하게 보장할 수 있기 위해서는 보험료는 부담능력에 상응하게, 급여는 공평하게 제공되어야 함
- ◦ 현 시점에서 의료보험의 전면적 통합은 이러한 부담의 형평과 급여의 공평을 기할 수 없게 되는 문제점이 있음

○ 2월 임시 국회에서 통합법안 심의가 미루어지자 '전국민의료보험대책위원회'에서는 더 기다릴 수 없다고 판단하여 3월초 야 3당 당수실을 점거 농성하게 됨
- – 당시 의료보험통합법, 노동관련법 등 몇 가지 쟁점 법안이 여야간의 합의를 이루지 못하는 것이 있었음
- – 이에 노동관련법 등 쟁점법의 통과를 동시에 요구하는 재야 단체의 통합 농성이 시작되었음

○ 야 3당 당수인 3김은 1989년 3월 4일(토요일) 긴급 회동을 갖고 의료보험 통합 법안 등 쟁점법안을 통과시키기로 합의를 함
- – 당수들 간의 합의에 따라 이미 두 야당이 제출한 법안과 의협의 청원안을 놓고 토요일 오후부터 급히 법조문을 단일안(국민의료보험법)으로 조정하여 상임위에 발의
- – 3월 8일 보건사회상임위를 통과하고 본회의에 법안을 상정
  - · 주요내용 : 보험수가심의회 신설, 일정소득 이상자에 대한 보험료 누진율 적용, 진료비심사원 신설, 연금수급자의 보험료 1/2을 연금기금에서 부담, 자영자 보험료에 대한 국고지원 명기(다만 그 율은 대통령령으로 정함)

- 당시는 여소야대 정국이라 야 3당이 합의한 법안을 여당이 저지할 힘이 없었으며, 여당의 선택은 국회를 통과한 법에 대하여 대통령이 거부권을 행사하던가 아니면 법안의 통과를 전제로 법안 가운데 심각한 결함이 있는 조항의 수정을 양보 받던가 하는 선택밖에 없었음

○ 당시 보사부의 문태준 장관은 참모들의 거부권 행사를 전제로 합의를 해주지 말자는 건의[43]를 묵살하고 법안 통과를 보장하고 소위 독소조항을 양보받는 선택을 하여 통합 법안인 「국민의료보험법」이 국회에서 만장일치로 통과하게 되었음

- 통합 법안인 국민의료보험법이 국회를 통과하였다고 통합 논쟁이 종결을 본 것은 아님
- 통합 법안이 국회를 통과하게 되자 한겨레신문을 제외한 전국의 대부분 언론에서 통합의 문제점을 비판[44]
  - ·통합에 따른 근로자 부담의 과중 문제
  - ·통합에 따른 관료화 문제 등
- 정부는 언론의 비판이 거세지자 이에 힘을 얻어 3월 16일 국무회의를 개최하여 통합 법안에 대한 재의 요구안(Box Ⅰ-4-12 참조)을 가결하고 3월 22일자로 통합 법안에 대한 재의를 대통령이 국회에 요구함으로써 통합이 무산됨

〈Box Ⅰ-4-12〉 통합법에 대한 국회 재의 요구안(1989.3.16)

- ◦ 국민의료보험법 부칙 제5조에 따라 종래의 방식에 따라 적립된 각 조합의 기금 등 조합의 재산이 공단의 재산으로 이관 통합되어 당초의 조합원이 아닌 사람의 의료비로 사용됨에 따라 부담 형평의 원칙에 어긋남
- ◦ 기금 등 조합재산의 공단 이관은 국민의 기본권인 재산권에 관한 헌법규정에 맞지 않음
- ◦ 부칙 3조에서 '부득이 필요하다고 인정되는 사항은 종전 법을 적용'한다는 문구가 명확성과 특정성을 결여하고 있음

---

43) 대표적인 참모가 김종대였음. 김종대는 이두호차관에 의하여 국립보건원 사무국장으로 좌천되었으나, 그 후 문태준 장관이 취임하게 되자 1989년 1월 1일부로 보사부 공보관으로 돌아와 합의가 후일에 독소가 될 수 있음을 건의. 1989년 정기 국회가 열리자 야당은 국회가 만장일치로 통과시킨 법에 대하여 거부권을 행사하도록 대통령을 잘못 보좌한 장관의 문책을 요구하여 문태준 장관은 1년도 재직하지 못하고 퇴진하게 됨

44) 동아일보는 사설에서는 통합을 지지하고 해설에서는 통합의 문제점을 다른 어느 신문에 비하여 신랄한 비판을 하였음. 필자가 당시 반대 언론사 기자에게 통합 법안이 상정되었을 때 비판을 하였더라면 통합 법안이 국회에서 만장일치 통과는 하지 못했을 것 아니냐는 질문을 한 바, 이러한 법안이 통과될 것이라는 상상을 하지 못하였다는 것임

○ 만장일치로 국회에서 통과된 법안을 정부가 거부권을 행사하여 통합을 무산시킴에 따라 후일 통합은 국민적 합의를 이루었다는 명분을 얻어 김대중 정부에서 통합을 추진하는데 큰 힘이 되었음

○ 야 3당의 단일 통합법안을 여당이 합의해 주어 국회에서 만장일치로 통과시킨 후에 다시 거부권으로 선회한 일에 대해서는 당시의 정치적인 상황을 이해할 필요가 있음
- 1987년 6월 10일 민정당의 대통령 후보로 지명된 노태우 후보가 6.29선언으로 대통령 직선제를 수용함으로써 대통령 선거는 민정당의 노태우 후보를 비롯하여 3김(김영삼, 김대중, 김종필)의 대결로 진행되었음
- 대통령 당선에 불안을 느낀 민정당의 노태우 후보는 자신을 당선시켜주면 임기 중인 1989년에 중간평가를 받아 일을 제대로 하지 못하면 물러가겠다는 공약을 하게 됨
- 1989년이 되자 중간평가에 불안을 느낀 노태우 정부는 민심에 영합하기 위하여 야 3당이 합의한 의료보험통합법안이 국회를 통과하였을 경우 거부권 행사가 쉽지 않다는 판단에서 통합법안의 소위 독소조항만을 빼는 협상을 하고 민정당도 통합법안에 대하여 찬성을 합의함
- 1989년 3월 8일 통합법안이 국회 본회의를 통과한 후 언론의 비판이 쏟아지자, 정부는 거부권 행사가 중간평가에 도움이 될 것이라는 정치적 판단에서 거부권을 행사

5) 문민정부와 통합

가. 문민정부의 통합 반대

○ 1989년에 거부권 행사로 통합은 무산되었으나, 1990년 1월 22일 집권 여당인 민정당과 야당인 통일민주당, 신민주공화당이 통합을 하여 민주자유당(민자당)을 탄생시킴
- 중간평가를 겁내어 1년 전에 의료보험 통합을 놓고 집권 여당이 우왕좌왕 하던 일을 생각하면 3당 통합은 의료보험 역사에서 매우 아이러니라 하겠음

○ 3당의 통합 이후 개최된 1990년 7월 임시국회에서 야당(평화민주당)은 통합민주당 출신의 김정수 보사부 장관에게 '과거에 통합을 주장하던 분인데, 장관이 된 현재의 입장'에 대하여 질문
- 김정수 장관은 '과거 통합 주장 당시에는 전국민의료보험이 실시되지 않던 상황이었으나, 현 시점에서 관리체계를 구체적으로 검토해 본 결과 통합하기에도 어려운 점이 있어 문제점을 보완 발전시켜 나갈 것'으로 답변

○ 1991년 3월 23일 의료보장쟁취공동위원회(의료보험조합노조, 서울시철거민협의회, 일부 의료인으로 구성)는 서강대에서 결의대회를 열고, 국민의료보험법안을 재의결할 것을 촉구하고 이재만 명의의 청원서를 이철용, 박영숙, 정기영의원의 소개로 5월 임시국회에 법안을 제출

○ 1992년 야당인 새정치국민회의에서는 통합의료보험실시를 14대 총선공약으로 제시

○ 1993년 문민정부(대통령 김영삼)가 출범하자 지난 정부는 직선으로 대통령이 선출되었으나, 군부독재의 잔재가 있어 의료보험 통합을 반대하였지만, 문민정부에서는 국회가 만장일치로 통과시킨 의료보험의 통합을 추진하는 것이 합당하다는 논리로 시민단체 등에서 통합 운동을 다시 시작

- 1994년 2월 1일 대통령 직속 자문기구인 '농어촌발전위원회'가 구성되고 농어촌생활여건개선 분과에서 농어촌지역의 의료보험 등에 관하여 논의
  - ·농어촌발전위원회는 1993년 12월 15일 우루과이라운드에서 쌀시장 개방을 합의해 준데 대한 농민들의 불만을 잠재우기 위하여 6개월 시한으로 출범

○ 의료보험 통합 논쟁이 다시 일어나자 국회 보사위에서는 1994년 5월 2일 통합 문제에 관한 공청회 개최

- 진술인 : 전국지역의보노조 강창구, 경실련정책연구위원 김상균, 전국농민회총연맹 정책실장 김준규, 서울대교수 문옥륜, 연세대교수 이규식, 선경의료보험조합 사무국장 장내식, 한림대교수 차흥봉
- 그날 공청회에서 발표된 이규식의 공술 요지는 〈Box Ⅰ-4-13〉과 같음

〈Box Ⅰ-4-13〉 국회 보건복지위원회 공청회(이규식, 1994.5)

○ 1990년대 들어와 선진국들은 의료보장제도 개혁에 노력. 핵심은 국가경쟁력 강화임

○ 의료서비스는 국민이 누려야 할 기본 권리의 하나여서 경쟁원리와 무관하다 여겼음. 하지만 국민의료비 증가 문제의 극복을 위해 경쟁의 원리를 의료보장제도에 도입하게 됨

- 1980년을 전후하여 이탈리아 등 남미 몇 개 국가들이 사회보험에서 조세방식의 NHS로 전환. 통합으로의 전환과는 전혀 관계가 없음
- 1990년대 들어와서 의료보험제도의 개혁은 경쟁의 원리를 불어넣는데 초점을 두고 있음

○ 도시 자영자들의 소득이 제대로 노출이 안 될 뿐 아니라 노출된 소득도 정확성이 결여되어 도시자영자들의 관리를 근로자계층과 같이 하기 어려움

○ 이러한 여건을 감안할 때 선택할 수 있는 대안은 현재의 조합관리 사회보험방식을 기초로 하되, 통합관리에서 주장하는 논리 중 일부를 수용하는 방안이 최적임

- ○ 조합간 재정조정사업을 실시하고, 진료비 본인부담금에 대한 상한제 도입, 상한초과액의 공동부담사업 실시가 필요
- ○ 보험증을 전산카드로 대체하여 카드 한 장으로 어느 의료기관에서든 자격이 확인되고 본인부담진료비는 은행구좌에서 자동으로 인출되는 방식이 되어야 함
- ○ 의료보험조합은 책임경영체제를 강화하기 위해 평가제를 도입하고 부가급여를 활성화시켜 조합 간 경쟁을 유도시켜야 함
- ○ 세계적으로 전 국민을 단일제도로 관리하는 데는 세금방식으로 재원을 조달하는 것이 가장 효과적임

- ○ 1994년 5월 24일 농어촌발전위원회는 의료보험을 통합일원화 할 것을 대통령에게 보고
- ○ 보건사회부는 서상목 장관이 취임하여 의료보험제도의 여러 가지 문제점을 개선하기 위하여 1993년 말부터 의료보장개혁위원회 구성을 준비하여 1994년 1월 21일 3개 분과(의료보험관리 및 재정분과, 의료보험급여 및 수가 분과, 의료공급 및 수가체계분과)로 정식 발족을 봄
  - 1994년 6월 '의료보장개혁위원회'는 조합방식을 유지하는 것이 의료보험 제도의 발전에 타당하다는 결론 도출(Box Ⅰ-4-14 참조)
  - 1994년 7월에 대통령에게 결론을 보고 : 현행방식의 문제점을 보완 발전시켜나가는 것이 중요함을 보고
  - 대통령은 농어촌발전위원회의 건의보다 의료보장개혁위원회의 건의를 수용함에 따라 문민정부에서는 통합 논의는 더 이상 거론되지 않았음

〈Box Ⅰ-4-14〉 의료보장개혁위원회(1994.6)

1. 의료보장개혁의 목표와 기본방향
   1) 의료의 질적 수준 향상
   2) 국민계층 간, 조합 간 형평성 제고
   3) 제도운영의 효율성 증대
2. 개혁과제와 정책방안
   1) 의료보험의 관리방안 : 현행 조합관리 방식을 기초로 하되 통합방식의 장점을 접목하여 효율성을 기함
      - 재정공동사업의 확대
      - 직장조합의 관리규모 확대
      - 의료보험 종합전산망 구축

- 조합 경영평가제 도입

2) 의료자원의 효율적 활용
   - 의료전달체계를 강화하여 3차 진료기관의 환자집중을 완화
   - 의원 등 1차 진료기관의 진료능력을 향상

3. 보험급여범위의 확대 및 의료비 부담경감
   - 보험급여확대 : 진료일수 연장 포함
   - 저소득층 의료비 경감을 위한 의료보험제도의 내실화
   - 공보험의 보충을 위한 민간의료보험 도입
   - 본인부담금 보상제 실시
4. 의료보험 수가체계의 합리적 개편
   - 상대가치수가제도 도입
   - 포괄수가제(DRGs)의 단계적 도입
5. 국민들의 의료이용 편의 제고
   - 의료기관 서비스 평가제도 도입
   - 응급의료체계의 확립
   - 의료분쟁 조정제도의 도입
   - 호스피스 사업의 도입
6. 의료산업의 육성

○ 보사부는 1994년 10월 27일 당시 여당인 민자당과 가진 당정협의회를 통하여 우리 실정에 통합일원화가 바람직스럽지 않다며 7월에 대통령에게 보고한 내용을 당에 보고함

○ 김영삼 정부의 임기가 만료될 시점인 1996년 11월 국무총리실에서는 의료개혁위원회(위원장, 박우동 전대법관)를 구성하여(1996.11.8 – 1997.12.31) 의료분야의 전반적인 문제의 검토와 함께 의료보험관리체계에 대해서도 다루게 되었음
  - 지역조합의 시 · 도 단위 광역화 및 직장조합의 시 · 도단위 내 경쟁을 제안
  - 의료개혁위원회는 의료보험 관리체계 문제만이 아니라 의약분업 모형 등의 다양한 분야의 정책건의를 하였으나 정권 교체로 거의 실현을 보지 못하게 됨

나. 시민사회단체 등에서의 지속적인 통합논의

○ 비록 문민정부가 의료보장개혁위원회의 건의를 받아들여 통합을 추진하지 않았지만 시민단체, 학계, 정치권 등에서 꾸준하게 통합이 논의되었음. 아래는 시민사회에서 전개된 통합에 관한 논쟁을 정리해 본 것임

① 1994년 4월 차흥봉 교수는 사회보험연구회에서의 통합의 당위성을 발표

- 사회보험으로 의료를 보장하는 국가들은 대부분 통합적 관리체계를 두고 있다는, 사실에 어긋나는 발표를 함
- 우루과이라운드에 따라 농산물 시장이 개방을 앞두고 있어 어려운데 사회연대 정신을 발휘하여 이들을 돕는 길의 하나가 의료보험 통합임을 주장(Box Ⅰ-4-15 참조)
- 통합은 정부 재정 투입을 최소화하는 방안이라는 종전의 주장을 거듭 피력
  - 그러나 현실은 통합 이후 정부 재정투입이 더욱 늘어났음
  - 정부 재정투입 최소화는 통합에 반대하는 정부 재정 당국을 안심시키려는 전략적 주장이라고 판단됨

〈Box Ⅰ-4-15〉 의료보험제도의 개혁방향(차흥봉, 1994.4.13)

○ 통합방식은 소요재원을 기본적으로 사회보험체계 내에서 조달하자는 것이므로 정부재정지원을 최소화할 수 있음

- 1993년도 직장의보 및 공교의보의 당년도 추가적립금 약 2,700억원은 같은 해 정부 재정지원규모 6,381억원(추계)의 약 42%에 해당됨. 통합방식으로 전환한다고 가정하고 같은 해 의료보험제도의 모든 재원이 같다고 가정할 때 이 돈의 상호융통이 가능하며 이 경우 재정능력이 취약한 피보험자집단의 보험료 부담을 그만큼 경감시켜줄 수 있거나 아니면 정부재정지원의 규모를 그만큼 감축할 수 있는 것임

○ 현재 농어촌 지역의보의 재정취약성을 해결하기 위하여 UR대책으로 창설한 '농어촌 특별세'의 수입을 활용하자는 주장도 대두되고 있으며 일부에서는 농어촌에 대한 국고의 차등지원을 확대하자는 주장도 대두되고 있음

○ 이와 같은 주장은 모두 의료보험의 재정문제를 정부재정지원에 의존하여 해결하자는 발상임

- 의료보험의 통합체제는 이와 같은 정부재정 의존성을 탈피하여 보험체계 내에서 재정을 해결하는 장점을 발휘할 수 있을 것으로 기대됨

② 외국 컨설팅회사인 National Economic Research Associates(NERA)라는 영국에 본부를 둔 기관에서 한국의 의료보험을 진단하고 〈Box Ⅰ-4-16〉과 같은 권고를 함

- 관리체계에서는 현재의 조합방식이 매우 효율적이라는 사실을 외국 기관의 입장에서 우리나라에 전달

〈Box Ⅰ-4-16〉 NERA의 한국의료보험제도에 대한 개혁 권고안(1994.5)

〈단기개혁안〉

- 현재의 다원화된 보험방식, 즉 직장의료보험, 공교의료보험, 지역의료보험의 3가지 유형으로 나누어진 현행방식을 계속 유지하기를 강력히 권고하며 동시에 보험종별간의 보험료 격차를 해소하기 위한 개혁조치를 권고함
- 보험자의 자치·독립성 유지, 보험급여의 적합성 유지, 정보관리적 사유, 역사적인 사유 등으로 현행 조합방식을 주장

〈장기개혁안〉

- 한국정부는 현재의 관리체계를 계속 유지하면서 원하는 대로 더욱 의료보험제도의 발전을 기할 수 있음
- 장기적으로는 한국도 현재 유럽의 질병보험에서 진행 중인 일련의 장기개혁들을 조심스럽게 연구함이 바람직함
- 일부 유럽국가에서 시행되는 급진적인 개혁들을 당장 한국에서 실행시키는 것은 매우 성급하다 할 수 있을 것임. 따라서 그러한 급진적인 장기 개혁 방안을 모색하기보다는 단기적으로 잘 실행 가능한 시스템을 구축하는 것이 바람직함

③ 1994년 6월 4일 : 보건사회부 의료보험국이 개최한 시민단체와의 간담회(Box Ⅰ-4-17 참조)

- 참석자 : 의료보험국장(이종윤), 보험제도과장(정건작)
- 시민단체 대표 : 서경석(경실련 사무총장)
- 학계 : 김용익, 이규식
- 장소 : 남산 KBS 앞 중식당 동보성
- 내용 : 당시 시민단체로서 정부 정책 수립에 영향력이 가장 지대하였던 경실련에 대하여 주요 과제인 의료보험 통합문제에 대하여 통합을 지지하는 김용익교수와 반대하는 이규식교수가 서로의 견해를 피력하여 시민단체에게 정확하게 실상을 알리도록 보사부가 주선
- 간담회 결과
  - 김용익교수가 다른 일로 늦게 참석하는 관계로 이규식교수의 설명으로 간담회는 끝났으며, 경실련의 서경석 사무총장이 이규식교수의 통합반대 이유를 충분히 납득하고 차후로는 통합문제에 개입하지 않겠다는 입장을 밝혔음. 그 이후 의료보험 통합과 관련된 서총장의 발언은 거의 없었음

〈Box Ⅰ-4-17〉 시민단체와 간담회 결과보고(1994.6.4)

○ 참석자 : 서경석(경실련 사무총장), 김용익(서울대 교수, 의보연대회의 집행위원장), 이규식(연세대 교수, 의료관리연구원 부원장), 의료보험국장(이종윤), 보험정책과장(정건작) 등 5인

○ 이규식 교수가 의료보험관리체계에 관한 그간의 논쟁경과, 통합방식이 제기된 배경, 통합모형이 추구하는 이상 및 현실적용안의 여러 제약조건 등을 준비한 자료를 토대로 설명함
- 통합주장은 NHS를 통합모형으로 잘못 인식한 데서 비롯된 점
- 재원조달을 조세가 아닌 보험료 방식으로 통합하는 경우 자영자와 피용자의 소득원의 소득노출도, 소득파악정도의 차이 때문에 오히려 형평성이 저해되고,
- 효율성에 대한 논쟁도 단순한 관리 운영비 비교보다는 거대한 단일통합조직이 관료화되어 급여관리를 제대로 못하여 moral hazard를 방치하면 오히려 보험재정을 누수 시키는데, 이 문제를 더 중시해야 함

○ 김용익 교수는 지난 6월 3일 장관의 의료보장개혁과 관련한 중앙일보와의 인터뷰기사는 매우 개혁적인 내용이 담긴 잘 된 것이지만 관리운영체계에 관하여는 미흡하니 앞으로 더 논의되는 것이 바람직하다고 주장
- 그리고 관리체계가 통합 일원화되더라도 재원조달은 조세가 아닌 보험료 방식이어야 한다고 봄

○ 서경석 사무총장은 보사부의 의료보장개혁위(안)는 85점은 된다고 평가하고 관리운영방식에 대한 합리성만 확보된다면 의보연대회의에서 경실련은 빠지겠다고 함
- 따라서 관리운영체계를 개혁위 안으로 확정하기 전에 효율성과 경쟁의 원리를 살릴 수 있는 운영방식에 대한 토의가 필요함
- 특히, 경실련은 정부가 저소득층에 대한 정책적 배려를 강화해야 할 필연성을 중시하며 의료보험과 의료보호를 통합 관리하는 획기적 개선 노력을 요망함
- 개혁위원회위원, 통합주장자, 경영 및 조세전문가 등 관계자(20인 이내)가 모여 개혁대안의 문제점과 통합관리의 구체적인 모형을 제시받아서 진지한 토의를 할 것을 제시함

○ 의료보험국장은 관리운영체계에 관한 논의는 과거 십 수 년간 지속되었고, 다분히 감정적 요인까지 겹쳐진 소모적인 논쟁에 불과하며 우리가 이제 새롭게 의료보험을 시작하는 것이 아니라 그간의 역사를 가지고 있고, 중요한 것은 관리체계보다는 보험재정을 안정적으로 조달하는 문제와 국민에게 양질의 의료서비스를 제공하는 것임을 역설함

○ 의보연대회의측은 의료보장개혁위원회의 개혁안에 대해 전체적으로는 긍정적이면서 관리운영체계를 통합방식으로 유도한다는 목표아래 정기국회 때까지 연계 하에 이를 여론화할 것으로 예견됨

○ 경실련은 이제까지 의보연대회의의 통합 주장만을 듣다가 이규식 교수의 통합방식의 현실적 제약조건을 설명 듣고, 경실련은 가난한 저소득층의 의료보호에 관심이 많다는 식으로 후퇴하는 인상이었음

④ 한겨레신문은 한겨레 포럼을 통하여 지상 공청회를 가짐(Box Ⅰ-4-18 참조)
- 통합을 주도하는 김용익교수는 통합이 된다면 보험료를 올리지 않고도 부자 조합의 적립금으로 보험 혜택을 획기적으로 늘릴 수 있다는 주장을 하였음
- 통합을 반대하는 문옥륜교수는 재정적 토대가 부실한 의료보험을 통합하면 재정파탄을 초래할 것임을 경고, 통합보다는 오히려 조합을 선택할 수 있는 권리를 국민에게 주어 조합을 경쟁시키는 것이 합리적이라는 주장을 폄
- 2000년 통합 이후 2001년의 재정파탄을 볼 때 김용익교수의 주장은 단순히 통합이 좋다는 것을 국민에게 포장하기 위한 전술적 차원의 내용에 불과하다고 평가할 수 있겠음

〈Box Ⅰ-4-18〉 한겨레 포럼(1994.11.18)

〈김용익 서울대 교수〉

○ 적립금 4조 규모, 사회적 형평성을 살려야 함
- 전국민 의료보장제도에 걸맞은 의료보장의 충실성이 이루어지지 않고 있음
- 의료보장의 존재이유가 진료비 부담에서 가계의 파탄을 막아주는 것인데, 그 일을 제대로 못해주는 '반쪽짜리' 의료보험이 우리의 현실임
- 417개의 의료보험 조합마다 재정을 따로 운영하는 조합방식 의료보험제도가 큰 돈을 푼돈으로 만들어 버림. 그 결과 직장조합들은 엄청난 흑자를 보는 반면, 농촌조합들은 훨씬 높은 보험료를 부과하고도 적자를 면하기 어려움
- 보험혜택을 늘리려면 모든 조합에서 같이 늘려야 사회적 형평성을 유지할 수 있을 텐데, 직장조합에는 여유가 있지만 농촌조합의 수준에 맞추어 하향 평준화되고 있음
- 의료보험을 통합일원화하면 보험료를 안 올려도, 국가예산을 더 보태지 않고도 보험혜택을 쉽게 늘릴 수 있음
- 365일 보험진료, 40살 이상 전국민의 건강검진, 한방진료를 보험으로 적용할 수 있으면서 국민들이 부담하는 몫은 총 진료비의 30% 이내로 줄어듦

〈문옥륜 서울대 교수〉

○ 획일화된 의료수혜 질 저하 우려
- 조합이 자율성을 확보하지 못했기 때문에 만족할 만한 서비스를 개발해오지 못한 것이 사실이지만, 낙하산식으로 책임자를 임명하게 되고 보험자간 경쟁을 죽이는 통합일원화보다는 조합방식의 경쟁모형이 더 우리 실정에 맞는 제도임
- 보험료가 일종의 소득세가 되는 통합재정체계 아래서는 의료비 조달이 여의치 못할 것임
- 통합이 되면 의료기관 사이의 경쟁을 통한 양질의 의료서비스를 제공하려고 노력하게 할 유인이 줄어들게 됨
- 다양한 의료서비스를 원하는 국민에게 선택권이 없어지게 되고, 가난한 환자일수록 의료의 수혜를 기다리는 사태가 초래될 것임. 오히려 의료의 형평성에 어긋나는 결과임

- 보험방식과 조세방식이 한국의 의료환경에서 어떻게 조화를 이루어 가야 하는지 본격적인 검토가 필요한 시기임
- 재정적 토대가 부실한 지금 상황에서 섣부른 통합은 의료보장의 파탄을 초래할 수 있음
- 조합방식이 줄 수 있는 경쟁의 이점을 키워나가야 하고, 국민에게 조합 선택권이 주어지도록 해야 할 것임

⑤ 1994년 11월 의료보험통합 범국민 연대회의(대표 김용익 서울대 교수)에서 의료보험 통합 법안인 국민건강보험법을 문창모의원 소개로 국회에 청원

⑥ 1994년 12월 1일 행정쇄신위원회에서의 의료보험 관리체계를 놓고 정책토론회를 개최(Box Ⅰ-4-19 참조)
- 현재의 상황에서 통합을 하게 되면 근로자의 부담이 가중되고, 급여관리가 어려워 의료비 증가를 부채질함. 특히, 의료자원이 대도시에 집중되어 있는데 통합은 도시로의 의료이용을 집중시켜 문제를 야기함
- 통합을 주도하는 김용익교수는 통합이 이루어지면 국가의 추가 재정부담 없이 급여의 획기적인 확대가 가능하다는 주장을 폄
- 2000년 통합을 단행한 결과 이규식교수의 지적대로 보험급여 관리가 제대로 되지 못하여 보험진료비가 급격히 증가하여 재정 파탄을 초래하였고, 환자들이 대도시로 쏠리는 쏠림 현상이 나타나 농어촌의 의료 환경을 더욱 열악하게 만들었음

〈Box Ⅰ-4-19〉 행정쇄신위원회의 의료보험 통합관련 정책토론회(1994.12)

〈주제발표자 이규식 연세대학교 교수 발제내용〉

- ○ 통합논쟁이 처음 제기되었던 1980년의 실정을 보면 조세방식으로 전국민을 단일 관리하는 모형을 사회보험에 의한 통합으로 잘못 인식하여 통합모형이 세계적 흐름이며, 우리도 세계적 흐름에 동참해야 한다는 주장이 등장
- ○ 통합이 추구하는 이상은 통합이 되면 직장 근로자와 자영자간의 보험료 격차나 조합간 재정격차도 해소되어 사회보험제도의 형평성을 제고시킬 수 있다는 것임
- ○ 자영자들의 소득파악률이 낮으며, 파악되는 소득도 그 정확성이 낮아 통합이 근로자의 부담을 가중시켜 형평성 문제가 오히려 심각하게 제기될 것임
- ○ 여러 개의 조합을 1개의 보험공단으로 할 경우 적정규모 이상의 대형화는 조직의 관료화를 초래시켜 오히려 비효율을 낳으며, 재정관리의 책임을 중간관리자가 지지 않기 때문에 급여관리가 소홀해짐
- ○ 의료보험제도는 관리규모의 조정, 보험재정 공동사업의 확대, 국민편의주의의 제도운영체계 구축, 고부담, 고급여체계로의 전환 등의 개혁이 필요함

ㅇ 자영자의 소득이 제대로 파악되지 않고, 의료기관은 대도시에 몰려 있는 이러한 현실에서 이념적 형평과 이념적 효율이 통합을 통해서 더욱 악화될 수 있음

〈주제발표자 김용익 서울대학교 교수 발제내용〉

ㅇ 현행 의료보장 관리체계의 문제점
- 과다한 누적적립금의 증가, 빈약한 보험급여, 정부 부담의 악순환
- 불공평한 보험료 부과
- 과다한 관리운영비와 소득 재분배 및 위험분산의 제한

ㅇ 의료보장 통합의 기대효과
- 보험급여 대폭 확대 가능
- 관리운영비 절감 가능
- 조합간 재정 격차의 해결과 보험료 부담의 형평성 확보

ㅇ 보험료 부과체계의 개발
- 1996년부터 실시 예정인 종합소득세제, 부동산종합전산망제도, 종합토지세 등 소득 · 재산에 대한 조세제도의 개선과 때를 같이 하여 합리적인 보험료 부과 체계를 개발함
- 농어촌 지역 등 자영자 연금 실시와 함께 국민연금 갹출료를 산정기준이 되는 소득을 의료보험료 부과 기준과 연계시킴

ㅇ 통합이 되면 단일기구에서 재정의 책임을 지게 되어 재정 적자 시 국가 재정부담이 커지게 된다는 우려가 있으나 추계에 의하면 국가의 추가 부담 없이 현재의 지원 수준을 그대로 유지하여도 보험급여 확대가 가능함

⑦ 1997년 국회 보건사회분과위원회 전문위원실에서의 토론회(Box Ⅰ-4-20 참조)
- 발제자 : 차흥봉, 이규식

〈Box Ⅰ-4-20〉 국회 보건사회분과위원회 전문위원실에서의 토론회(1997.1.28)

〈주제발표자 차흥봉 한림대학교 교수 발제내용〉

ㅇ 통합방안의 기대효과
- 사회적 연대책임 원칙하에 경제적 능력에 비례하여 공평한 부담을 지도록 함. 따라서 직역간, 지역간, 계층간 부담의 형평성을 크게 제고할 수 있음
- 직업, 지역집단별 조합체제에서 발생하고 있는 재정력의 격차문제를 근본적으로 해결할 수 있음. 능력이 부족한 국민이 형편에 상응하는 보험료를 납부하고도 의료보장의 혜택을 누리는 것을 기대할 수 있음

ㅇ 보험재정의 안정적 운영문제
- 통합할 경우 비용의식이 약화되어 돈을 남용하고 한편 보험료 징수는 저조하여 만성적 보험재정적자를 초래하게 되며 따라서 정부재정지원이 막대하게 소요된다고 주장하지만, 이

와 같은 논리는 완전히 가설에 근거한 부정적 기우임
- 통합시의 재정남용론은 타당성이 없다고 봄

○ 보험료 인상과 보험료 징수의 어려움
- 현행 조합방식하에서 보험료 인상이 유리하다는 주장은 국민을 기만하는 것이며 통합방식에서 보험료 인상이 시끄럽게 된다는 것은 그야말로 비민주적 발상임
- 보험료징수문제에 있어서도 통합체제에서 재정책임이 약화하여 징수율이 저조해진다는 것은 지나친 속단임

○ 정부재정 책임
- 조합주의자들은 통합체제하에서는 보험료 인상에 대한 국민저항감으로 재원조달이 어렵기 때문에 정부재정부담이 커지게 된다고 주장하는데 모두 타당성이 없음
- 통합체제는 의료보험의 소요재원을 기본적으로 사회보험 체계 내에서 피보험자간의 사회연대성 원리로 조달하자는 것임. 따라서 국고지원을 최소화하여 정부재정의존성을 그만큼 줄이는 것을 기대할 수 있음
- 지금까지 의료보험의 준비적립금추세를 살펴보면 통합시에 정부재정지원을 줄일 수 있다는 가능성을 시사해주고 있음
- 1993년 이후 최근 3년간 보험급여비가 크게 늘어났는데도 불구하고 직장의보와 공교의보의 누적적립금은 계속 늘어나고 있음. 1995년 두 집단의 추가적인 적립금만 보아도 약 2,200억원에 이름. 그런데 1995년 재정이 취약한 지역의보에 대해 정부는 약 7,500억원의 재정지원을 함. 현행체제를 그대로 통합하여도 직장의보와 공교의보쪽의 추가적립금 2,200억원을 이용하면 1995년의 경우 정부재정지원을 약 30%를 감축할 수 있었다는 계산이 가능

〈주제발표자 이규식 연세대학교 교수 발제내용〉

○ 의료보험제도가 정착되었다고 볼 수 있는 오늘의 시점에서 의료보험제도와 이에 관련된 제도의 구조조정 필요성 대두

○ 1980년대 이태리, 그리스, 니카라과 등이 NHS 채택. 그러나 보험방식의 통합은 없었음. 따라서 당시는 NHS로의 전환을 통합으로 잘못 인식하고 주장했던 듯함

○ 근로자와 자영자의 보험료 비교에서 항상 근로자에 대한 기업부담분 50%를 제외시키는 것은 통계상의 문제임

○ 자영자들의 소득파악률이 낮으며, 파악되는 소득도 그 정확도가 낮아 근로자는 현재도 과중한 보험료를 부담하는데 통합을 한다면 근로자의 부담이 더욱 늘어날 전망이어서 불형평이 더욱 커질 것임

○ 우리나라와 같이 의료자원이 지역간에 불균등 분포된 형편에서는 조합방식이 오히려 형평성 유지에 유리한 측면이 있음

○ 단일관리가 효율성이 있다는 일방적 주장은 성립키 어려움. 만약 관리비 절감을 위해 통합코자 한다면 보험조직이 불필요한 NHS 방식이 보다 타당할 것임

○ 통합이 비록 관리비를 줄일 수 있어도, 의료비 관리측면에서 비효율성이 심각해지기 때문에, 의료보험 전체로 따져 볼 때 통합이 훨씬 비효율적 제도가 될 것임(전체 보험재정에서 관리운영비가 차지하는 비중은 6~7%에 불과)

- 통합을 하고도 자영자와 근로자에게 다른 척도의 보험료 부과방식을 사용하겠다는 것은 두 계층 간의 갈등을 조장시키겠다는 위험한 발상임
- 세계적으로 의료보장을 함에 있어서 전국민을 단일관리하는 모형은 조세방식 뿐임
- 우리나라는 경쟁의 원리와 배치되는 통합보다는 조합간의 경쟁을 유도하는 방안의 개혁이 요망됨

4.3. 제3단계(1997~2000. 7) : 통합의 성취기

1) 여당의 분열과 통합의 길

○ 야당은 의료보험에 대하여 계속 통합의 입장을 취함

- 1996년 11월 21일 국민회의와 자민련은 의료보험 관리체계를 통합일원화하는 것을 주요 내용을 하는 통합의료보험법안을 정기 국회에 상정키로 공동 발표
- 1996년 11월 30일 국민회의의 이성재, 이재선, 신낙균, 김한길 의원 외 68인의 명의로 「국민건강보험법」을 제안
  - ·주요내용 : 건강보험의 관리 및 재정통합, 보험료의 누진율(소득 등급별 차등 보험료율)제도, 건강보험수가조정위원회 설치, 보험급여비용심사원 설치, 요양기관에 대해서는 공단과 의약단체가 협의하여 계약제나 지정제로 하며, 요양급여일수 제한을 철폐하는 내용이었음

○ 여당인 신한국당은 통합을 반대하여 통합문제가 계속 국회에 계류되는 상황이었음

○ 그러다 1997년 12월의 대선을 앞두고 여당은 사분오열되면서 정책의 일관성을 잃기 시작하였음

- 1996년 말 노동법을 날치기 처리하자 야당은 노동법의 원천 무효를 주장하면서 정국이 꼬이기 시작하였음
- 이러한 와중에 (주)한보가 부도사태를 맞이하자 한보에 대한 국정조사가 열리고, 급기야는 대통령의 아들인 김현철이 구속되는 사태를 맞이하면서 김영삼 대통령의 국정 장악력이 급속히 떨어지기 시작하였음

○ 대선 후보의 경선과 여당의 정치적 사정

- 1997년의 대선을 앞두고 야당의 김대중은 1992년의 정계은퇴를 번복하고 일찌감치 야당의 유일한 대통령 후보의 위치를 굳히고 있었음

- 그런데 집권 신한국당으로서는 야당의 김대중 후보에게 맞설 수 있는 대선 후보를 선출하여 정권을 재창출하는 것이 급하였음
- 이러한 상황에서 터진 한보사태는 여당의 정치일정을 더욱 어렵게 만들었음
- 당시 여당은 이회창을 비롯하여 박찬종, 이인제, 이홍구, 이한동 등을 비롯하여 많은 후보군이 포진하였음
- 이회창은 총리직을 사임할 때 보여준 '대쪽' 이미지로 국민들의 호감을 받아 7월 21일 전당대회에서 무난히 후보로 선출되고 국민들의 지지율이 높아 정권 재창출이 가능해 보였으나, 아들의 병역문제가 터져 이회창 후보의 지지율이 급락하게 됨
  · 특히 정권 말기 김영삼 대통령의 지지율이 아들 김현철 사건 등으로 급락하자 김영삼 대통령과 거리두기를 시도
- 이에 이인제는 9월 13일 신한국당을 탈당하고 독자적으로 대통령선거에 출마하는 일들이 벌어졌음

○ 한편, 당시 신한국당의 황성균의원을 비롯한 농촌 출신 국회의원들은 지역구에서 의료보험 통합 요구에 시달리고 있었음
- 당시 통합을 주장하던 사람들은 의료보험이 통합되면 농촌지역의 보험료가 1/2로 줄어들 수 있다는 감언이설로 지역구 의원들에게 통합을 강하게 요구하였음
- 특히, 황성균은 제15대 국회의원 선거에서 경남 사천에서 신한국당의 공천을 받지 못하자 무소속으로 출마하여, 통합을 추진하던 가톨릭농민회, 기독교농민회 등으로부터 건강보험통합 추진을 약속하고 선거 지원을 받아 당선[45]된 후에 신한국당에 입당하였음
- 농촌 출신 국회의원들의 요구로 신한국당은 1997년 6월 당내에 '농어촌의료보험대책소위원회'를 구성(위원장 함종한, 위원 황성균, 김명섭, 이상배, 이우재 의원)하고 통합을 추진할 기세를 보였음
- 그러나 당시까지의 당론이 통합 반대였기에 통합을 주장하기에는 이르지 못하였고 제도 개선을 요구하였음(Box Ⅰ-4-21 참조)

45) 이 증언은 본인이 직접한 내용임. 그러나 출마 전에 공교공단 이사장을 역임하면서 이미 의료보험 통합에 나름대로의 신념을 굳히고 있었음

〈Box Ⅰ-4-21〉 농어촌의료보험 개선소위 회의내용(1997.6)

1. 농어촌의료보험 현황(복지부 보고)
   - ○ 농어촌 의료보험 조합간 재정적자의 상존, 보험급여 범위의 제한, 보험료 부과상의 불평등 주장 야기, 과도한 관리 운영비 소요 등에 따른 문제점 등으로 관리체계의 통합주장에 대한 논의
   - ○ 지역의료보험재정이 '94년도까지 안정을 유지하여 왔으나 '95년부터 당기적자로 전환
   - ○ 농어촌조합의 본인부담보험료가 직장 및 공·교보험보다 높아 농어민의 불만요인으로 작용
2. 농어촌의료보험 개선대책(복지부 보고)
   1) 재정안정화시책 강화 : 조합간 재정공동사업의 확대, 국고차등지원의 확충, 국고지원 확대, 조합의 자율적인 재정안정노력 강화, 보험급여비용의 과다한 상승 억제
   2) 관리운영체계의 효율화 : 의료보험 종합전산망 구축, 의료보험 조직진단 실시, 조합규모의 광역화, 보험료부과체계의 개선 검토
   3) 농어촌의료환경의 개선
3. 농어촌 의료보험 대책 소위 추진 일정(소위 결정)
   '97.6.30 – 1차 회의 : 농어촌 의료보험 현황 청취
   '97.7 중 – 2차 회의 : 각계 전문가 의견 청취 및 토의
   '97.8 초 – 현장방문
   '97.8 말 – 의료개혁위원회 관계자 의견청취
   '97.9 말 – 최종 결론

○ 정명채(1997)는 농어촌의료보험 소위를 전후하여 의료보험조합을 하나로 통합할 경우의 기대효과로 농어촌은 보험료가 약 24%, 도시지역은 약 5%가 인하될 수 있다고 주장(Box Ⅰ-4-22 참조)

– 의료보험의 통합에 앞장 서왔던 수많은 농민단체들은 의료보험이 통합되면 농어민의 보험료가 인하되고 도시지역주민들의 보험료도 인하된다는 선동논리를 믿어 통합을 주장하였음

○ 황성균(1997)도 바로 이 논리에 수긍하여 지역의료보험을 공·교와 통합하는 법안을 발의(다만, 황성균은 지역의료보험료의 할인 가능이라는 표현만을 사용)

〈Box Ⅰ-4-22〉 지역의료보험 통합효과(정명채, 1997.6.30)

○ 의료보험제도 개선대책

1) 의료보험개선의 기본방향

– 장기대책 방향

• 의보조직의 통합일원화를 통해 수직적 소득 재분배를 할 수 있도록 기능을 보강하고 이 분야에 대한 정부의 재정지원을 줄여서 타 분야에 대한 복지예산으로 활용

• 의료보험료를 합리적 기준에 따라 납부토록 하여 사회갈등과 분열의 요인을 제거하고 화합된 복지 · 건강사회 건설에 기여

– 단기대책 방향

(1안) 전국 지역조합을 하나로 통합 : 직장조합을 제외하고 우선은 227개 지역조합을 1개로 통합

(2안) 농어촌 지역조합만을 하나로 통합 : 통합에 찬성하지 않는 도시지역조합 역시 제외하고 농촌지역조합 97개를 1개의 조합으로 통합하여 업무전산화와 공 · 교의보공단 관리체계에 위임하는 방법임

2) 개선대책의 기대효과

(1안) 농어촌은 약 24%, 도시는 약 5%의 의보료 절감('95년 기준)으로 주민, 특히 농어민의 불만을 해소('95기준 : 농어촌 15,019원 → 11,435원, 도시 15,603원 → 14,889원)

(2안) 농어촌 지역의보가입자 보험료 부담의 약 16%('95년 기준) 경감효과가 있음('95년 기준 월 15,018원 → 12,653원)

– 정부재정의 추가부담과 인원의 무리한 감축 없이 '작은 정부', '10% 경쟁력 높이기' 정책에 부응

– 의료관리, 피보험자 업무편의 증대로 국가 기능효율을 극대화

3) 비용절감내역

(1안) 총 절감액 = 1,034억원

(2안) 총 절감액 = 341.8억원

○ 그리고 차흥봉(1994)은 통합을 주장하는 이유의 하나로 UR(우루과이라운드)문제 등으로 시련을 겪고 있는 농어민을 전국민적인 연대성의 원리에 따라 돕도록 해야 한다는 주장을 펴 통합을 통하여 농어민들의 보험료부담을 낮추어 줄 수 있다는 것을 은연중에 강조

– 지역의료보험이 통합된 직후의 세대당 보험료(1998년 10월)는 통합 전(1998년 9월)에 비하여 도시지역은 겨우 1.1%, 농촌지역은 3.3%가 인하되어[46] 통합으로 보

46) 이 통계는 지역의보 통합 직후 국민건강보험관리공단의 홈페이지(www.nhic.or.kr/ncic-book003.html)에 수록된 것임

험료 인하가 가능하다는 주장을 입증시키지 못함

- 더구나 통합 이듬해인 1999년에는 보험료가 무려 18.4%나 인상되어 통합이 지역의료보험료를 인하시킬 수 있다는 논리는 허구로 끝남(표 Ⅱ-3-6 참조)
- 따라서 통합을 위하여 국민들을 얼마나 선동하였는지 잘 알 수 있음

○ 이와는 별도로 황성균 의원은 이회창 대통령 후보에게 의료보험 통합을 설득하기 시작
- 설득내용은 1997년 8월에 만든 보고서에 잘 제시되어 있음(Box Ⅰ-4-23 참조)

〈Box Ⅰ-4-23〉 의료보험 개혁방안(황성균, 1997.8)

○ 현행의 의료보험제도는 373개나 되는 별도의 의료보험조합을 설립 독립채산제로 운영하고 있는데, 많은 문제점과 부작용을 초래하고 있음 (공·교 관리공단1, 직장조합145, 지역조합 227)

〈문제점〉

○ 개별조합간의 빈부격차로 인해 직장조합과 공·교 공단 등은 흑자 재정을 보이고 있는 반면, 빈자조합인 지역의료보험은 막대한 재정적자를 보이고 있음

○ 지역의료보험의 적자를 해결하기 위해 복지부 전체예산의 약 40%에 해당하는 막대한 국고를 지원하고 있음. 의료보험은 보험료를 주된 재원으로 자체 운영하는 것이 원칙인데, 지역의료보험 재정의 약 50%를 지원하는 것은 국가의 낭비임

○ 조합별 피보험자의 보험료 부담이 제각각임

○ 과다한 관리 운영비로 인해 의료보험제도의 효율성이 낮음

○ 피보험자의 급여 확대 요구가 높으나 급여 확대가 불가능함. 지역의료보험 피보험자는 적자로 급여 확대가 불가능하고 직장 피보험자는 흑자 재정으로 급여 확대가 가능한데도 조합별 독립채산제 운영으로 이를 활용하지 못함

○ 의료계는 낮은 의료수가로 인해 경영압박을 호소하고 있으며 이로 인한 과잉진료 등의 부작용이 발생하고 있음

〈개선방향의 기본원칙〉

○ 의료보험의 개선은 조세방식이 아닌 보험방식을 계속 유지

○ 의료보험의 운영은 보험의 운영원칙에 따라 국고 지원없이 보험료 수입 범위 내에서 급여함을 원칙으로 함

○ 의료보험의 개선은 그 근본 목적을 달성할 수 있도록 사회보험의 원리 원칙에 충실한 운영체계로 개선 : 위험분산기능과 소득재분배 기능을 최대로 하기 위하여 통합해야 함

〈현재의 정치적 상황〉

○ 농어촌 지역은 상대적으로 과중한 보험료 부담으로 불만이 가중되고 있으며 더 이상의 보험료 인상은 거센 저항을 초래할 가능성이 큼

○ 2천만명이 넘는 지역의료보험 대상 국민들은 한결같이 의료보험의 통합을 주장

ㅇ 야당은 이번 대선을 통해 의료보험통합을 공약할 것이 분명하고 또한 통합의료보험법의 국회 통과를 주장할 것 인바, 이를 반대할 경우 그 명분도 약하며 결과적으로 야당에게 기선만 빼앗기는 동시에 국민 지지만 상실하는 결과를 초래하게 됨

ㅇ 지역의료보험에 대한 더 이상의 국고지원은 한계가 있어, 국고지원을 최소로 하는 의료보험제도로의 개선이 불가피

ㅇ 당의 입장에서는 단계적 개선방안을 제시하고 실천하지 않으면 안 될 상황임

〈단계별 개선 방안〉

ㅇ 1단계 개선방안
- 지역의료보험조합을 1개 조합으로 통합
- 지역의료보험조합의 의료보험 관리공단 흡수에 따라 발생하는 잉여인력 약 4천명을 98년 7월 실시되는 도시지역 국민연금실시에 따른 신규 소요인력으로 활용함으로써 별도의 예산지원 없이 도시지역 연금실시를 가능케 함
- 단, 지역의료보험의 재정과 공 · 교보험의 재정은 분리계리하며, 지역의료보험에 대한 국고지원과 재정조정사업도 계속해 나가는 단계
- 금년 정기국회에서 추진

ㅇ 인력절감과 관리통합에 의한 관리운영비 절감
- 농어촌 지역보험 : 약 1천1백20명 감축(업무통합에 의해 현 군조합직원 2천8백40명의 약 20%인 5백60명 감축, 전산통합 온라인에 의한 인력감축 약 20%, 5백60명 감축)
- 도시지역조합 : 약 2천9백명 감축(도시지역의보 직원 7천2백46명의 약 40%, 업무통합에 의해 20%, 전산통합에 의해 20% 감축)

ㅇ 관리운영비 절감과 지역의료보험료 부담 경감
- 관리운영비 절감액 : 연간 지역의료보험 관리운영비 314,116백만원(96년 기준)의 약 40%인 1,260억 정도가 절감 가능
- 이 절감액으로 지역의료보험료 할인이 가능

ㅇ 2, 3단계는 구체적 시기를 못 박지 않음

ㅇ 이회창이 신한국당의 대통령 후보로 선출되었으나 아들의 병역 비리문제로 지지율이 급락하자 농촌출신 여당 국회의원들은 농어민들의 보험료 부담에 대한 불평을 해결하지 못하고는 차기 대통령 선거에서 표를 얻기 어렵다는 판단 하에 통합을 대선공약으로 제시할 것을 요구
- 김영삼 대통령이 11월 7일 여당인 신한국당을 탈당함에 따라 정부로서는 여당이 없는 상황이었음
- 이회창 후보는 농어민의 표를 잡기 위하여 통합을 받아들이게 되어 다수당에 의하여 의료보험의 1단계 통합안인 지역의보와 공 · 교의보의 통합법안을 발의

- 정부의 입장과 다른 법안이 발의되었으나 이를 저지해 줄 여당이 없는 상황이라 1단계 통합법안의 국회통과는 보장된 것이나 다름이 없게 되었음
- 1단계 통합을 성사시키고자 한 배경을 황성균이 작성한 보고서(1997)를 토대로 하면 다음과 같음
  - 지역의료보험 관리운영비의 대폭 절감을 통하여 국고 절감과 함께 지역 피보험자의 보험료를 경감하는 효과를 거둘 수 있음
  - 지역의료보험의 종사 인력을 약 40% 감축(업무통합을 통하여 20%, 전산통합을 통하여 20%, 총 감축인원 약 4,000명)하여 이들을 국민연금업무에 전환시키면 국민연금실시를 위한 신규예산 지원 없이 도시연금확대 가능
- 야당(국민회의)은 이미 전년도에 통합법안을 발의해 둔 상태였음
- 1997년 10월 30일 황성균 외 30인 명의로 다수당에 의하여 '국민의료보험법'이 정식으로 발의

○ 야당은 1996년 11월 30일에 이미 이성재 의원 등의 이름으로 「국민건강보험법」을 발의해 둔 상태였음

○ 1997년 11월 14일 개최된 보건복지위원회의 법안심사소위원회에서는 이성재의원이 제안한 법과 황성균의원이 제안한 법안을 합쳐 「국민의료보험법」으로 하여 상임위원회를 통과

- 1997년 11월 18일 「국민의료보험법」이 국회 본회의를 통과
  - 주요내용 : 보험자는 국민의료보험관리공단(공교공단을 주축으로 하여 지역조합을 흡수)으로 하고, 피보험자는 공교피보험자와 지역피보험자로 구분, 재정은 구분계리

2) 역사상 처음으로 야당으로의 정권 교체와 통합의 달성

○ 1997년 김대중 후보(국민회의)는 대선공약으로 의료보험의 통합과 나아가서는 4대 사회보험의 통합을 이루겠다고 함

- 통합을 해야 될 이점의 하나로 의료보험에 대한 국고지원을 없앰으로 이를 교육이나 과학기술분야의 발전에 투입할 수 있다고 주장(김대중후보 TV 토론회에서)
- 1997년 대통령선거에서 김대중 후보가 당선됨에 따라 국민회의는 의료보험의 전면통합을 위한 준비 착수
- 1997년 말 IMF 구제금융을 받는 사태가 발생함에 따라 경제위기 극복을 위하여 노・사・정위원회가 1998년 1월에 구성되고 1차합의서가 2월 6일 발표되었는데,

그 내용 가운데 하나로 의료보험통합이 포함되어 있었음

- 노 · 사 · 정위원회에서 정부가 위기 타개책의 하나로 의료보험의 통합을 삽입함에 따라 지금까지 통합에 반대해 온 단체들인 경총, 전경련, 한국노총이 더 이상 통합을 반대하기 어려운 구조가 되었음
- IMF 구제금융 사태가 지금까지 통합의 걸림돌이 된 단체들을 침묵시키도록 만들어 통합이 성사되는 계기가 되었음

○ 김대중 당선자의 정권인수위는 통합의 문제점을 짚어보기 위하여 통합을 반대하는 의료보험연합회 연구실장 한오석과 이규식교수의 의견을 청취함(1998.1.23)

- 통합이 소득재분배를 기한다는 것은 잘못된 판단임
  · 자칫하면 역진 가능성 있음
  · 그리고 의료보험은 재분배가 목적이 아님
- 통합이 관리의 효율을 기할 수 있다는 주장도 잘못된 것임
  · 통합이 관리비를 줄일 수 있다는 것은 단순 주장일 뿐 증명되지 못하는 가설임
  · 설령 관리비를 줄일 수 있다 하더라도 보험진료비를 관리할 기전을 없애기 때문에 자칫하면 소탐대실할 위험성이 있음
- 동구권 몰락 이후 모든 국가가 효율성 제고를 위해 시장경쟁원리를 도입
  · 현행 제도를 토대로 조합은 두되 이들 조합의 자율성 제고와 함께 조합간의 경쟁을 모색할 수 있는 방안을 강구하여 시장경제체제의 장점을 활용할 필요가 있음
  · 공공 의료보험의 서비스수준이 향상되고 급여가 충실해 질 때 민간의료보험의 도입도 검토되어져야 함

○ 김대중정부는 자민련의 김종필 총재와 연대하여 정권을 잡은 후 초대 복지부장관에 자민련 당적을 가진 주양자(전 공교공단이사장)를 1998년 2월 25일 임명하였으며, 주양자 장관은 의료보험통합에 대하여 심각한 문제가 있다고 생각하였음

- 당시 식품의약품안전본부가 식품의약품안전청으로 승격되면서 식약본부장으로 재직하다 대기발령중인 김종대를 청와대의 반대(의료보험통합을 반대하였다는 이유에서 기획관리실장으로 등용을 반대하였음)에도 불구하고 관계자들을 설득, 김종대를 3월 말경 기획관리실장으로 다시 임명(김종대는 YS 정부에서 이미 기획관리실장을 역임하였음)
- 당시 주양자 장관이 김종대를 기획관리실장으로 재 기용한 배경은 통합의 문제점을 정확히 분석하여 김대중대통령을 독대하여 대책을 보고하려는 의도였으나 재산파동으로 4월말 퇴임함으로서 그 계획은 무산되었음

○ 김대중 정부는 1998년 3월 23일 '의료보험통합추진기획단'을 발족하고 대통령의 공약사항이면서 노·사·정 합의사항인 의료보험의 통합을 본격적으로 추진하기 위한 작업을 시작하였음
  - 통합추진기획단장은 명지대학교 송 자 총장이 맡았음

○ 의료보험통합추진기획단은 통합의료보험법 제정을 위한 시안을 마련하는 작업을 진행함. 그 동안의 회의를 거쳐 토의된 주요 쟁점사항을 선정하여 각계의 의견을 수렴하기 위해 제1차 공청회를 개최함

○ 공청회의 주요 내용은 다음과 같음(Box Ⅰ-4-24 참조)
  - 일시 : 1998년 6월 23일
  - 주제 : 통합의료보험법 제정을 위한 주요 검토사항
  - 좌장 : 송 자(의료보험통합추진기획단장)
  - 발표자 : 정경배(한국보건사회연구원장), 김용익(서울대 의대 교수), 차흥봉(한림대 사회복지학과 교수), 신영수(한국보건의료관리연구원장)
  - 토론자 : 김기식(한국연대 사무국장), 김상균(서울대 사회복지학 교수), 김영배(한국경영자총협회 사무총장), 문옥륜(서울대 보건대학원 교수), 박정희(YMCA 사회문제부위원장), 박효길(대한의사협회 보험이사), 신동욱(매일경제신문 논설위원), 유승흠(연세대 의대 교수), 이남순(한국노총 사무총장), 이보길(KBS 해설위원), 이상춘(민주노총 부위원장)

〈Box Ⅰ-4-24〉 통합의료보험법 제정을 위한 주요 검토사항 제1차 공청회, 의료보험통합추진 추진기획단(1998.6.23)

〈의료보험통합의 기본원칙〉

○ 보험급여의 포괄성 보장

○ 형평성 확보

○ 보험재정의 안전성과 효율성 달성

○ 의료서비스의 질 향상

○ 제도운영의 민주성 확보

〈의료보험 통합방안 주요 내용〉

○ 통합법안 및 기구의 명칭
  - 통합법안의 명칭은 「국민건강보험법」으로 함
  - 통합기구의 명칭은 법인의 「국민건강보험공단」으로 함

○ 작고 효율적인 관리운영조직
- 공단조직은 중앙본부와 지역사무소의 2층 구조로 조직계층을 단순화시키고 통합정보체계에 의한 의사전달과정의 단축
- 중앙관리조직은 기획조정, 보험재정, 진료비지불, 전산통계처리 등의 기획 · 재정 · 정보업무 중심으로 조직을 경량화 하고 지방관리조직으로써 지역사무소는 보험료부과 · 징수, 급여사후관리, 민원처리 등의 대민서비스 질적 향상 노력
- 공단 내 「재정운영위원회」 설치 · 운영

○ 공평한 보험료 부과체계 및 재정운영
- 보험료부과는 근로소득자와 자영자에게 공히 적용되는 소득비례의 단일 부과체계를 원칙으로 함

○ 효율적인 보험진료비 심사 · 지불체계
- 요양기관의 지정제와 계약제
- 진료비 심사기구 독립 여부

○ 건강보험심의위원회의 기능 강화
- 보건복지부내에 「건강보험심의위원회」를 설치함

○ 조합해산과 적립금 처리
- 기존 조직의 해산에 따른 권리 및 의무는 새로 신설되는 공단이 포괄적으로 이어받음

○ 1998년 8월 10일 통합추진기획단의 작업 결과를 바탕으로 보건복지부는 통합법안인 「국민건강보험법안」을 입법 예고한 이후 12월 3일 국회에 상정
- 주요내용 : 예방 및 건강증진을 보험급여에 포함, 분만급여를 별도로 규정하지 않고 보험급여에 포함, 피보험자 대신 가입자란 용어 사용, 재정운영위원회 설치, 직장과 지역가입자의 재정을 통합, 건강보험심사평가원 설치 등

○ 1998년 10월 의료보험연구회(회장 이규식 연세대 교수)에서 의료보험 통합과제에 관한 학술토론회를 가짐(Box Ⅰ-4-25 참조)
- 이규식교수는 통합의 문제점을 대만의 사례를 중심으로 비판하였음
- 황인경교수는 재정 추계를 통하여 통합이 되면 자영자는 보험료가 줄어들고, 직장가입자는 보험료가 늘어난다는 주장을 하여 통합의 문제점을 비판하였음

○ 1998년 12월 2일 황성균 등의 야당의원은 기존의 국민의료보험법을 전면 개정하여 완전통합을 추구하는「국민의료보험법개정법률안」을 국회에 상정

○ 1998년 12월 9일에 개최된 법안심사소위에서 복지부가 상정한 법안과 황성균의원 등이 상정한 법률안을 심의한 결과 보건복지위원회의 단일 대안으로 제안하는 것이 좋겠다는 결론을 내림

- 12월 23일 보건복지위원회는 국민건강보험법안을 중심으로 하되 국민의료보험법 개정법률안의 일부 조항을 삽입하여 수정 · 보완한 「국민건강보험법」을 상정

〈Box Ⅰ-4-25〉 의보통합과제에 관한 학술토론회(의료보험연구회, 1998.10.23)

〈주제발표자 이규식 연세대학교 교수의 발언내용〉

○ 통합관리를 할 경우 의료자원의 균점, 의료비 관리, 보험료의 형평부과, 일반관리의 효율화 등을 유의하여야 함

○ 대만의 전민건강보험 제도개혁안이 시사하는 점
- 의료기관의 균점 배치는 통합관리에서 반드시 유의해야 할 사항인데, 대만은 이 문제에 대해 뚜렷한 해결책이 없는 것 같았음. 따라서 우리나라도 의료기관의 소유를 민간이 주로 하고 있기 때문에 이 문제의 해결은 거의 불가능 하다고 봄
- 대만은 지역별 예산할당제에 의하여 의료의 남용을 방지할 계획이었으나, 의료기관의 반대로 NHS제도의 개혁 방안으로 도입했던 내부시장원리 도입을 모색. 따라서 우리나라도 의료비의 적정관리를 위한 제도적인 장치가 고안되어야 하는 바, 의료기관에 대한 예산할당제 밖에 없음
- 의료보험료 형평부과 문제에 대한 대처로 대만은 지역주민에게는 정액의 보험료를 부과하고 막대한 국고지원을 함. 그러나 우리의 경우 국민들이 정액 부과를 받아들일 것인가 하는 문제가 있고, 막대한 국고지원이 가능한 것인가 하는 문제가 있음

○ 대만은 신중한 방법으로 제도 개혁을 단행했음에도 불구하고 제도 도입 불과 2년만에 새로운 패러다임을 모색하는 개혁을 시도하고 있음을 우리는 타산지석으로 삼아야 함

○ 전국민을 단일 체계로 관리하는 것이 좋다는 생각을 가진 사람이 많다면 단일 관리하는데 따르는 여러 문제들을 면밀히 검토하여 시행착오를 최소화하여 통합을 단행함과 동시에 또다시 의료보장제도를 개혁해야 한다는 논의가 나오지 않도록 해야 함

〈주제발표자 황인경 경원대학교 교수의 발언내용〉

○ 의료보험 통합과 관련된 효율성의 문제는 논외로 하고 의료보험이 통합되었을 때 피용자와 자영자간에 보험료 부담액이 어떻게 변동될 수 있는가를 추정해 보고자 함

○ 추계의 전제
- 의료보험 대상자의 종별 구분은 직장, 공교, 자영자의 세 종류로 구분
- 보험료 수입에 의하여 보험재정이 운영되는 것을 전제로 함
- 소득기준 보험료 산정의 전제란 소득만을 부과기준으로 삼음

○ 추계 모형
- 소득기준 보험료만으로 부담을 추계한다면 자영자의 보험료는 감소하는 반면 직장근로자, 공무원 등은 증가함. 이는 의료보험 통합에 의하여 보험료 전가가 크게 일어남을 의미

○ 많은 논란을 일으킨 의료보험 통합은 드디어 1999년 2월 8일 임시국회에서 「국민건강보험법」의 통과로 성사를 봄

○ 통합추진기획단에서 활동한 인사들의 명단은 〈별첨 2, 3〉을 참고하기 바람
- 통합추진기획단의 명단이 발표될 당시의 한국보건사회연구원 원장은 통합을 반대하였던 연하청으로서 상임위원은 당연직으로 맡았는데 통합을 추진하던 측에서는 보건사회연구원장이 교체될 때를 기다리지 못하고 〈Box Ⅰ-4-26〉과 같은 공격적 성명서를 발표하기에 이름

〈Box Ⅰ-4-26〉 의보통합 추진위 인사에 관한 의보연대회의 입장(1998.4.2)

○ '의료보험통합추진기획단' 발족이 대통령의 의료보험통합에 대한 강한 의지가 반영되었다고 보여져 환영의 뜻을 표하지만 단장 및 구성위원의 면면을 살펴볼 때, 제대로 시행될 것인지에 대한 우려를 표명
- 총괄운영 책임을 맡은 상임위원에는 조합주의 신봉자인 연하청 보건사회연구원장이 임명되었음
- 그 외에도 위원과 전문위원의 상당수가 조합주의자로 구성되어 있음

○ 의료보험통합이 무엇 때문에 과거에 통합을 주도적으로 반대해온 인사들에 의해 추진되어야 하는지 도무지 이해할 수 없음

○ 새 정부가 개혁과제들을 성공시키려한다면 대통령의 개혁의지와 소신에 일치하는 개혁적 인사들을 해당분야에 배치하여야만 할 것임

3) 통합법의 국회 통과와 통합실시 연기

○ 비록 1999년 2월 임시 국회에서 통합법이 통과를 보았지만 법 집행을 위한 준비가 제대로 되지 못하여 집행이 몇 차례 연기되는 일이 벌어졌음

가. 통합법 통과에 대한 반대

○ 임시국회의 보건복지상임위에서 의료보험 통합법안이 통과된 데에 대해 전국직장의료보험노동조합은 성명서를 통해 폐지 또는 개정을 주장(Box Ⅰ-4-27 참조)

〈Box Ⅰ-4-27〉 성명서, 전국직장의료보험노동조합 쟁의대책위원회(1999.2.1)

○ 전국직장의료보험노동조합은 의료보험통합의 폐단과 문제점을 강력하게 제기하여 왔는데, 1월 6일 임시국회(상임위통과를 의미)에서 의료보험 통합법안이 날치기 통과되었음

○ 이에 정부와 국회에 발상의 전환으로 의견을 제시
  - 국민청원에 대한 면밀한 심의와 결과를 회시하고, 국민건강보험법의 폐지 또는 개정을 실시할 것
  - 국민의료보험관리공단은 재정부실이 심화되고 전산시스템의 장애로 업무가 마비되는 등 총체적 난국임. 따라서 의료보험 전면통합에 따른 시범사업을 반드시 실시할 것
  - 정부는 지역의료보험 시행 시 약속한 소요 재정의 50% 국고지원을 이행할 것
  - 직장조합의 적자를 초래하게 한 재정안정공동사업을 즉각 철폐하고, 독선적인 의료보험 통합 획책을 즉각 중지할 것

○ 복지부 간부, 의료보험통합 반대 파동
  - 1999년 6월 15일(08시40분~09시30분) 보건복지부 차흥봉 장관 주재 주례확대간부회의에서 당시 기획관리실장이던 김종대가 통합의 문제점을 지적하며 실행의 어려움에 대하여 건의문을 배포
    · 형평성 있는 보험료 부과가 어려워 통합이 불가능함
    · 통합은 부과된 보험료 징수를 어렵게 할 것임
    · 오늘날 대부분 국가는 민영화, 지방화를 강조하고 있으며, 우리 정부는 규제완화로 행정부 권한을 대폭 축소하고, 지방자치제도를 실시하는데 의료보험통합은 이러한 시대흐름과 역행하고 있음
  - 이에 장관은 6월 19일 김종대기획관리실장을 직권 면직함(김종대, 2000)

○ 1999년 7월 의료보험연구회에서 의료보험통합에 대한 정책토론회 개최하여 통합의 문제를 비판(Box Ⅰ-4-28 참조)
  - 이규식 교수는 세계적으로 유례가 없는 한국형 모형을 제시하여 이를 실천에 옮기고자 하는데서 혼란이 야기됐으며 통합의 이점으로 주장한 내용들의 문제점을 지적하며 향후 대책으로 경쟁을 통하여 의료비를 절감하는 방안을 모색하는 것이 타당하다고 발표함
  - 김병익 교수는 1단계 의료보험 통합이 징수율의 저하를 초래하였고 보험료 부과체계의 이원화와 보험재정의 통합은 보험료 부담의 형평성과 관리운영의 성과를 높일 수 없을 것이라고 하며 직장조합간의 경쟁을 촉진하고 건강보험세의 도입 등을 대안으로 제시함

○ 지금까지 통합은 의료보험통합을 위한 범국민연대회의(민주노총 산하의 노조, 시민사회단체, 보건의료단체 등 72개 사회단체가 참여)가 구성되어 통합을 실질적으로 주도

○ 의료보험의 통합 작업이 진행되는 동안 언론이나 의료보험조합 등에서는 거의 목소리를 내지 못함
  - 다만, 직장의료보험의 노동조합은 통합을 꾸준히 반대하였으나, 의료보험조합연합회를 위시한 조합의 대표들은 거의 반대의 목소리를 내지 못하였음
  - 한국노총은 노·사·정 합의에 묶여 제 목소리를 내지 못하다 1998년 하반기부터 통합에 반대하는 입장을 정리하였으나 역부족이었음
    · 노·사·정위원회의 합의사항의 하나가 의료보험통합이었는데, 한국노총이 합의에 동의하였기 때문에 이때의 결정이 족쇄가 되어 한국노총은 통합이 진행되는 가운데 제 목소리를 내기가 어려웠음

○ 건강보험통합법안이 통과된 이후 조선, 동아, 중앙, 문화, 경향, 매일경제, 서울경제신문 등에서 통합의 문제점을 지적하였으나, 정부는 주어진 스케줄에 따라 통합을 진행함

〈Box Ⅰ-4-28〉 **의료보험연구회 제5차 정책토론회(1999.7.30)**

〈주제발표자 이규식 연세대학교 교수의 발언내용〉

○ 통합논리의 문제점
  - 세계적으로 유례가 없는 한국형 모형을 제시하여 이를 실천에 옮기고자 하는데서 혼란을 자초
  - 지역주민에 대한 실상 파악의 잘못으로 인한 통합 발상의 문제
  - 정부의 역할을 근로자에 전가시키고자 한 통합 발상의 모순점

○ 통합의 이점으로 주장한 내용들의 문제점
  - 통합은 국고지원의 최소화가 아니라 국고지원의 증대로 다른 보건사업에 사용될 예산마저 위협하는 결과를 초래할 것임
  - 형평적인 보험료 부과체계 개발에 대한 대안부재의 문제점. 보험료 부과를 단일체계로 할 수 없다면 지금까지 통합에서 주장해온 국민연대의 논리나 소득재분배의 논리나 국고지원의 최소화와 같은 논리들이 모두 허구에 그치게 됨
  - 1조직 3기금으로 재정이 분리된다면 농어민의 보험료 부담 경감은 불가능할 것으로 여겨짐
  - 의료비 관리면에서는 통합방식이 조합방식에 비해 효율성이 떨어짐

○ 향후의 대책
  - 1조직 3기금이라는 기형적인 모형으로 직장조합 마저도 통합하겠다는 노력은 중단하고 이미 통합된 지역의료보험만이라도 여러 가지 문제점들을 해결하는 길을 찾아야 함
  - 140여개의 직장조합을 하나로 흡수 통합하는 것보다는 이들을 어떻게 개혁하여 경쟁을 통

하여 의료비를 절감하는 방안을 모색하는 것이 보다 타당함

〈주제발표자 김병익 성균관대학교 교수의 발언내용〉

- 1단계 의료보험 통합이 지역의료보험료 징수율의 저하를 초래하였음을 누구도 부인하지 못할 것임
- 전국민을 3직역으로 구분하여 보험재정을 운영하려는 것은 보험료 부담의 직역간 재정이전을 차단함으로써 보험료 부담의 직역간 형평성에 대한 논란을 피하고자 함일 것임
- 보험료부과체계의 이원화와 보험재정의 통합은 보험료 부담의 형평성과 관리운영의 성과를 높일 수 없을 것임
- 동일한 부과기준의 적용이 가능함에도 재정통합이 공무원-교직원과 직장가입자간의 보험료 부담의 형평성에 문제를 야기하고 있다는 점을 감안하면, 부과기준을 달리하는 지역가입자와의 재정통합은 더욱 심각한 문제를 초래할 것임을 알 수 있음
- 국민의료보험관리공단의 2개의 보험재정과 140개 직장조합에 의한 관리운영체계를 유지하면서 보험료 부담의 형평성과 재정운영의 성과를 높일 수 있는 방안
  - 보험재정안정사업의 확대
  - 직장조합간 경쟁 촉진
  - 공단 지사의 책임경영제 도입
  - 건강보험세의 도입

나. 자영자소득파악위원회와 단일보험료 부과체계 개발의 실패

- 김대중 정부는 건강보험 통합에 앞서 국민연금을 1999년 4월 도시지역 주민에게 확대하는 과정에서 자영자들의 보험료 부과 문제로 사회적 혼란을 경험하였음
  - 도시지역 주민들의 소득을 파악할 수 없게 되자 정부는 자영자들의 직종 및 개업지의 위치 등을 고려하여 소득을 추정하여 보험료를 부과
  - 추정소득에 불만을 가진 도시자영자들의 반발로 연금파동을 겪게 되었음
- 국민연금에서 파동을 겪자 정부는 자영자의 소득 파악이 중요하다고 판단하여 1999년 4월 자영자소득파악위원회를 구성하였음. 1999년 4월 22일 첫 회의에서 논의된 과제와 운영계획은 〈Box Ⅰ-4-29〉와 같음
  - 자영자의 소득을 소득파악위원회를 구성(위원장 박승 중앙대 교수, 전 청와대수석)하여 해결하고자 한 정부의 발상 자체가 너무나 황당한 구상이었음
  - 왜냐하면 소득은 경제량 가운데 유량(flow) 개념에 속하기 때문에 조사 등을 통하여 파악할 수 없음
  - 다만, 일정 기간 중의 소득은 본인이 국세청에 신고하고, 신고받은 국세청이 이를 확인하여 확정하는 것이 보편적 방법임

- 그런데 우리나라는 산업혁명이 진행된 경제개발기간 중에 모든 행정비용을 절감하여 경제성장을 위한 자본으로 전환하는 것이 필요하였기 때문에 징세인력을 최소화하여 신고된 소득을 검증할 충분한 인력이 국세청에 없었음
- 이로 인하여 자영자의 소득을 충분히 파악하지 못하였는데, 자영자 소득파악 위원회를 구성하여 해결코자 하였으니, 위원회 결과는 보지 않아도 명약관화하게 자영자 소득 파악에 실패할 수밖에 없었음
- 근로자의 경우도 매년 1회 소득신고를 하여 확정되는데 근로소득은 사업장에서 확인하기 때문에 굳이 국세청이 확인하지 않아도 명확하게 파악됨

〈Box Ⅰ-4-29〉 자영자소득파악위원회, 실무기획단 제1차 회의자료(1999)

〈검토과제 및 운영 계획〉

- ○ 현행 보험료 부과모형 및 부과자료
  - 현행 의료보험료는 소득비례(평가소득, 과세소득) 보험료와 재산비례(재산, 자동차) 보험료로 구성되어 있음
  - 보험료 부과자료는 국세청, 행정자치부, 건설교통부, 자치단체(광역, 기초), 각 연금공단 등에서 제공되고 있으나 자료 확보에 애로가 있음
- ○ 국민건강보험법에서 부과표준은 소득단일로 정하고 있음
  - 소득 + 재산 → 소득단일
- ○ 국세청에서 연계하는 과세소득 세대수는 전체의 약 30%이나 실제 부과대상은 10% 미만임
- ○ 현행보험료와 격차가 적은 보험료가 부과되어야 민원을 최소화할 수 있을 것으로 봄
- ○ 공적인 과세자료는 적기에 연계하여 부과자료의 효용성 제고
- ○ 소득파악률을 높이기 위하여 지방세자료(면허세 등), 고용보험자료 등을 국세청 또는 복지부가 일괄 취합하여 각 기관이 공유하는 행정체계 구축이 필요
- ○ 소득무자료세대는 재산, 자동차, 경제활동능력 등을 참작하여 보험료를 부과하는 방안의 검토가 필요함
- ○ 행정목적에 따라 각 기관별로 자영자의 소득관련 정보를 독립적으로 수집 · 관리
- ○ 의료보험의 경우 2000년 1월부터 소득단일기준으로 통합보험료 부과예정
- ○ 국민연금 · 의료보험의 경우 보험료 부과기준이 되는 소득파악 기준시점은 모두 전년도 소득기준을 적용하고 있으나, 과세자료의 귀속연도와 보험료 부과시점이 일치하지 않아 소득변화를 제대로 반영하지 못하는 문제점이 있음
- ○ 1단계는 1999.12월 말까지로 개인사업자 특히 고소득전문직 자영업자를 대상으로 소득자료현황을 파악하고, 2000.1월 이후부터 1단계 소득파악 대상 외에 영세사업자와 농어민을 추가하여 파악함

○ 한편, 보건복지부는 자영자 소득파악위원회와는 무관하게 〈Box Ⅰ-4-24〉에서 본 바와 같이 통합추진기획단의 결정에 따라 보험료의 단일 부과체계 개발에 몰두하였음

- 단일보험료 부과체계는 1998년 12월 의료보험연합회가 한림대학교의 차흥봉교수를 연구책임자로 하고 보사연과 공동으로 연구하도록 연구용역(약 1억원의 용역비)을 의뢰하였음
- 연구 도중에 차흥봉교수는 연금파동으로 국민연금공단이사장이 사임을 하자 그 후임으로 가게 되어 연구책임자는 보사연의 노인철 박사로 바뀌게 되었음[47]
- 노인철은 1999년 7월에 보고서를 발간하면서 현재의 소득파악 수준으로 단일보험료를 부과할 수 없음을 밝힘

○ 보건복지부는 통합시에 보험료 부과체계를 단일체계로 하겠다고 방침을 정하여 준비를 하였는데, 단일보험료 부과체계의 개발이 불가능하다는 보고서가 발간되자 새로운 보험료부과체계 개발을 위하여 통합을 연기할 수밖에 없는 상황이 되었음. 이에 복지부는 1999년 10월 의료보험통합을 6개월 연기한다는 발표를 하기에 이르게 됨(Box Ⅰ-4-30 참조)

- 당초 제정한 법에서는 단일보험료 부과를 명기하였는데, 단일보험료 부과체계 개발에 실패함에 따라 건강보험법의 개정이 불가피하여졌기 때문임

〈Box Ⅰ-4-30〉 의료보험통합연기발표(보건복지부, 1999.10.11)

〈의료보험통합 연기방침과 이유〉

○ '99.10.9 국무총리 주재 당정협의에서 의료보험통합 시행시기를 6개월 연기하는 방안을 추진

○ 국민건강보험법 개정(안) 국회통과 지연
- 2000.1.1 의료보험 통합 시 보험료 부과 등 원만한 시행을 위하여 국민건강보험법의 개정이 반드시 필요하므로 '99.7월부터 법 개정을 추진하였으나 아직까지 국회통과가 안 됨

○ 법 개정 지연에 따라 시행준비에 시간 촉박

○ 직장의보 노조의 비협조에 따른 문제점

○ 국민건강보험법 개정안이 국회에서 통과되는 대로 제반 추진일정을 조정하여 2000.7.1 의료보험통합시행에 차질 없도록 준비

---

47) 차흥봉교수는 단일보험료 부과체계의 개발이 실패로 돌아갔음에도 불구하고 또 다시 건보공단으로부터 보험료 부과체계 개발에 관한 연구용역을 의뢰받아 2004년 6월에 보고서를 발간. 역시 단일 보험료 부과체계는 개발하지 못하였음

○ 이와 같은 통합 연기에 대하여 통합을 적극적으로 추진하는데 많은 노력을 기울인 사회복지학 교수들이 통합 연기를 반대하는 성명을 발표하기도 하였음(Box Ⅰ-4-31 참조)

〈Box Ⅰ-4-31〉 의보통합연기를 반대하는 100인 선언(참여연대, 1999.11.4)

○ 수차례의 여야간 합의와 노사정합의를 통해 이미 기정사실화 된 의료보험통합을 연기하려는 정부여당의 결정은 총선을 의식한 정치논리로 '국민의 건강권 확보와 사회연대에 의한 국민부담의 형평성'을 위한 의료보험통합의 본질을 훼손하는 것이라고 비판하며 예정대로 의료보험통합을 진행할 것을 촉구함

○ 의료보험의 통합이 보험료 부담의 형평성을 제고하고 관리운영비를 절약하여 관리운영체계의 효율화에도 기여하는 것이기에 결코 의료보험 통합이 연기될 이유가 없다고 주장

다. 관리기구 통합과 재정통합의 연기

○ 우여곡절 끝에 건강보험 조직은 2000년 7월을 기하여 국민건강보험공단으로 단일화됨

○ 그러나 재정통합은 역시 단일보험료 부과체계를 개발하지 못한 관계로 연기를 거듭함
- 먼저 직장근로자와 공교 가입자간의 재정통합은 어렵지 않았기 때문에 2001년 1월을 기하여 이루어짐. 공교가입자라는 용어는 이후 사용하지 않고 직장가입자로 통일하게 됨
- 모든 보험의 업무 일원화도 2003년 5월에 이루어짐
- 직장가입자와 지역가입자의 재정통합은 2003년 7월에 이루어짐

○ 2003년 2월에 취임한 노무현 정부는 건강보험이 제자리에 정착하지 못하였다는 판단하에 2003년 6월 복지부에 건강보험발전위원회(위원장 : 양봉민 서울대 보건대학원 교수)를 구성하고 2004년 8월에 건발위 보고서를 발표(Box Ⅰ-4-32 참조)
- 건발위의 주요 과제로 보장성 강화, 재원확보, 보험료 부담의 형평성 제고, 진료비 지불제도 개선, 약제비 관리방안 마련, 의료의 질 관리 및 효율적 진료기전 확보, 보험자역할수행을 위한 공단역량 강화를 제시하였음

〈Box Ⅰ-4-32〉 건강보험통합 추진 경과, 건강보험발전위원회 보고서(2004)

〈통합추진의 경과〉

○ 재정통합 경과
- 1차 통합 : 227개의 지역조합과 공교공단 통합 (국민의료보험관리공단 발족)
- 2차 통합 : 국민의료보험관리공단과 140개의 직장조합을 통합 (국민건강보험공단 발족)

○ 재정통합 유보경과
- 1차 유예(2000년 7월) : 2000년 7월에 재정통합이 예정되었으나 2001년 12월까지 유예 (사유 : 지역가입자의 '표준소득월액'의 개발실패로 정책적으로 채택되지 못함)
- 2차 유예(2002년 1월) : 2002년 1월부터 재정통합이 예정되었으나 부칙을 개정하여 2003년 6월 30일까지 연장 (사유 : 소득기준 단일부과체계와 직장 · 지역간 형평부담을 놓고 여야간 대립)

〈주요 논점〉

○ 단일부과체계가 개발되어야 재정통합이 가능한가?

○ 헌법재판소(99헌마289호)의 판결요지를 어떻게 해석할 것인가? 즉 '보험료부담의 평등'은 무엇을 의미하는가?

○ '재정을 분리하여 운영한다'와 '재정을 구분하여 계리한다'의 차이점은?

○ 지역에만 국고를 지원하는 것은 재정분리를 인정한 것인가?

〈건강보험통합발전기획단의 입장과 추진일정〉

○ 기본입장
- 건강보험의 재정통합은 2000년 7월부터 법적으로 이미 이루어진 상황이며, 다만 구분계리만 하고 있음
- 직장과 지역간 부담의 형평이 확보되도록 계속 노력해왔고, 현재 거의 확보된 상황임
- 통합과 분리에 대한 더 이상의 논쟁은 너무 많은 비용을 치르게 되므로 2003년 7월 이후부터 각계의 전문가들이 공동으로 참여하여 건강보험의 발전을 위한 연구에 매진함

○ 통합추진의 단계
- 1단계 업무일원화(4월말까지), 2단계 재정통합(7.1), 3단계 통합부과체계마련 순으로 추진
- 재정통합 관련 '공정부담체계' 마련의 수순

〈의료보험통합추진기획단(1998.12)의 건의내용〉

○ 기본원칙
- 소득비례 단일 보험료 부과로 계층간 부담의 형평성을 확보함
- 보험재정을 통합하여 운영함
- 적정급여 · 적정부담의 원칙하에 보험재정의 안정화를 도모함

○ 보험료 부과체계
- 부과기준 : 직장가입자는 근로소득 중 소득세법상 과세대상이 되는 모든 소득, 지역가입자는 평가추정소득 적용

- 보험료율 : 단일 보험료 부과체계에서 직장가입자는 표준소득월액에 따른 등급별 정률로 적용하고 지역가입자는 평가 추정소득의 등급에 따라 등급별 정률로 적용함
- 국고지원 규모 : 국고지원 규모는 보험료수입 증가율 혹은 물가상승률 등과 연계하여 증액
- 국고지원 방식 : 국고지원금을 농어촌 주민 및 저소득층 지역가입자를 대상으로 보험료 보조형태로 소득수준에 따라 차등지원

4.4. 통합논의가 제기된 배경

근로자와 자영자간의 소득 노출도가 차이가 있고, 노출되는 자영자의 소득이라 해도 정확도가 극히 낮아 통합이 기술적으로 쉽지 않은 상황임에도 불구하고 통합정책이 제기된 배경은 다음과 같음. 통합이 제기된 배경에 대하여 이규식(2002a)이 기술한 것을 약간 수정하여 옮김

첫째, 일본에서는 1959년부터 건강보험의 일원화(一元化)가 의료계를 중심으로 제기되어왔음. 이를 우리나라 의료계나 사회복지분야 전문가들이 무비판적으로 받아들이게 되었음

- 차흥봉(1994)은 "일본 건강보험제도의 통합시도와 좌절은 (우리에게) 통합체제를 초기에 정립해야 한다는 교훈을 준다"고 하면서 통합에 열의를 보였음
- 여기에 대하여 의협회장과 보사부장관을 역임한 문태준(1997)은 회고록에서 일본 의료계는 초기에 건강보험 일원화를 주장하였으나 뒤에는 입장을 바꿔 일원화를 명백히 반대하였다고 하면서 의료보험 통합법안에 대한 거부권을 행사한 후 일본 의사회의 여러 지인으로부터 소신 있는 행동을 하였다는 찬사를 들었다고 기술하고 있음을 볼 때, 우리는 일본 의사회의 일원화에 대한 초기 논리를 무비판적으로 받아들였다고 여겨짐

둘째, 1980년 의료보험조합의 규모를 경제규모로 확대하는 과정에서 5월에 국가보위비상위원회가 설치되고 모든 분야에서 개혁의 일환으로 기구의 통폐합이 이루어짐에 따라 의료보험조합의 통폐합도 힘을 얻게 되어 의료보험전체의 통합이 정책 대안으로 거론되었다는 점

- 특히, 의료보험제도의 도입 초기에 500인 이상 고용 사업장이면 조합을 구성할 수 있어 조합규모의 영세성이 위험분산기능을 제약하는 측면이 있었음
- 이를 개선하기 위한 조합의 통폐합이 전 의료보험조합의 통합으로 연결되었음. 천명기장관은 1차 통폐합 작업 후 제2차 통폐합작업을 중단시키고 통합방안을 연구하도록 지시하고 1980년 10월에 대통령에게 보고까지 하였음

셋째, 의료보험이 조합분산관리방식을 택함에 따라 진료비의 심사가 의료보험협의회와 공·교공단으로 분리되고 전산체계도 분산됨에 따라 의료계는 심사이원화에 대한 불만을 표출하게 되어 심사기구의 통합과 전산통합문제가 제기되고 이것이 의료보험관리기구의 통합으로 연결된 측면도 있음

넷째, 의료보험제도에 대한 연구를 한 초기의 학자들이 사회보험제도를 근로자를 중심으로 하여 의료(분만급여 포함)와 산재를 묶어서 단일 기구에 의하여 제공하되 의료체계는 국가공영제에 준하는 형태로 1차 의사에 대하여는 인두제, 병원에 대하여는 일당진료비로 하고 병원은 입원기능만을 갖는 체계를 제시하였으며(양재모, 1961), 이러한 초기 학자들의 생각이 통합 주장의 이론적인 배경이 되었다고 할 수 있음

- 실제 초기의 보건의료분야의 학자들 가운데는 우리나라 의료체계가 가야 할 궁극적인 목표는 NHS인데, 여기에 도달하는 전(前) 단계로서 의료보험의 통합이 타당하다는 논리를 전개하는 사람이 많았다는 점을 주목할 필요가 있음
- 그리고 2차 세계대전 이후에 건강보험제도를 도입한 많은 국가들이 근로자 중심으로 단일기구를 통하여 의료서비스와 산재급여를 제공하였음. 대만도 근로자 중심의 노공보험과 공무인원보험을 갖고 산재, 의료, 분만, 연금, 실업급여까지 다루었음[48]. 이러한 현상을 피상적으로 의료보험의 통합관리로 착각한 측면이 있음

다섯째, 지역의료보험시범사업의 설계 미비에 따른 재정불안정도 통합논의를 가속화시키는 계기가 되었음

- 지역의료보험시범사업의 설계내용을 보면 당초부터 지역의료보험의 재정 불안정을 예고하고 있었음. 의료이용과 관련한 진료체계에 대한 판단 잘못으로 보험료를 낮게 책정하여 이로 인하여 재정적자가 심화되었음에도 불구하고 정부는 지역주민의 보험료 부담능력 결여로 단정하고 이를 통합을 통하여 해결코자 하였음
- 지역의료보험시범사업에서의 재정적자는 당초부터 시범사업의 설계 잘못에도 연유가 있지만, 지역주민의 소득을 정확하게 파악하기 어려움에 따라 능력에 합당한 보험료 부과가 어려웠고 보험료를 원천징수할 수 없어 징수율이 낮은 점 등의 요인도 있었으나, 대부분의 사람들은 이들 지역주민의 소득능력 결여로 치부하여 통합으로 이들을 지원해야 한다는 복지적 시각이 여론의 힘을 얻었던 점도 간과할 수 없음

---

48) 대만은 근로자에게 4대 사회보험을 통합하여 적용하였지만, 지역주민과 근로자 가족들의 의료보장 문제에 봉착하게 되자 통합된 4대 사회보험에서 의료서비스 제공만 별도로 분리시켜 전민건강보험을 만들었음. 즉, 1995년 기존의 노공보험과 공무인원보험에서 의료급여와 분만급여만을 별도로 분리시켜 중앙건강보험국을 만들어 전국민에게 적용하고 있음. 근로자에 대한 상병수당은 그대로 노공보험에 두고 있음

여섯째, 1970년대 후반 서구 사회에서 질병금고가 너무나 자율적으로 운영됨에 따라 금고간에 급여격차가 현저해져 형평문제가 심각해지자 이탈리아를 비롯한 몇 개 국가들이 사회보험을 NHS로 전환하게 되었고, 이를 본 우리나라의 전문가 일부에서 통합이라는 '한국형 방안'을 제시하게 되었지 않았느냐는 점임49)

일곱째, 의료보험제도를 운영하면서 전국민의료보험을 너무 단기간에 달성하겠다는 정부의 의지가 통합 운동에 활력을 심어 주었음. 정부는 단기간에 농어촌 주민에게도 보험을 확대코자 함에 따라 저보험료, 저수가, 저급여로 보험의 틀을 만들었고 조합방식임에도 조합의 자율보다는 정부 주도적인 운영을 하게 되었음

- 저보험료에 기인하는 저급여에 대하여 통합을 주도하던 사람은 지역조합 가입자의 저소득으로 인하여 급여개선이 불가능하다는 논리를 펴 통합이 되면 부자조합의 적립금으로 보험료 인상 없이도 급여개선이 가능하다는 논리가 여론을 이끌게 되었음(김용익, 1994)
- 그리고 조합방식인데 자율권도 없이 정부 주도형으로 운영하려면 차라리 통합방법이 효율적이지 않느냐는 논리가 통합 운동을 이끄는 한 요인이 되었음

여덟째, 제5공화국의 국정 지표의 하나로 '복지사회구현'으로 내세웠지만 당시로는 복지사회를 위한 뚜렷한 정책을 내세우기가 어려웠기 때문에 의료보험 통합일원화를 통한 전국민의료보험이 복지사회구현의 한 수단으로 간주되었던 것도 한 요인이 되었음

아홉째, 제5공화국의 집권 과정이 강압적이었기 때문에 당시 여당인 민정당이 차기 총선에서 민심을 얻기 위해서는 국민에게 줄 선물이 필요하였고, 이것이 바로 의료보험 통합을 통한 전국민의료보험의 조기 실현이었음

열째, 사회보험보다 조세로 재원을 조달하는 국가공영제를 선호하는 학자들이 조합 방식보다는 통합을 선호하여 통합을 주장하였는데도 한 요인을 찾을 수 있음

- 통합에 앞장서 온 학자의 한 사람인 조홍준은 1988년 인도주의의사실천협의회(이하 인의협) 토론회에서 통합은 조세에 의한 재원조달임을 주장(Box Ⅰ-4-33 참조)하고 있어 보험의 통합과 조세에 의한 일원화 관리의 주장들이 혼합되어 나타남

---

49) 이탈리아 등 남구 국가들의 1970년대 말에서 1980년대 초반까지 사회보험에서 NHS로의 전환은 의료보험의 통합과 근본적으로 다름. 그러나 통합을 주장한 사람들은 이러한 차이점을 무시하고 재정통합이라는 피상적인 사실만 강조하기 위하여 '한국형 의료보장'이라는 용어를 사용하지 않았나 여겨짐. 한국형 의료보장 모형은 1982년 11월부터 사용함. 그런데 1988년 통합을 주장하는 사회보장연구회 소속 학자들이 발간한 보고서는 사회보험에서 NHS로 간 것도 통합이라고 간주하여 세계적인 추세라고 강변하면서 한국형은 NHS제도가 아닌 사회보험의 통합이라는 것을 주장하기 위하여 한국형이라는 용어를 고집한 것으로 여겨짐

〈Box Ⅰ-4-33〉 인의협 토론회(조홍준, 1988)

○ 의료보장을 둘러 싼 논쟁에 대한 검토
- 의료보험의 정책결정을 둘러 싼 논쟁은 1980년부터 1982년의 소위 '조합', '통합' 논쟁이 '통합'측의 정치적 패배로 귀결된 후에도 그 쟁점과 논리는 큰 차이가 없음
- 보험방식을 그대로 유지하여야 하며 국가의 재정 투입이 최소화 되어야 한다는 점, 장기적인 전망에 대하여 언급하지 않는 점, 한국 사회의 사회 · 경제 · 정치적 조건 변화에 대한 검토가 거의 보이지 않는 다는 점은 양측이 일치

○ 한국의료보장이 나아갈 길
- 현실적(국가의 재정, 독점자본의 부담능력 등의 객관적 조건과 의료보장의 형식과 내용을 획득할 수 있는 민중의 운동적 조건 등을 총체적으로 검토)이어야 하고, 민중 중심적이어야 함
- 이 조건을 만족하는 의료보장의 형태는 의료의 공급은 현행 방식대로 하면서 재원조달에서 보험료 대신 조세방식을 도입하는 것임
- 자격관리업무와 징수업무가 행정관서로 이전되므로 관리운영비가 통합방식 의료보험보다도 절감되고, 위험분산 및 소득재분배의 극대화가 가능
- 국가가 의료수요의 독점적 위치를 차지함으로써 공급측면에서의 의료체계 개편이 용이해짐
- 국민의료비의 급격한 증가, 조세 저항문제, 국가가 통제함으로써 중앙집권적 성격이 강해지고 지역화추세에 역행한다는 지적이 있음
- 민중성, 개방성, 현실성의 조건을 만족하는 대안은 조세방식에 의해 재원이 조달되는 일원화된 의료보장방식임을 주장

- 그러다 1988년 8월 25일 보건사회부 국민의료정책심의위원회가 개최한 '의료보장제도의 발전적 개선방안'이라는 공청회에서 조세에 의한 재원조달을 놓고 흥미 있는 일이 벌어짐
  - 이 공청회의 발제자 중의 한 사람인 서울대 문옥륜 교수(1988)가 사회보험으로 통합한 국가가 어디 있느냐, 사회보험을 통합하자고 주장하지 말고 서구 국가들의 사례에서 볼 수 있는 것처럼 조세로 통합을 하자고 주장하는 것이 솔직하지 않느냐고 발제를 하자,
  - 통합을 지지하는 토론자의 한 사람인 중앙대 김영모 교수가 문옥륜 교수는 통합을 주장하는 사람들을 빨갱이로 몬다는 기막힌 주장을 하여 장내를 아연케 하였음. 김영모 교수의 지론은 만약 통합을 주장하는 사람들이 조세로 통합을 하자고 주장하면, 통합을 반대하는 사람들이 자기들을 의료국영화를 주장하는 사람들로 몰아붙이고, 의료국영화 주장은 바로 빨갱이들의 주장으로 몰고 갈 것이라는 논리적인 비약을 하였음

4.5. 건강보험통합이 성취된 요인[50)]

첫째, 1983년 초 의료보험 파동을 겪으면서 의료보험의 통합이 사회적인 정의로 사회단체 등에 각인되었음. 특히 5공화국 시절에는 의료보험통합운동이 민주화 투쟁의 하나로 인식되었음

둘째, 전국민을 대상으로 하는 사회보험은 의료보험뿐이며 의료보험이 타 사회보험보다 앞서 도입되었기 때문에 사회복지제도에서의 모든 불만이 의료보험제도에서 폭발되면서 의료보험통합운동으로 연결

셋째, 의료보험통합이 내세우는 사회통합, 국민연대, 소득재분배와 같은 이념이 실현 가능성은 제쳐두고 이념으로서 시민, 사회단체들을 사로잡게 되어 통합 추진이 조직화될 수 있었음

넷째, 전국민에 대한 의료보험 조기 확대가 정책의 우선과제가 됨에 따라 지난날 정부는 의료보험조합에 대한 자율권 부여보다는 관 주도적으로 운영함에 따라 당초의 조합 설립 목적인 공적 성격의 민간 주도에 의한 자율운영이 상실된 데 따른 여러 문제가 제기되고 이를 개혁하기 위한 대안으로 통합운동이 설득력을 갖게 되었음

다섯째, 의료보험통합이 사회운동차원에서 전개됨에 따라 통합의 실체가 무엇이며, 통합이 어떠한 문제를 파생시킬 것인지와 같은 실증적인 토론이 생략되어 이념적인 투쟁의 대상이 되었음

여섯째, 통합을 반대하는 측에서는 당시의 현행 제도를 옹호해야 하기 때문에 통합 반대운동을 조직화시키기 어려워 통합 주장이 일방적으로 국민에게 전달되었다는 점

일곱째, 1997년 김영삼 대통령의 여당 탈당과 이회창 후보의 지지율 하락이라는 정치상황으로 인하여 종래까지 통합을 반대하던 다수당인 신한국당이 농촌출신 국회의원들의 선동에 따라 통합으로 돌아서면서 통합의 물꼬를 열어주었던 점

여덟째, 1997년말 IMF 경제위기가 닥치자 이를 해결하는 방안의 하나로 1998년 노·사·정위원회가 구성되고 여기에서 대 타협안으로 민노총 등이 제안한 의료보험의 통합에 대하여 정부가 손을 들어줌에 따라 통합에 가장 큰 반대세력이었던 경총, 전경련, 한국노총 등이 불가피하게 통합을 수용할 수밖에 없었던 점

---

50) 이 절은 이규식(2002a)을 인용하여 재작성하였음

아홉째, 당시의 보험조합 가운데 직장 단독조합을 제외한 직장공동조합이나 지역조합 등은 자율적 운영이 사실상 이루어지지 못하여 관 주도로 움직였음. 그리고 조합의 연합체인 의료보험연합회 역시 관 주도로 운영되었기 때문에 정부가 의료보험을 통합하기로 작정함에 따라 거기에 순응하여 제대로 반대를 하지 못함. 통합을 찬성하는 운동은 활발하였지만 반대하는 운동은 직장조합노조와 일부 전문가단체(건사모)만을 중심으로 이루어져 힘이 약하였음

5. 통합 이후의 문제 : 위헌 소청의 제기

5.1. 제1차 헌법 소원

1) 헌법 소원의 경과

○ 2000년 7월 1일부터 시행될 건강보험의 관리기구 통합을 앞두고 국민건강보험법의 재정통합에 대한 위헌 소청이 제기되었음(99헌마289)

○ 헌재는 2000년 6월 29일 위헌 확인 청구를 모두 기각하여 재정통합의 적법성을 판결하였음

○ 그러나 헌법재판소의 판결내용은 법 해석과는 무관하게 다음의 전제조건을 토대로 합헌 결정을 내림
- 정부의 의도(재정운영을 적법하게 할 의도가 보인다)
- 가상적 조건(재정운영위원회가 제대로 역할을 할 것이다)

○ 당시 판결을 좌우하였던 2가지 가상적 조건이 9년이 경과한 오늘날에도 전혀 충족되지 못하여 「국민건강보험법」은 위헌상태로 운영되고 있음
- 2008년 12월 29일 헌법을 생각하는 변호사들의 모임(헌변)과 동북아 메디칼 포럼에서 제2차로 위헌 소청을 제기하기에 이름 : 2008헌마757(강은영 외 48명)
  · 2011년 8월 30일 선고 각하
- 2009년 6월 2일 2차 청구 : 2009헌마299(경만호 외 6인)
  · 2011년 12월 현재 심의 진행 중

2) 제1차 헌법 소원내용(2000. 6. 29 판결난 내용)

○ 당시 국민건강보험법에 대한 위헌 소청내용은 다음과 같음

(가) 법 제33조(회계) ② 공단은 직장가입자와 지역가입자의 재정을 통합하여 운영한다.

(나) 법 제62조(보험료) ③ 직장가입자의 월별 보험료액은 제63조의 규정(표준보수월

액)에 의하여 산정한 표준보수월액에 제65조의 규정(보험료율)에 의한 보험료율을 곱하여 얻은 금액으로 한다.

④ 지역가입자의 월별 보험료액은 세대 단위로 산정하되, 지역가입자가 속한 세대의 월별 보험료액은 제64조의 규정(표준소득월액)에 의하여 산정한 부과표준소득에 따라 대통령령이 정하는 등급 구분에 의하여 재정운영위원회의 의결을 거쳐 공단의 정관이 정하는 금액으로 한다.

(다) 법 제63조(표준보수월액) ① 제62조 제3항의 규정에 의한 표준보수월액은 직장가입자가 일정기간 동안 지급받는 보수를 기준으로 하여 등급별로 산정한다.

② 휴직 기타의 사유로 보수의 전부 또는 일부가 지급되지 아니하는 가입자의 보험료는 당해 사유가 발생하기 전월의 표준보수월액을 기준으로 보험료를 산정한다.

③ 제1항의 규정에 의한 보수는 근로자 · 공무원 및 교직원이 근로의 제공으로 인하여 사용자 · 국가 또는 지방자치단체로부터 지급받는 금품(실비변상적인 성격의 것을 제외한다)으로서 대통령령이 정하는 것을 말한다.

④ 제1항의 규정에 의한 등급별 표준보수월액의 산정 및 보수가 지급되지 아니하는 사용자의 표준보수월액의 산정 등에 관하여 필요한 사항은 대통령령으로 정한다.

(라) 법 제64조(부과표준소득) ① 제62조 제4항의 규정에 의한 부과표준소득은 지역가입자의 소득 · 재산 · 생활수준 · 직업 · 경제활동참가율 등을 참작하여 정하되, 부과표준소득의 산정방법 · 기준 기타 필요한 사항은 대통령령으로 정한다.

② 제1항의 규정에 의하여 부과표준소득의 산정방법 · 기준을 정함에 있어 법령에 의하여 재산권의 행사가 제한되는 재산에 대하여는 다른 재산과 달리 정할 수 있다.

(마) 법 제67조(보험료의 부담) ③ 국가는 대통령령이 정하는 바에 의하여 예산의 범위 안에서 지역가입자가 부담할 보험료의 일부를 부담할 수 있다.

(바) 부칙 제6조(법인의 해산) 및 부칙 제7조(권리의 포괄승계 등)

3) 위헌 확인 소청을 낸 이유

위헌 확인을 청구한 측이 주장하는 재정통합의 위헌성은 세 가지로 요약됨

(가) **근로자와 지역가입자가 재정을 같이 사용하는데 따른 위헌 문제** : 근로자와 지역가입자가 재정을 공동으로 사용하기 위해서는 단일 보험료 부과 체계가 마련되어야 하는데 그렇지 못하여 직장가입자와 지역가입자 사이에 부담의 형평성이 지켜질 수가 없는 문제

(나) 지역가입자에 대해서만 국고지원을 하여 직장가입자와의 형평성이 결여되는 문제 : 세금은 같이 내는데 지역가입자에게만 보험료의 일부를 지원하여 직장가입자가 차별적 취급을 받는데 따른 위헌 문제

(다) 직장조합이 적립한 준비금을 건강보험공단에 귀속시키는데 따른 위헌 문제 : 적립된 준비금은 직장피보험자가 절약하여 마련한 것인데, 이를 연고권이 약한 건강보험공단이 승계한다는 것은 직장가입자의 재산권을 침해하기 때문에 위헌이라는 문제

4) 헌법재판소의 판결내용

○ 헌법재판소는 관리통합이 단행되기 직전인 2000년 6월 29일 99헌마289로 세 가지 사안에 대하여 모두 기각 결정을 내림

(가) 조합의 적립금을 건강보험공단이 승계하는 문제(부칙 제6조 및 제7조)

[적립금의 의의 및 목적]

준비금은 단지 보험급여에 소요되는 비용의 부족분을 충당하거나 또는 현금의 지출에 부족이 생긴 경우에만 사용할 수 있고, 그 외의 경우에는 복지부장관의 승인을 얻어야만 준비금 사용이 가능한 것으로 구 보험법에서 규정(국민의료보험법 시행령 제39조, 제40조 및 의료보험법 시행령 제46조 및 제47조)

국민건강보험법은 시행령이 아니라 법에서 직접 정하고 있으며(법 제36조), 동일한 내용을 규정

[재산권의 침해여부]

재산권 침해가 되려면 재산이 개인에게 귀속되어야 하며, 재산(적립금) 형성에 수급자가 상당히 개인적으로 기여하여야 하며, 수급자의 생존의 확보에 기여하여야 하는데 적립금은 그렇지 못함

[평등권의 침해여부]

준비금은 단지 보험급여에 소요되는 비용의 부족액을 충당하거나 또는 현금의 지출에 부족이 생긴 경우에만 사용할 수 있으며, 적립금이 보험료 인상을 막거나 급여의 확대를 가능케 하는 것이 아니며 적립금이 조합에 소속된 조합원의 사적 이익을 위한 재원의 성격이 아니라 공기금으로서의 성격이 강하기 때문에 적립금 통합이 평등권을 침해한다고 볼 수 없어 이 부분은 합헌으로 판결

(나) 재정통합 후에도 지역가입자에게만 국고를 지원하는 규정의 위헌 문제(제67조 제3항)

조세나 보험료와 같은 공과금의 부과에 있어서 사회국가원리는 입법자의 결정이 자의적인가를 판단하는 하나의 중요한 기준을 제공하며, 일반적으로 입법자의 결정을 정당화하는 헌법적 근거로서 작용

특히, 경제적 약자는 중소기업에 대한 조세감면 혜택 등과 같이 사회정책적 고려에 기초한 차별대우가 자의적인가를 판단하는 경우에 사회국가원리는 입법자의 형성권을 정당화하는 하나의 헌법적 가치결정을 의미

직장가입자에 비하여 지역가입자에는 노인, 실업자, 퇴직자 등 소득이 없거나 저소득의 주민이 다수 포함되어 있고, 이러한 저소득층 지역가입자에 대하여 국가가 국고지원을 통하여 보험료를 보조하는 것은, 경제적 · 사회적 약자에게도 의료보험의 혜택을 제공해야 할 사회국가적 의무를 이행하기 위한 것임

국고지원에 있어서 지역가입자와 직장가입자의 차별 취급은 사회국가원리의 관점에서 합헌임

5) 재정통합 문제에 대한 헌재 판결

(가) 헌재 판결의 기준 : 직장가입자와 지역가입자의 재정통합은 보험료 부담의 평등이 보장되는 경우에만 헌법적으로 허용

(나) 기준에 대한 헌재의 판단(판결문을 토대로 작성함)

① 공과금 부과에서의 평등원칙의 요청

- 헌재는 보험료 부담의 평등은 실질적으로 이루어지는 것이 중요하다는 요지로 「조세를 비롯한 공과금의 부과에서의 평등원칙은, 공과금 납부의무자가 법률에 의하여 법적 및 사실적으로 평등하게 부담을 받을 것을 요청한다. 즉, 납부의무자의 균등부담의 원칙은, 공과금 납부의무의 규범적 평등과 공과금의 징수를 통한 납부의무의 관철에 있어서의 평등이라는 두 가지 요소로 이루어진다. 만일 입법자가 규범적으로만 국민에게 균등한 부담을 부과하는 것에 그치지 않고, 납부의무의 관철에 있어서 국민간에 현저한 차이가 발생하도록 방치한다면, 납부의무의 균등부담의 원칙, 즉 공과금부과에서의 평등이 실현될 수 없다. 따라서 납부의무를 부과하는 실체적 법률은 '사실적 결과에 있어서도 부담의 평등'을 원칙적으로 보장할 수 있는 절차적 규범이나 제도적 조치와 결합되어서 납부의무자간의 균등부담을 보장해야

한다」라고 기술

– 이러한 기준을 토대로 헌재는 자영자의 소득 파악이 제대로 되고 있지 않는 현실을 잘 적시하였음

· 「자영자에 대한 세금이 원천 징수되지 않으며, 세금의 확정이 납세자의 신고에만 달려있고, 납세신고에 대한 확인 · 조사가 사실상 거의 이루어지지 않는 상황에서, 전적으로 납세자의 신고에 의존하는 조세 부담에 있어서 국가는 제대로 신고하지 않는 납세자에게 자동으로 면세 혜택을 부여해서는 아니 된다」라고 적시하였음

· 헌재는 납세의무자간의 균등부담원칙을 토대로 다음과 같이 재정통합이 위헌적이라는 점을 분명히 하였음

② **직장 · 지역가입자간 보험료 납부의무에 있어서의 본질적 차이**

헌재는 「소득파악이 가능한 보험가입자와 소득파악이 제대로 되지 않는 보험가입자를 단일의료보험자의 관리하에 두고 그 재정을 통합하는 경우에 보험가입자간의 소득파악률의 차이, 즉 '보험료 납부의 관철에 있어서의 차이'는 공과금 부과의 평등의 관점에서 헌법적으로 간과할 수 없는 본질적인 차이이다. 물론 법 제62조 제4항 및 제64조는 소득 파악이 어려운 지역가입자의 경우에는 다양한 기준을 적용하여 … 중략 … 소득 추정을 통하여 보험료 납부 의무를 관철하고자 시도하고 있다. 그러나 지역가입자에 대한 소득추정이 합리적이고 신뢰할 만한 기준에 근거하고 있지 않다면, 추정소득에 대한 보험료부과는 보험가입자 사이의 부담의 평등을 제대로 실현할 수 없다. 직장가입자와 지역가입자 사이의 '보험료 납부의무의 관철'에 있어서의 본질적인 차이가 현존하는 상황에서 직장과 지역가입자의 재정을 통합하여 보험료를 납부시키는 경우에는 가입자간의 보험료 부담의 형평이 이루어지지 않고, 지역가입자가 부담해야 할 보험료의 일부분을 직장가입자가 부담해야 할 가능성이 있다. 따라서 직장가입자와 지역가입자간의 보험료 부담의 평등이 보장되지 않는 한, 의료보험의 재정통합은 헌법적으로 허용되지 않는다」라고 정리하였음

③ **사회연대적 시각에서의 관점**

헌재는 사회연대의 시각에서도 통합은 위헌임을 명시하였음

「보험료 부담의 평등이 보장되지 않는 상황에서의 재정통합은 사회보험의 중요한 형성원칙인 사회연대의 원칙에 의해서도 정당화되기 어렵다. 사회연대의 원리에 따라 소득에 비례하여 보험료를 산정함으로써, 소득이 많은 자가 소득이 적은 자에 비하여 보다 많은 보험료를 부담해야 하는 것은 사회보험의 성격상 당연하고, 이에 대하여 아

무도 이의를 제기하지 않는다. 여기서 문제되는 것은, 소득이 있는 자가 단지 소득파악이 제대로 되지 않는다는 이유로 마땅히 내야 할 보험료를 내지 않는다는 것은, 사회연대의 원리에 의하여 정당화되지 않음은 물론이고, 오히려 사회보험에 내재된 소득재분배의 정신에 반한다고 할 수 있다」라고 하면서 판시하여 위헌임을 적시하였음

④ **위험분산의 확대나 소득재분배 효과에 대한 관점**
「전국민을 대상으로 보험가입자를 확대함으로써 사회적 위험의 분산효과나 소득재분배의 효과를 제고하려는 의도로도 재정통합은 정당화하기 어렵다. 전국민을 대상으로 하는 소득의 재분배는 원칙적으로 조세방식을 통하여 이루어지는 것이 바람직하며, 사회보험을 통한 소득의 재분배는 보험료 부담의 평등이 보장되는 동질성을 가진 집단 내에서 더욱 효과적으로 이루어질 수 있다」라고 하면서 부담의 평등이 전제되지 않는 재정통합은 조합방법보다 재분배가 못함을 지적하였음

6) 헌재 논리의 코페르니쿠스적 변전

○ 헌재는 '직장가입자와 지역가입자간의 보험료 부담의 평등이 보장되지 않는 한, 의료보험의 재정통합은 헌법적으로 허용되지 않는다'라고 하면서 부담의 평등성, 사회연대, 소득재분배의 관점 모두에서 재정통합의 위헌문제를 언급

○ 그러나 다음과 같은 절차적 조건을 이유로 헌재는 위헌 청구를 기각하는 코페르니쿠스적 변전을 하였음

① 관리기구의 통합은 2000년 7월에 이루어지지만 재정통합은 1년 6개월 후에 이루어지도록 부칙에 명문화시켜, 1년 6개월의 경과기간 중에 자영자에 대한 소득파악의 가능성을 확대하고, 적어도 소득파악이 안되는 자영자에 대해서는 합리적이고 납득할 수 있는 방안을 통하여 소득을 객관적으로 추정하려는 정부(입법자)의 의도가 있어 법 제33조 제2항을 합헌적으로 운영할 의사가 있다는 점을 헌재는 중시하였음

② 비록 재정통합이 되어 지역가입자에 대한 객관적인 소득파악이 이루어지지 못하더라도 그때까지 재정운영위원회가 있어 여기에서 직장가입자와 지역가입자 사이의 보험급여비 구성비율 등과 같은 객관적인 기준에 따라 직장가입자와 지역가입자 사이의 적정 분담비율을 정함으로써 보험료를 분담토록 한다면, 부담의 형평성이 보장될 수 있기 때문에 합헌이라는 것이었음

5.2. 헌재 판결 이후 정부의 위헌적 제도 운영

1) 김대중 정부의 행동

○ 김대중 정부는 직장가입자와 지역가입자 간 평등한 보험료 부담을 보장하기 위한 단일 기준의 마련이 불가능하자 재정통합을 2001년 12월 31일까지 하겠다는 재정통합 시한을 1년 6개월 늦추어 헌재로부터 합헌 판결을 받았음

○ 김대중 정부는 건강보험 재정통합에 앞서 사회보험제도의 원활한 운용을 위해서는 자영자의 소득파악이 중요함을 깨닫고 자영자소득파악위원회(위원장 박 승 전(前) 한국은행총재)를 구성하여 한시적(1999년 4-12월)으로 운영하였으나, 자영자 소득을 단기간에 파악함은 불가능하다는 결론을 내리고 아무런 성과 없이 위원회 활동을 마감하였음. 그러함에도 불구하고 2000년 7월 건강보험통합을 하면서 재정통합을 1년 6개월 연기하여 형평적인 보험료 부과체계 개발이 가능한 것처럼 행동한 것은 결국 헌재를 속인 결과가 되었음

○ 그러나 불가능한 단일기준의 보험료 부과체계 개발이 시한을 1년 6개월 늦춘다고 해결될 수는 없었음. 그리하여 헌재 판결 후 다시 1년 6개월을 더 연장하여 재정통합을 2003년 6월 30일까지 하기로 함으로써 위헌상태로 건강보험을 운영하였음

○ 현재까지도 단일기준 보험료 부과체계 개발에 실패하였기 때문에 건강보험은 위헌상태에서 운영된다고 할 수 있음

2) 노무현 정부의 행동

○ 직장가입자와 지역가입자간에 단일한 보험료 부과기준 개발이 불가능함을 파악한 노무현 정부는 2003년 7월 1일부터 국민건강보험법을 개정하여 아예 보험료 부과기준을 이원화하여 헌재 판결을 명백히 위배하였음

○ 노무현 정부때는 여기서 한걸음 더 나아가 헌재가 가입자간 보험료 부담을 평등하게 만드는 법적 제도적 장치라고 판결한(2000. 6. 29) 「건강보험재정운영위원회의 보험료 조정에 관한 기능」을 삭제하여 보건복지부 차관이 위원장인 「건강보험정책심의위원회」가 결정토록 2006년 12월 30일 국민건강보험법마저 개정하여 헌재의 판결과 다른 길을 걸었음

○ 재정조정위원회의 보험료 조정에 관한 기능이란 바로 직장가입자와 지역가입자, 공익

대표가 동수로 참여하는 가입자의 '대의기관'으로서의 기능인데, 이 기능을 의료공급자들도 참여하는 정책자문기관인 건정심으로 넘겼다는 것은 대의기능을 삭제한 것으로서 헌재의 합헌 결정의 전제를 부정하는 조치가 되었음

※ 직장가입자와 지역가입자 간 평등한 보험료 부담을 보장하기 위한 단일 기준의 마련이 불가능함을 인식한 김대중 정부는 헌재를 교묘하게 이용하기 위하여 재정통합을 연기하는 수법을 사용하였으나, 노무현 정부는 헌법재판소의 존재이유 자체를 부정하는 조치를 감행하였음

5.3. 헌재 판결의 문제점과 제2차 헌법 소원

1) 헌재 판결의 문제점

○ 헌재의 위헌 논리는 매우 정치(精緻)되었지만, 이를 뒤엎는 합헌 논리는 김대중 노무현 정부에서 뒷받침 하지 못하고 있어 건강보험제도는 위헌 상태로 운영되고 있다는 것은 다음의 사실로 입증할 수 있음

(가) 정부가 재정통합을 1년 6개월 유보한 것은 법 제33조 제2항을 합헌적으로 운용할 의도가 있기 때문에 합헌이라는 헌재 판결의 문제점

① 정부는 이미 직장가입자와 지역가입자 간 평등한 보험료 부담을 보장하기 위한 단일 기준의 마련이 불가능함을 알았기 때문에 제도를 합헌적으로 운영하기 위하여 재정통합을 1년 6개월간 유보한 것이 아니라 재정통합과 관리기구의 통합을 같이 단행할 경우, 단일보험료 부과체계 개발의 실패를 놓고 통합의 정당성에 대한 비판이 거세질 것을 우려하여 일단 비판이 많은 재정통합은 뒤로 미루고 관리통합부터 해놓고 나면 재정통합은 어쩔 수 없이 끌려올 것이기 때문에 재정통합에 대해서는 경과기간을 두어 헌재를 속였던 것임[51]

② 단일보험료 부과체계를 만들 수 없다는 것은 통합을 주도한 당시 보건복지부 장관인 차흥봉의 행동에서 잘 나타남

---

51) 위헌 소청은 주로 재정을 중심으로 이루어졌으나, 실질적인 건강보험의 통합은 관리기구의 통합이 더욱 중요하였음. 관리기구가 통합이 되면 재정통합은 비록 늦게 이루어지더라도 통합 공단에서 다양한 방법을 동원하여 재정을 통합적으로 사용할 수 있기 때문임. 따라서 정부는 재정통합보다 2000년 7월의 관리기구 통합이 이루어지지 못할까 고민하였으며, 재정통합은 경과기간을 두고 뒤에 하여도 큰 문제가 없다고 판단하였음. 실제 재정통합은 1년 6개월이 아니라 3년 후에 이루어졌음

- 통합전 차흥봉은 통합법만 통과된다면 보험료 부과체계의 단일화는 문제가 없는 것처럼 주장을 하였고, 통합법이 통과된 다음에는 단일보험료 부과체계를 개발하는 연구용역을 수주하였으나, 1999년 연구보고서가 발간[52]되기 전에 이미 단일보험료 부과체계 개발이 불가능함을 알고 건강보험관리기구의 통합을 6개월 지연시켜 행정적 혼란을 초래하였음
- 차흥봉은 장관직을 끝낸 후에 보건복지부가 2004년에 구성한 국민건강보험발전위원회로부터 건강보험료 단일부과체계 개발을 위하여 연구용역비 8천만원을 수주하였으나, 아무런 결론을 제시하지 못하고 연구용역비만 소진하였음

③ 헌재는 '소득파악이 안되는 자영자에 대해서는 합리적이고 납득할 수 있는 방안을 통하여 소득을 객관적으로 추정하려는 정부(입법자)의 의도가 있어'라고 판단하여 합헌으로 결정하였으나, 합리적이고 납득할 수 있는 방안을 지금까지 마련하지 못하여 민원이 매년 증가하고 있음

- 제Ⅱ편에 수록되는 〈표 Ⅱ-4-12〉의 건강보험공단에 신고되는 민원을 보면 2010년 1년 동안에도 보험료 부과와 관련(자격관리도 포함)된 건수가 무려 5천 6백만 건으로 국민 1인당 연간 1회 이상의 민원이 제기되고 있음. 이것은 자영자에 대한 소득파악이 합리적이고, 납득할 수 있는 방안을 현재까지도 마련하지 못하고 있다는 증거로서 건강보험이 당초 헌재의 판결과는 다르게 위헌적으로 운영되고 있음을 입증하는 근거라 하겠음

(나) 재정운영위원회가 보험급여비 구성비 등을 토대로 직장가입자와 지역가입자 사이의 적정 분담비율을 정하여 부담의 형평성을 보장할 수 있기 때문에 합헌이라는 헌재 판결의 문제점

① 사회보험은 민간보험과 달라 사고위험(보험급여비)을 토대로 보험료를 결정하는 것이 아니라 가입자의 능력을 기준으로 보험료를 결정하는 것임

- 헌재가 보험급여비 구성 등을 토대로 재정운영위원회가 양 집단 간의 부담의 형평성을 보장한다는 논리는 사회보험의 원리를 제대로 이해하지 못한 판단임

---

52) 통합에 따른 보험료 단일 부과체계 연구는 한림대 차흥봉 교수와 보사연의 노인철 박사를 공동책임자로 하여 당시 의료보험연합회로부터 1억원이 넘는 거액의 연구 용역을 받아 1998년 11월부터 시작하였음. 연구진행중에 차흥봉 교수가 연금공단이사장으로 전격 발탁됨에 따라 연구는 보건사회연구원의 노인철 박사가 수행하였으나, 소득에 비례하는 형평된 단일보험료 부과체계 개발은 불가능하다는 보고서를 1999년 7월에 발간함에 따라 재정통합은 포기하고 건강보험법을 개정하여 관리기구 통합은 6개월 지연시키고 재정통합은 관리통합을 하고난 1년 6개월 후에 하도록 지연됨

- 사회보험은 재정을 공동으로 조달하는 연대성을 토대로 성립되는데, 연대성을 위해서는 보험료를 소득을 기준으로 부과하거나 또는 건강을 기준으로 부과할 수 있음[53)]
- 소득을 기준으로 할 경우 보험료의 공평부과를 위해 소득파악이 전제되어야 하며, 건강기준으로 보험료를 부과할 경우에는 정액보험료로 함
- 그런데 우리나라는 지역가입자의 소득파악이 어려워 소득기준 보험료로는 부담의 형평성을 추구하기 어렵기 때문에 재정통합은 위헌이 될 수밖에 없음
- 헌재는 「재정운영위원회」가 가입자 사이의 보험급여 구성비 등을 토대로 적정 분담을 시킬 수 있어 부담의 형평성이 보장된다는 논리는 민간보험에서 사용하는 보험료 부과방법으로 사회보험에 적용하면 바로 위헌이 됨
- 그럼에도 불구하고 헌제가 합헌이라고 한 판결은 납득하기 어려움

② 헌재 판결문 3. 판단 나. 본안에 관한 판단 (2) 사회보험으로서의 현행의료보험제도에서 헌재는 다음과 같이 설명하고 있음

- 「사보험에서는 상업 · 경제적 관점이 보험재정 운영의 결정적인 기준이 되지만, 사회보험에서는 사회정책적 관점이 우선하기 때문에, 사회보험의 이러한 성격은 특히 보험료 산정에 있어서 뚜렷하게 표현된다. 보험료의 산정에 있어서 사보험에서는 성별, 연령, 가입연령, 건강상태 등의 피보험자 개인이 지니는 보험위험, 즉 위험발생의 정도나 개연성에 따라 보험료가 산정되지만, 사회보험에서의 보험료는 피보험자의 경제적 능력, 즉 소득에 비례하여 정해진다. 즉, 사보험의 보험료는 보험료와 보험급여간의 보험수리적인 개인별 등가원칙에 의하여 산정되는 반면, 사회보험의 목적은 사회연대의 원칙을 기반으로 하여 경제적인 약자에게도 기본적인 사회보험의 급여를 주고자 하는 것이므로, 보험료의 산정에 있어서 개인별 등가의 원칙이 철저히 적용되지 않는다」라고 사회보험의 성격을 잘 설명하였음
- 그런데 뒤의 판결문에서는 보험급여비 구성비율과 같은 객관적인 기준에 따라 직장가입자와 지역가입자 사이의 적정분담비율을 정함으로써 부담의 형평성이 보장될 수 있다는 논리는 사보험의 보험료 부과 논리임. 즉, 보험급여비가 보험재정 부담의 기준이 된다는 것은 사보험의 논리임
- 앞의 본안 설명은 사회보험의 이론을 잘 설명하다 판결에서는 사보험 논리로 합헌이라는 상반된 논리를 헌재가 보여주었음

---

53) 이규식(2002a), 『의료보장과 의료체계』, 계축문화사

(다) 재정통합이후의 실질적인 직장가입자의 부담 증가를 보면 재정통합이 얼마나 잘못되었는지 알 수 있음

① 재정통합 이후의 지역가입자와 직장가입자의 부담을 〈표 Ⅰ-5-1〉을 통하여 비교해 보면 직장가입자의 부담이 매년 늘어나고 있음을 알 수 있음

- 직장가입자의 부담이 늘어나는 이유는 매년 양 집단에 대하여 같은 율로 보험료를 인상하여도, 직장가입자는 임금인상률이 보험료율에 추가되기 때문에 보험료 부담이 지역가입자에 비하여 높아지게 됨

〈표 Ⅰ-5-1〉 건강보험의 보험료 부담구조 (단위 : 십억원, %)

연도	보험료		
	계	직장가입자	지역가입자
1995	3,601(100.0)	2,277(63.2)	1,324(36.8)
1999	6,306(100.0)	3,579(56.8)	2,727(45.2)
2000	7,229(100.0)	4,129(57.1)	3,100(42.9)
2001	8,856(100.0)	5,241(59.2)	3,615(40.8)
2002	10,928(100.0)	6,872(62.9)	4,056(37.1)
2003	13,741(100.0)	9,168(66.7)	4,573(33.3)
2004	15,614(100.0)	10,828(69.3)	4,786(30.7)
2005	16,928(100.0)	12,121(71.6)	4,807(28.4)
2006	18,811(100.0)	13,897(73.9)	4,914(26.1)
2007	21,728(100.0)	16,348(75.2)	5,380(24.8)
2008	24,973(100.0)	19,030(76.2)	5,943(23.8)
2009	26,166(100.0)	20,238(77.3)	5,928(22.7)
2010	28,458(100.0)	22,083(77.6)	6,375(22.4)

주 : 보험료에는 국고지원분을 제외하였음
자료 : 국민건강보험공단 및 건강보험심사평가원, 건강보험통계연보 각 년도

② 〈표 Ⅰ-5-2〉에서 순 보험료라는 실질부담률을 비교할 때 직장가입자의 부담이 증가하고 있음을 잘 보여주고 있음

③ 〈표 Ⅰ-5-3〉에서 보험료 부담지수를 갖고 양 집단의 부담변화를 살펴보아도 명백하게 직장가입자의 부담 증가를 알 수 있음

- 부담지수가 1.0이 되면 가입자의 수만큼 보험료를 부담하는 것이 됨
- 그런데 재정통합이 이루어진 이후부터 지역가입자의 부담지수는 낮아지고,

반대로 직장가입자의 부담지수는 증가하고 있어 재정통합 이후 지역가입자의 부담이 직장가입자에게 전가되고 있음을 보여줌

④ 〈표 Ⅰ-5-1〉, 〈표 Ⅰ-5-2〉, 〈표 Ⅰ-5-3〉을 종합하면 재정통합 이후 직장가입자의 부담이 매년 높아졌음을 보여주고 있음

- 이것은 재정운영위원회가 직장가입자와 지역가입자의 부담의 형평성을 보장하는데 아무런 역할도 하지 못하고 있음을 의미
- 따라서 「재정운영위원회」가 두 집단 간의 부담의 형평을 조정할 것이라는 것은 헌재를 속이는 방편에 불과하였음

〈표 Ⅰ-5-2〉 직장 · 지역 간 적용인구 1인당 순보험료 부담의 차이 (단위 : 억원, 천원)

구분	보험료		정부지원금[1]		순보험료			적용인구 1인당 순보험료		
	직장	지역	직장	지역	계[2]	직장[3]	지역[3]	직장	지역	직장 · 지역
1990	12,814	8,484	-	3,639	18,835	12,814	4,845	6,173	2,495	247
1995	22,767	18,859	-	7,553	36,007	22,767	11,306	10,560	5,034	210
2000	41,289	44,809	-	15,527	72,288	41,289	29,281	18,429	12,464	148
2001	52,408	60,819	-	26,250	88,562	52,408	34,570	22,622	14,893	152
2002	71,134	66,983	2,416	27,724	109,277	68,718	39,260	28,932	17,138	169
2003	95,267	75,016	3,584	30,654	137,409	91,683	44,362	36,918	19,921	185
2004	111,866	77,701	3,583	31,247	156,142	108,284	46,454	41,681	21,715	192
2005	126,715	78,246	5,506	31,442	169,277	121,209	46,803	44,508	23,217	192

주 : 1) 정부지원금은 국고지원과 담배부담금지원으로 구성되는데, 국고지원은 지역에, 담배부담금은 직장과 지역에 나누어 지원
2) 순보험료는 보험료 수입에서 국고지원을 제한 것으로, 『건강보험통계연보』에 기재된 숫자임
3) 직장과 지역의 순보험료는 『건강보험통계연보』에 기재되어 있지 않아, 국고지원이 포함된 직장 · 지역의 보험료 수입에서 국고지원분을 감하여 필자가 계산한 결과인데, 직장과 지역의 합계 수치는 『건강보험통계연보』상에 기재된 순보험료와 미세한 차이를 보임

자료 : 1) 통계 자료 : 건강보험공단, 『건강보험통계연보』, 각 년도를 이용하여 계산
2) 윤희숙(2008), 건강보험료 부과방식의 문제점과 개선방안의 모색, KDI정책포럼 192호

〈표 Ⅰ-5-3〉 직장과 지역가입자간의 보험료 부담지수

구 분	1999	2000	2002	2004	2006	2008	2010
지역가입자	0.83	0.84	0.76	0.67	0.65	0.61	0.56
직장가입자	1.18	1.17	1.24	1.26	1.23	1.25	1.30

주 : 부담지수는 보험료 분담률을 가입자율로 나눈 수치임. 양 집단의 소득을 비교하기 어려운 상황에서는 1.0이 되면 보험료 분담률이 가입자 율과 일치하여 형평분담이 된다고 가정함

(라) 보험료부과 체계의 이원화와 보험료 인상방법의 차이

- 헌재는 2000년 6월 29일 판결문에서 정부가 재정통합을 연기한 것은 그동안에 단일보험료 부과체계의 개발 가능성을 언급하였지만 〈표 Ⅰ-5-4〉를 보면 직장과 지역가입자 간에 전혀 다른 보험료 부과방법을 계속하고 있어 헌재의 기대와는 전혀 다른 결과를 보임
- 직장보험료율의 인상과 지역의 점수당 금액의 인상률이 같아 피상적으로는 같은 율로 보험료가 인상되는 것 같으나 직장가입자는 월급 인상률을 감안하여야 하기 때문에 실질적으로는 직장가입자의 보험료가 훨씬 높은 율로 인상되는 문제가 있음

〈표 Ⅰ-5-4〉 직장보험료율 및 지역보험료 부과점수당 금액 현황 (단위 : %, 원)

구분	2001	2002	2003	2004	2005	2006	2007	2008	2009	2010
직장보험료 인상률	3.40	3.63 (3월인상)	3.94 (1월인상)	4.21 (1월인상)	4.31 (1월인상)	4.48 (1월인상)	4.77 (1월인상)	5.08 (1월인상)	5.08 (동결)	5.33 (1월인상)
지역 점수 당 금액	-	100 ('02.1 시행) 106.7 ('02.3 인상)	115.8 (1월인상)	123.6 (1월인상)	126.5 (1월인상)	131.4 (1월인상)	139.9 (1월인상)	148.9 (1월인상)	148.9 (동결)	156.2 (1월인상)

주 : 1) 직장은 연평균 표준보수월액이며, 근로자의 1991~2000년은 표준보수월액임
2) 2006년은 부과액 기준 결산수치이며, 보험료율은 각 연도말 기준임
3) 2001년 이전은 근로자와 공교의 재정분리 운영으로 표준보수월액 산출 불가
4) 지역보험료는 2002년 1월부터 부과등급별 보험료 합산 방식에서 표준소득 점수에 점수당 금액을 곱하여 산출하는 방식으로 바뀜

(마) 단일보험료 부과체계 개발의 실패

- 직장가입자와 지역가입자 간에 재정을 하나로 하면서 제도의 실질적 형평을 위해서는 단일보험료 부과체계가 절대적으로 중요함
- 정부는 통합을 하고 단일의 보험료 부과체계를 개발하지 못한다면 앞에서 본 바와 같은 직장가입자의 불형평 문제가 불거질 것을 예상하여 Ⅱ편에 수록된 〈표 Ⅱ-4-1〉에서 볼 수 있는 바와 같이 통합 이전부터 단일보험료 부과체계 개발을 위하여 노력하였으나, 현재까지 실패하였음

(바) 재정운영위원회의 무용성

- 이상에서 살펴 본 바에 의하면, 통합 이후 직장가입자와 지역가입자 간에 부담의

실질적 형평이 이루어지지 못하고 있어 재정운영위원회는 헌재가 바라던 기능을 전혀 하지 못하였음을 입증하고 있음

- 이에 노무현 정부에서는 아예 재정운영위원회 기능에서 보험료 부담의 조정이라는 기능을 삭제하였음
- 따라서 「재정운영위원회」가 두 집단 간의 부담의 형평을 조정할 것이라는 것은 헌재를 속이는 방편에 불과하였음

2) 제2차 헌법 소원(2008. 12. 29 제기)

○ 헌변과 동북아메디컬포럼이 제기한 제2차 위헌 소청 내용은 다음과 같음

○ 김대중 정부는 2000년 7월 1일부터 건강보험조직을 통합 운영하였으나, 재정통합은 당초의 1년 6개월을 또 다시 1년 6개월 연기하여 2003년 6월 30일까지 재정통합을 미룸으로써 「국민건강보험법」이 위헌 상태가 되는 것을 최대로 지연시킴

○ 그런데, 노무현 정부는 2003년 7월 1일부터 직장가입자와 지역가입자간에 평등한 부담을 보장하는 단일보험료 부과체계를 개발하지도 못하고 재정통합을 단행하여 수입과 지출을 하나의 재원으로 만들었음(법 제33조 2항)

○ 재정통합을 강행하면서, 보험료 부과를 직장가입자는 「보수월액」을 기준으로, 지역가입자는 소득이 파악되지 않는 이유로 각 세대가 신고한 소득, 재산, 자동차, 성, 연령 등을 토대로 추정한 「보험료 부과점수」를 기준으로 서로 다르게 부과하고 있음(법 제62조-65조)

○ 이는 보험가입자의 부담이 되는 보험료를 부과하는데 있어 직장가입자와 지역가입자를 차별하는 것으로 헌법상 기본권인 평등권과 재산권을 침해하여 헌법 제11조와 제23조를 위반하고 있음

3) 제2차 헌법 소원에 대한 의견

○ 제2차 위헌 소청은 위헌 소청 제기 방법의 차이만 있을 뿐 그 내용은 제1차 위헌 소청과 본질적으로 동일하기 때문에 별도의 설명은 필요치 않음

〈Box Ⅰ-5-1〉 헌법소원관련사항(건강복지정책연구원, 2009.2)

1. 제1차 위헌 소청(99헌마289-2000.6.29 헌재 판결)

헌재는 다음의 이유로 본안 심의에서 위헌임을 적시

1) 공과금부과에서의 평등원칙이 지켜지기 어려움
2) 납세의무자간 균등부담원칙을 토대로 재정통합은 위헌
3) 사회연대 시각에서도 재정통합은 위헌
4) 통합을 통한 위험분산의 확대나 소득재분배 효과의 제고를 위해서도 재정통합은 정당화될 수 없음

그러나 헌재는 다음의 조건을 붙여 코페르니쿠스적 변전을 하여 통합이 합헌임을 판결

1) 관리기구 통합은 2000년 7월이지만 재정통합은 1년 6개월 이후에 이루어지도록 부칙에 명기되어 있기 때문에 정부는 합헌적으로 운영할 의사가 있음
2) 재정통합이 되어 지역가입자에 대한 객관적인 소득파악이 이루어지지 못하더라도 재정운영위원회가 있어 여기에서 "자영자의 소득파악시까지 또는 객관적 소득추정이 가능할 때까지 재정운영위원회의 결정을 통하여 직장가입자와 지역가입자사이의 보험급여비 구성비율 등과 같은 객관적 기준에 따라 직장가입자와 지역가입자 사이의 적정분담비율을 정함으로써 보험료를 분담토록 한다면 부담의 형평성이 보장될 수 있다."라는 이유를 들었음

1.1 헌재 판결의 모순점

헌재는 세 번째 쟁점에 대해서 본안 해석과 마지막 판결이 달라 당시에도 많은 비판이 제기되었으며, 오늘의 제2차 헌법 소청을 야기하게 되는 원인을 제공

세 번째 쟁점인 보험료 부과 방식을 달리하면서 재정을 통합하는 문제에 대해서 헌재는 「직장가입자와 지역가입자의 재정통합은 보험료 부담의 평등이 보장되는 경우에만 헌법적으로 허용된다」라고 하는 전제 위에서 다음과 같은 논리를 전개

2. 제2차 위헌 소청(2008헌마757 및 2009헌마299)

[소청배경]

1. 헌재의 판결과 달리 재정통합은 1년 6개월이 아니라 3년이 연기되어 2003년 7월 1일에 이루어짐(국민건강보험법 제33조 2항)
2. 보험료 부과 기준은 여전히 이중적이 되어 직장가입자와 지역가입자간의 형평을 이루지 못하고 있음(국민건강보험법 제62조 - 제65조)
3. 보험가입자 간에 보험료 부과에서 직장가입자와 지역가입자를 차별하는 것으로 헌법상 기본권인 평등권과 재산권을 침해하는 것임(헌법 제11조, 제23조)
4. 건강보험통합 이후 2001년 보험재정 파탄에 직면한 정부는 건강보험공단이사장이 위원장인 재정운영위원회가 이러한 문제를 조정할 능력이 없다고 판단하여, 재정운영위원회의 기능을 복지부 차관이 위원장인 건강보험정책심의회로 넘기게 되었음

[헌법소원청구의 주장요지]

1. 직장가입자와 지역가입자의 재정통합은 보험료부담의 평등이 보장되어야 함에도 현실은 그러하지 아니함
2. 지역가입자에 대한 적정한 소득 파악은 여전히 이루어지지 못하고 있음

3. 재정운영위원회가 합헌 빌미가 되었음에도 불구하고 재정운영위원회의 기능이 변질되었음
4. 재정통합으로 인한 건강보험재정의 파탄 : 재정통합 이후 계속된 보험료의 증가에도 불구하고 보험수지율(보험급여비/보험료수입)이 악화되어 재정의 부실을 가져오는 한편 2000년부터는 보험재정에 대한 국고지원이 급증하고 있는 실정임
5. 이는 보험가입자의 부담이 되는 보험료를 부과하는데 있어 직장가입자와 지역가입자를 차별하는 것으로 헌법상 기본권인 평등권과 재산권을 침해하여 헌법 제11조와 제23조를 위반하고 있음
6. 직장가입자와 지역가입자 간의 부담의 형평성을 보장하기 위하여 재정운영위원회에서 직장가입자와 지역가입자 사이의 보험급여비 구성비율 등을 토대로 보험료를 조정한다는 것은 사회보험의 연대성 원칙에 위배되는 것임. 보험급여비(위험도)를 보험료 부과를 조정하는 수단으로 하게 됨은 위험을 기준으로 보험료를 부과하는 민영보험과 같아지는 문제가 있음

제 Ⅱ 편

건강보험통합 평가

1. 총 론
2. 국민건강보험법의 법률적 문제
3. 통합 목적의 달성 여부 평가
4. 통합과 관련된 문제점
5. 건강보험통합 및 의약분업과 재정불안정

1. 총 론

1.1. 건강보험통합에 대한 평가의 필요성

○ 건강보험의 통합 문제는 1980년에 제안되어 현재에 이르기까지 우리나라 국민의 의료 이용 습관은 물론 보험재정에도 여러 가지 영향을 미쳐 국민의 부담을 가중시킨 측면이 있음

○ 그 뿐만 아니라 통합법은 헌법재판소에 위헌 소청이 제소되어 시달리기도 하고 있음

○ 이와 같이 의료분야에서의 중요한 정책이 아직까지 한 번도 제대로 된 평가가 이루어지지 않아 이 분야 연구자의 한 사람으로 매우 안타깝게 생각되었음

○ 건강보험 통합이 여태까지 제대로 평가가 이루어지지 못한 데는 여러 가지 이유가 있겠지만, 가장 큰 이유는 건강보험 통합 논쟁이 실증적 차원에서 이루어지지 못하고 이념적 차원에서 이루어졌기 때문에 평가가 곧 통합을 추진한 이념에 대한 비판으로 이어지는 것을 두려워하여 제대로 평가를 하지 못한 측면이 있었다고 하겠음

○ 그리고 현실적 차원에서 통합의 평가가 쉽지 않은 점이 있었기 때문임
- 논쟁이 20년을 이끌어 오면서 논쟁 초점이 너무 다양해져버려 평가가 어려운 측면이 있으며,
- 통합을 추진하였던 사람들이 DJ 정부 이래 계속 집권하였기 때문에 평가를 하려는 사람들로서는 평가에 필요한 연구 자료와 연구비 확보에 어려움이 있었다는 점
- 건강보험을 연구하는 학자들이 통합에 대한 평가를 피하고 싶어 하는 점이 있었음. 통합 논쟁이 이념으로 흘렀기 때문에 통합 평가를 함으로써 자칫하면 통합 논쟁에 또 다시 휘말려들까 우려한 측면도 있었음

○ 그러나 우리나라 국민의료의 제도적인 틀을 바꾸고 재정체계를 뒤흔들었고, 의료체계를 바꾸었고, 의료자원의 분포를 바꾸어 수도권에 집중을 가중시켰고, 대형병원의 발전을 이끌어 의료의 양극화를 촉진시킨 이와 같은 제도를 평가하지 않는다는 것은 이

분야의 종사자로서 역할을 포기하는 것이나 다름없음

○ 특히, 인구고령화가 세계 제1의 속도를 유지하는 우리나라로서는 건강보험제도에 대한 근본적인 개혁없이 현재와 같은 의료비 증가를 방치할 경우, 건강보험제도는 2020년대에 가면 재정파탄으로 붕괴될 우려가 있음

○ 건강보험제도를 지속시키기 위해서는 건강보험통합의 평가가 선행되어야 함. 통합의 평가를 통하여 의료체계상의 문제와 의료비 증가의 근본적인 원인을 찾아낼 수 있을 것임. 원인을 찾으면 이를 개혁하는 방안도 찾을 수 있기 때문에 건강보험의 지속가능성도 담보할 수 있을 것임

1.2. 평가의 방법론

1) 평가 대상 기간

○ 정책평가에서 중요한 것은 평가 대상 기간이 되겠음

○ 평가 대상 기간을 정하기 위해서는 통합의 전개 과정을 간략히 되짚어 보아야 하겠음. 통합과 관련된 법안이 발의되어 국회를 통과하고 통합된 조직이 만들어져 통합된 행정이 이루어진 협의적인 전개과정만 본다면 다음과 같음

- 건강보험통합은 1997년 12월 정기 국회에서 당시 한나라당[54]의 황성균 의원 외 30명이 발의한 지역의료보험조합과 공무원 및 사립학교교직원 의료보험관리공단을 통합하는 국민의료보험법이 통과됨으로써 시작되었음
  - ·그러나 1997년의 국민의료보험법 제정은 그 해 6월 당시 여당인 신한국당에서 농어촌의료보험대책소위원회(위원장 함종한, 위원 황성균, 김명섭, 이상배, 이우재)를 구성하면서 본격적으로 논의가 시작되었음
- 건강보험 통합의 마지막 단계는 2003년 7월 직장가입자와 지역가입자들의 재정통합이 이루어진 후에 완료되었음
- 따라서 건강보험통합을 평가한다고 할 때 최소 기한이 1997~2003년은 되어야 할 것임

○ 그러나 통합이 발의되고, 통합의 후유증이 마무리된 시점을 기준으로 한다면 평가 대상 기간은 이 기간보다 길어야 할 것임

---

54) 한나라당은 1997년 11월 21일 신한국당과 민주당의 통합으로 창당됨

- 먼저 통합의 출발 시점을 따지면 1980년 의료보험조합의 통폐합 과정에서 통합이 제안되었기 때문에 평가 대상 기간의 기산점은 통합을 제안하였던 1980년부터로 하여야 통합의 제안배경 등을 평가할 수 있을 것임
- 평가의 종료 시점은 2003년 재정통합이 완료된 시점으로 간주할 수 있으나, 그 이후 통합과 의약분업으로 인한 재정파탄과, 이를 수습하기 위하여 2001~2004년간 총 34조 8,794억원을 금융권으로부터 차입(이자지출만 연간 1,000억원 정도였음) 하였기 때문에 협의적으로 할 경우 2004년까지는 평가 대상이 되어야 할 것임
- 그러나 최근 의료체계상의 여러 난제(수도권 환자 쏠림이나 대형병원과 중소병원 간의 격차 문제 등)들은 통합을 전후한 정책과 관련이 있기 때문에 적어도 2010년까지는 평가 대상으로 하여야 할 것임
  · 환자들의 수도권 의료기관으로의 쏠림 문제는 그 원인이 지역의료조합 통합 직후에 이루어진 진료권 폐지와 관련이 있음(물론 KTX 개통 등의 다른 요인도 있음)
  · 대형병원과 중소병원의 양극화문제는 통합 이후 2001년의 급여구조 개편과 관련이 있음

○ 따라서 평가 대상 기간은 1980년에서 2010년까지로 정하여 자료가 수집되는 한도 내에서 분석을 시도하였음

2) 평가 대상 정책

○ 건강보험통합은 제도상의 변화와 함께 의료체계에도 영향을 미치기 때문에 어떠한 정책을 대상으로 하느냐에 따라 평가가 달라질 수 있음

○ 평가에서 가장 중요한 것은 건강보험을 통합해야 한다고 주장할 때 열거한 통합의 이점들이 실현되었느냐 여부에 대한 평가임
- 실현되었다면 당초의 주장과 같이 긍정적인 효과로 실현되었느냐, 아니면 실현되었는데 부작용이 있었느냐, 긍정적 효과와 부작용을 비교하여 어느 것이 더 큰 것이냐의 비교가 필요함
- 통합의 이점으로 주장된 논리가 실현되지 못하였느냐? 그렇다면 그 이유는 무엇인가? 당초부터 실현 불가능한 주장을 무리하게 동원한 것은 없는가? 등을 검토할 필요가 있음

○ 다음으로 건강보험제도내에서의 변화와 이에 따른 문제점을 찾도록 함
- 제도 내에서는 보험료 부과체계의 변화

- 급여구조의 변화
- 보험재정에의 파급효과
- 관리조직의 변화

○ 건강보험 통합의 파급효과로서 주로 의료체계와 관련된 문제점들을 찾도록 함(통합의 직접적 파급효과로 보기는 어려움)
- 진료권과 환자쏠림 문제
- 급여구조의 변화와 의료기관의 양극화 문제 : 불평등 심화
- 의료이용의 증가와 국민부담 문제

3) 평가 자료 및 방법

○ 평가 자료는 두 가지로 하였음
- 통합을 추진하는 과정에서 통합을 주장하는 논리와 반대하는 논리가 담긴 과거의 문헌
  · 연구보고서, 연구논문, 정책토론회 보고서, 신문기사, 정부(정부기관)의 발표문, 연보 등
- 통계자료 및 실태조사 보고서 등의 문헌

○ 평가방법
- 서술적인 분석을 택하였음

1.3. 평가의 한계

○ **평가 자료상의 한계**
- 건강보험 통합 전후의 의료소비자의 행태변화나 보험자의 행태변화에 관한 자료를 구하기 어려워 기 발간된 통계자료만 갖고 평가함에 따른 한계가 있었음
- 통합이 이루어진지가 10년이 넘었는데 처음으로 평가를 하게 됨에 따라 자료를 찾는데 어려움이 있어 평가도 어느 정도 제한적일 수밖에 없었음
- 따라서 일부 평가는 필자의 관념적 판단이 개입될 수 밖에 없었음

○ **평가 대상의 혼재**
- 의약분업과 건강보험통합이 동시에 이루어졌으며, 2001년도의 보험재정 파동은 의약분업이 주도하였기 때문에 재정파탄의 원인은 의약분업과 함께 통합에서 찾아야

할 것임

- 통합으로 출발한 국민건강보험공단이 초기에 조직원간의 마찰, 공단지사의 역할 미흡 등으로 과거의 의료보험조합이 하였던 급여관리 노력이 거의 이루어지지 못하였기 때문에 통합 후의 재정증가는 통합의 파급효과로 귀속시킬 수 있을 것임
- 통합은 단순하게 보험조합들을 하나로 만든 것으로 볼 수 있으나, 재정을 하나로 만든 것은 의료관리에 전반적인 영향을 미칠 수밖에 없음. 특히 통합 직후인 2001년 상대가치수가제도를 도입하여 수가표에 등재되는 서비스 항목을 늘린 것과 같은 정책은 보험재정에도 영향을 줄 수 밖에 없음. 이 문제를 통합과 무관하게 볼 수도 있으나, 통합 직후의 정책변화라 평가에 포함시키지 않을 수 없었음. 이로 인하여 통합평가 대상이 다소 광범위 해졌음
- 의약분업에 대한 평가는 필자가 『의약분업의 역사와 평가』라는 책자로 별도 진행하여 금년 1월에 발간하였음. 의약분업은 처음 의도한 목적이 거의 실패한 것으로 나타났으며, 몇 가지 효과도 의약분업효과라기 보다는 건강보험심사평가원의 심사평가 결과로 볼 수 있음
- 의약분업 평가에서 의약분업이 건강보험 재정에 미친 효과는 별도로 추계하지 않고, 건강보험통합평가에서 같이 다루었음. 왜냐하면 통합과 의약분업이 동시에 이루어져 재정파급효과를 분리하여 분석하기는 사실상 어렵기 때문임

1.4. 평가의 전제

○ 통합된 건강보험제도를 평가하는데 있어서 전제 조건은 통합된 제도를 허물어뜨리고 과거의 조합으로 회귀하기 위한 논리를 찾는데 있지 않음

○ 평가를 통하여 현재의 통합된 제도가 갖는 장점(재정의 단일화와 중앙기금의 기능)은 살리고, 제도의 문제점(보험료 부과체계, 보험급여구조)은 찾아 개혁하여 건강보험제도에 대한 국민의 불만을 가라앉히고 제도를 지속 가능하도록 만드는데 있음

2. 국민건강보험법의 법률적 문제

○ 건강보험 통합은 여러 가지 측면에서 많은 문제가 있음. 그 가운데 가장 먼저 언급되어야 할 과제가 바로 통합법인 국민건강보험법이 내재하고 있는 문제임

2.1. 국민건강보험법의 내용상 문제점

2.1.1. 건강보험 급여 범위에 「예방」과 「건강증진」 업무 추가

1) 문제 조항 : 법 제1조 '목적'

〈Box Ⅱ-2-1〉 국민건강보험법 제1조(목적)

제1조 【목적】 이 법은 국민의 질병 · 부상에 대한 예방 · 진단 · 치료 · 재활과 출산 · 사망 및 건강증진에 대하여 보험급여를 실시함으로써 국민보건을 향상시키고 사회보장을 증진함을 목적으로 한다.

2) 개요

○ 건강보험통합에 따라 제정된 「국민건강보험법」 제1조(목적) 내용 중 '보험급여'의 범위에 건강보험(舊 의료보험) 제도의 취지에 맞지 않는 「예방」과 「건강증진」 등이 포함되어 있음

○ 그 결과 목적(법 제1조)에는 보험급여에 대한 규정이 있는데, 구체적인 보험급여 범위(법 제39조)에는 목적에서 규정한 보험급여의 내용이 누락되는 등 법률체계에서 모순을 드러내고 있음
- 목적에 「예방」과 「건강증진」이 포함된 것은 의료보험을 건강보험으로 명칭을 바꾸면서 포함시킨 것으로써 당시 건강보험통합 기획자들의 정책 의도가 반영된 것임 〈Box Ⅱ-2-2 참조〉

– 이처럼 법률체계에 모순을 보이고 있는 것은 당시 건강보험통합 기획자들이 이상에 치우쳐 포함시킨 것으로 판단됨(김일천[55], 2010a)

〈Box Ⅱ-2-2〉 의료보험 통합의 기본 원칙

모든 국민은 부담능력(소득)에 따라 보험료를 적정하게 부담하고, 필요(need)에 따라 적절한 의료혜택을 받음으로써 사회연대성(solidarity)을 강화하는 것이 의료보험 통합의 기본 방향이며, 이의 실현을 위한 구체적인 원칙은 다음과 같다.

- 첫째, 급여 범위의 포괄성(comprehensive benefits) 보장이다. 질병의 치료뿐만 아니라 예방 · 재활 및 건강증진에 대하여 적극적이고 포괄적인 급여를 제공함으로써 국민건강 수준의 향상을 도모하는 것이다.
- 〈둘째 ~ 넷째 생략〉
- 다섯째, 통합재정의 건전성(financial stability)[56] 확보이다. 재정통합에 의한 적정보험료, 적정 급여구조로 전환할 수 있는 계기를 마련한다. 이를 위해서는 보험급여 확대 및 의료서비스의 질 향상에 상응한 보험료 인상, 관리운영비 절감, 의료공급체계의 거품, 왜곡, 비효율의 최소화를 통해 안정된 재정운영 시스템을 구축한다.

(보건복지부 의료보험통합추진기획단, 의료보험제도의 통합방안, 1998.12. 52쪽)

3) 문제점

○ 문제의 내용 : 건강보험 통합에 따라 제정된 「국민건강보험법」 제1조 '목적' 일부 내용에 「예방」과 「건강증진」이 추가

– 법 제1조(목적) 내용 중 『… 질병 · 부상에 대한 예방 · 진단 · 치료 · 재활과 … 건강증진에 대하여 보험급여를 실시 …』로 규정하여, 통합 이전에 없던 「예방」과 「건강증진」이 추가되었음(표 Ⅱ-2-1 참조)

---

55) 김일천은 복지부 공무원으로 의료보험이 도입될 때인 1976년 5월 사무관시절부터 건강보험(舊 의료보험) 업무를 담당한 이래 보험급여과장, 연금국장(당시 연금국장이 의료보험 업무 관장)을 거쳐 정년퇴임을 할 때까지 14년 동안 건강보험(舊 의료보험)만 다루었으며, 복지부에서 물러난 이후에는 의료보험연합회 상임이사를 거쳤으며, 그 이후에도 꾸준하게 건강보험에 대하여 연구를 하여 우리나라 건강보험 제도의 산 역사이자 전문가임

56) 최근에는 보험재정의 지속가능성(sustainability)이라는 용어를 사용

〈표 II-2-1〉 의료보험법 vs. 국민건강보험법 제1조 '목적' 비교

의료보험법 (공무원및사립학교교직원의료보험법)	국민건강보험법
질병 · 부상 · 분만 또는 사망 등에 대하여 보험급여를 실시 …	질병 · 부상에 대한 예방 · 진단 · 치료 · 재활과 … 건강증진에 대하여 보험급여를 실시 …

○ 「예방」 추가 조항의 문제점

– 초기 의료보험(독일 등 서구와 일본)의 주된 목적은 질병 등으로 인한 가계 지출의 위험을 분산하여 가계를 보호하는 것이었음

– 의료보험의 가장 중요한 목적은 근로자의 질병과 부상의 적기 치료를 통해 근로자의 노동력을 조기에 회복시켜 근로 현장에 복귀시킴으로써 근로자의 생계 안정과 기업의 생산성 향상을 도모하는 것임

· 따라서 초기 의료보험에서는 피부양자 제도가 없었음

· 이와 같은 이유로 초기 의료보험에는 질병, 부상에 대한 「예방」 개념은 없었음

– 오늘날 볼 수 있는 제도의 모습은 1942년 베버리지 보고서가 발간된 이후 의료가 규범적인 공공재로 간주되고 의료보장이 정부의 책임으로 되면서 전국민의료보장이 요구되던 제2차 세계대전 이후의 일임

· 그리하여 근로자 의료보험에 피부양자 제도를 만들어, 이들을 보호하기 시작하였음

– 인구 고령화에 따른 의료비의 증가 등으로 보험재정에 문제가 생기면서 보험료 상승 문제를 완화하기 위하여 질병 「예방」의 개념을 의료보험제도에 도입한 것은 일응 적절한 것으로 볼 수 있음

· 독일에서 1970년 이전에는 산전진찰(antenatal) 정도만 질병보험에서 급여로 하다 1971년 이후 암검진이 여성 20세 이상, 남성 45세 이상에 급여로 허용되었음. 1989년부터 심혈관질환(cardiovascular), 신장질환(renal diseases), 당뇨병(diabetes)과 같은 질병의 정기검진을 개업의사들이 하도록 규정되었음(Health Care Systems in Transition, Germany, 2004)[57)]

· 현재는 Robert Koch Institute로부터 질병통제와 예방전문가(disease control and prevention expert)가 추천하는 예방접종(vaccination)에 대해서 질병금고가 상환(Lisac M et al., 2010)

57) 여기서 흥미 있는 점은 예방접종의 책임이 보건소에서 개업의사에게 넘어간 이후 면역률이 국제기준에 비하여 낮아졌다는 점임

- 그러나 우리나라 건강보험법에는 다음과 같은 문제점이 있음
  - 「질병 예방」 개념은 그 범위가 너무 광범위하고, 「부상 예방」은 「질병 예방」보다 그 의외성이 너무 강해서 '포괄적으로 질병 예방'을 법정급여 범위로 포함시키는 것은 현실적으로 불가능하기 때문에 타당하지 않다는 것임
  - 만약 「예방」을 법정급여 항목에 포함시키면, 모든 상병에 대한 예방접종에 대해 건강보험이 급여를 해야 하므로 그에 따른 보험재정에 주는 부담이 너무 커지는 문제점이 있음
  - 실제로 2009년에 '신종플루'가 유행되었을 때, 당초 건강보험 급여를 하지 않았다가 나중에 급여를 했는데, 이에 대한 건보재정 부담은 2009년에 신종플루를 포함한 인플루엔자 건강보험급여비가 880억원으로서 전년도(2008)보다 11배가 많았고(조선일보, 2010.5.18.), 이에 따라 전체 건보재정이 13.6%가 증가하였음(메디컬투데이, 2010.3.14.)
- 이러한 문제점에도 불구하고, 예방급여를 꼭 법정급여로 한다면, 예방의 범위를 법으로 정하여 보험재정이 허락하는 범위 내에서 정해야 함(김일천, 2010a)
  - 건강보험 통합에 따라 일단 법정급여 범위(법 제39조)에 「예방」을 포함하였으나 그 범위를 정하지 않았음(Box Ⅱ-2-3 참조)
  - 「예방」범위를 정해야 통합기획단이 제시한 건보통합의 다섯 번째 정책방향인 건보재정의 안정성을 유지할 수 있기 때문임

〈Box Ⅱ-2-3〉 국민건강보험법상 법정급여의 범위(제39조 : 요양급여)

제39조 【요양급여】 ① 가입자 및 피부양자의 질병 · 부상 · 출산 등에 대하여 다음 각호의 요양급여를 실시한다.

1. 진찰 · 검사
2. 약제 · 치료재료의 지급
3. 처치 · 수술 기타의 치료
4. 예방 · 재활
5. 입원
6. 간호
7. 이송

〈2항~3항 생략〉

○ 「건강증진」 추가에 대한 문제점

- 「건강증진」에 관해서는 우리나라는 기본적으로 「국민건강증진법」이 있음(Box Ⅱ-2-4 참조)
- 「국민건강증진법」의 「건강증진」은 신공중보건(new public health)개념으로서, 과거 전염병 시대 극복 이후 질병 구조가 만성질병으로 전환함에 따라 이에 대한 효과적인 관리를 통해 국민의료비를 절감하고자 하는 전략으로서 국민들의 생활습관을 개선하는데 중점을 두는 것임

〈Box Ⅱ-2-4〉 국민건강증진법상 「건강증진」에 대한 정의

제2조 【정의】 이 법에서 사용하는 용어의 정의는 다음과 같다.

1. "국민건강증진사업"이라 함은 보건교육, 질병예방, 영양개선 및 건강생활의 실천 등을 통하여 국민의 건강을 증진시키는 사업을 말한다.

〈2~3호 생략〉

- 우리나라는 「건강증진」에 관해서는 「국민건강증진법」상 담배부담금을 국민들로부터 별도로 거두어 「건강증진」사업을 위한 재원으로 사용하고 있기 때문에, 「건강증진」과 의료보험의 급여와는 그 성격을 달리하는 것임
  - 전 세계 어느 나라에서도 「건강증진」을 건강보험법 '목적'에 보험급여로 규정하고 있는 나라는 없음(김일천, 2010a)
- 이러한 이유에서 인지 건강보험 통합에 따른 '목적(법 제1조)'에는 「건강증진」을 보험급여로 하겠다고 규정하면서, 구체적인 '법정급여 범위(요양급여, 법 제39조)에는 「건강증진」이 포함되어 있지 않음
  - 이는 법률체계상 모순임
  - 이러한 모순에 따라 결과적으로 법의 목적에 있는 「건강증진」이란 보험급여는 선언적인 것에 불과하게 되었고, 당시 건강보험통합 기획자들은 스스로 이 부분을 사문화(死文化)시키는 결과를 가져왔음
- 이 부분은 법 제39조(요양급여)에 「건강증진」이라는 보험급여를 법정급여로 하든가 아니면 법 제1조(목적)에서 사문화(死文化)된 「건강증진」이라는 용어를 삭제하든가 해야 올바른 법률체계가 확립될 것임

2.1.2. 「진찰(진단)」,「치료」,「재활」 등 용어의 혼돈

1) 문제 조항 : 법 제1조 '목적'

2) 개요

○ 「진단」과 「재활」은 「치료」의 한 과정이기 때문에, 「치료」라는 용어를 사용했으면 법정 급여 범위(법 제39조)에 「진단」과 「재활」이라는 용어를 사용하는 것은 적절하지 못함

3) 문제점

○ **문제의 내용** : 건강보험 통합에 따라 제정된 「국민건강보험법」 제1조(목적)와 법정 급여 범위를 규정한 제39조(요양급여)에 「진찰(진단)」,「치료」,「재활」 등 불필요한 용어가 같이 사용되고 있어 개념상 혼돈을 주고 있음
- 「진찰(진단)」,「치료」,「재활」 등 용어 혼돈에 대한 문제점
- 「진단」과 「재활」은 「치료」의 한 과정이기 때문에, 「치료」라는 용어를 사용했으면 「진단」과 「재활」이라는 용어를 사용하는 것은 적절하지 않음
- 예를 들어 「재활」이란 개념을 놓고 볼 때 그 범위도 광범위함
  - · 장애인복지법상 재활이나 다른 법률의 직업재활까지를 포함한 개념인지 분명히 해야 할 것임
  - · 의학적 재활에 국한시킨다면, 굳이 보험급여에서 재활이라는 용어를 사용할 필요가 없음
  - · 왜냐하면, 상병의 치료는 질병 발생 이전의 건강상태로 환원(재활)시키는 것이기 때문에 재활치료는 상병치료의 한 과정에 속하는 것임
  - · 과거 의료보험법에 「재활」을 법정급여 범위로 하지 않았지만 모든 의료기관에서 재활치료가 이루어졌음

○ 따라서 이러한 불필요한 용어를 정리할 필요가 있음

2.1.3. 「건강보험정책심의위원회」의 기능과 역할

1) 문제 조항 : 법 제4조 '건강보험정책심의위원회' 〈Box II-2-5〉

〈Box II-2-5〉 국민건강보험법 제4조(건강보험정책심의위원회)

제4조 【건강보험정책심의위원회】 ① 건강보험정책에 관한 다음 각 호의 사항을 심의 · 의결하기 위하여 보건복지부장관 소속하에 건강보험정책심의위원회(이하 "심의위원회"라 한다)를 둔다. 〈개정 2008.2.29, 2010.1.18〉

1. 제39조 제2항의 규정에 따른 요양급여의 기준
2. 제42조 제3항의 규정에 따른 요양급여비용에 관한 사항
3. 제65조 제1항의 규정에 따른 직장가입자의 보험료율
4. 제65조 제3항의 규정에 따른 지역가입자의 보험료부과점수당 금액
5. 그 밖에 건강보험에 관한 주요 사항으로서 대통령령이 정하는 사항

② 심의위원회는 위원장 1인과 부위원장 1인을 포함한 25인의 위원으로 구성

③ 심의위원회의 위원장은 보건복지부차관이 됨

④ 심의위원회의 위원은 다음 각 호의 자를 보건복지부장관이 임명 또는 위촉한다. 〈개정 2008.2.29, 2010.1.18〉

1. 근로자단체 및 사용자단체가 각각 2인씩, 시민단체(「비영리민간단체 지원법」 제2조의 규정에 따른 비영리민간단체를 말한다. 이하 같다), 소비자단체, 농어업인단체 및 자영업자단체가 각각 1인씩 추천하는 8인
2. 의료계를 대표하는 단체 및 약업계를 대표하는 단체가 추천하는 8인
3. 다음 각 목의 8인
   가. 대통령령이 정하는 중앙행정기관 소속 공무원 2인
   나. 국민건강보험공단의 이사장 및 건강보험심사평가원의 원장이 각각 1인씩 추천하는 2인
   다. 건강보험에 관한 학식과 경험이 풍부한 4인

⑤ 심의위원회 위원의 임기는 3년으로 한다. 다만, 공무원인 위원의 임기는 그 재임기간으로 하고, 보궐된 위원의 임기는 전임자의 잔임기간으로 한다.

⑥ 심의위원회의 운영 등에 관하여 필요한 사항은 대통령령으로 정한다.

2) 개요

○ 법 제4조에 따라 보건복지부 내에 설치된 「건강보험정책심의위원회(이하 '건정심(健政審)')」는 요양급여의 기준과 비용, 보험료 등에 관하여 심의 · 의결하는 기구임

○ 법 제2조(관장)에 따르면, 복지부장관이 건강보험과 관련된 모든 사업인 건강보험사업을 하도록 규정되어 있음

- 그런데 또 다시 법 제4조의 규정에 따라 '건정심'이 요양급여의 기준과 비용, 보험료 등에 관하여 심의·의결하게 함으로써 장관의 기능 및 역할과 중복되게 하고, 장관이 이를 번복하기 어렵게 하는 구조를 갖고 있음
- 이에 따라 장관이 건강보험 운영에서 허수아비가 될 가능성이 있고, 건강보험 운영에 따른 책임을 장관이 져야 할 것인지 아니면 '건정심(健政審)'이 져야 할 것인지 그 책임 소재가 불분명하다는 문제가 있음

3) 문제점

○ **문제의 내용** : 건강보험 통합에 따라 제정된 「국민건강보험법」 제4조 '건정심'의 기능 및 역할이 건강보험 사업을 총체적으로 관장하는 장관의 기능 및 역할(법 제2조 : 관장)과 중복되는 문제가 있음

- 이에 따라 건강보험 운영에서 장관의 책무성이 애매모호하게 되고, 법률상 '건정심'의 기능 및 역할이 상대적으로 장관과 대등하게 되는 모순을 갖고 있음

○ '건정심'이 최고 심의·의결 기구의 기능을 하게 된 배경

- '건정심'을 건강보험 운영에서 최고 심의·의결[58] 기구로서 기능하도록 한 것은 건강보험 통합 기획자들의 정책 방향이 반영된 결과임(Box Ⅱ-2-6 참조)

〈Box Ⅱ-2-6〉 건강보험 운영 최고 심의·의결 기구로서 '건정심' 설치

복지부 내에 '건정심' 설치 운영
- '건정심'을 복지부 내에 설치를 하되, 그 운영을 독립적으로 운영함
- '건정심'을 건강보험에 관한 최고 정책 심의·의결 기구로서 보험수가, 보험급여 범위, 진료비 지불 방식 등 건강보험의 주요 사항을 실질적으로 심의·의결할 수 있는 기능을 수행하도록 그 기능을 강화함
- '건정심' 기능을 실질적으로 강화할 수 있도록 농어민, 노동계, 시민단체 등의 참여가 보장되어야 함
- 이 같은 '건정심'의 운영 원칙과 위원의 구성은 민주적 운영을 가능케 하는 것임

(보건복지부 의료보험통합추진기획단, 의료보험제도의 통합방안, 1998.12. 57-58쪽)

---

58) 〈표 Ⅱ-2-2〉에서 설명되고 있듯이, '건정심'의 당초 기능은 심의기구로 역할에서는 보험료를 제외한 요양급여의 기준과 비용 등을 심의하였음

○ '건정심'을 최고 심의 · 의결 기구로 만드는 과정

- '건정심'의 당초 기능은 심의 기구였고, 역할은 요양급여의 기준과 비용에 대한 것을 다루는 것이었음(표 Ⅱ-2-2 참조)
- 건강보험에서 중요한 정책 결정사항인 '보험료'에 관한 부분은 최초 건강보험 통합법인 「국민건강보험법」에는 재정운영위원회(법 제31조, 건보공단이 관장)의 업무였음
- 2001년 건보재정 파탄 이후 '국민건강보험재정건전화특별법(2006년 12월까지 한시법)'의 제정 이후 2007년부터 '보험료'에 관한 역할이 추가되었고, 기능도 심의에서 심의 · 의결로 확대되었음
- 과거의 재정운영위원회는 건정심과 전혀 다른 성격인데 재정운영위원회의 보험료 심의기능을 건정심으로 이관한 것은 헌법적 문제를 야기하는 과오임

〈표 Ⅱ-2-2〉 건보법의 '건정심'과 舊의료보험법의 '의보심' 비교

<table>
<tr><th>구분</th><th>건강보험법</th><th>舊의료보험법</th><th>舊공교의료보험법</th></tr>
<tr><td>명칭</td><td>건강보험정책심의위원회</td><td>의료보험심의위원회</td><td rowspan="7">- 논의하고자 하는 기구와 관련된 조항은 없음

- 진료비 심사와 관련된 '의료보험심사위원회'가 공교공단 내에 설치되어 있음</td></tr>
<tr><td>기능</td><td>심의 · 의결기구
※ 2006년까지 심의 기구</td><td>장관 자문 기구</td></tr>
<tr><td>역할</td><td>- 요양급여 기준 및 비용
- 보험료(2007년에 추가)
※ 2006년까지 공단 재정위원회 소관이었음</td><td>- 요양급여 기준 및 비용</td></tr>
<tr><td>관장 기관</td><td>복지부 장관</td><td>복지부 장관</td></tr>
<tr><td>법적 근거</td><td>법 제4조</td><td>법 제5조</td></tr>
<tr><td>특이 사항</td><td>- 보험료는 당초(1999년) 재정위원회의 소관이었음(공단이 관장)
- 명칭도 당초(1999년) '건강보험심의조정위원회'로서 심의 · 조정하였으나, 2007년부터 심의 · 의결 기구가 되었음</td><td></td></tr>
<tr><td>위원회 구성</td><td>- 근로자
- 사용자
- 자영자
- 의약계 대표
- 공익대표
※ 1999년 보험료 조정기구였던 재정위원회의 위원 구성에 의약계 대표는 포함되지 않았음</td><td>左同</td></tr>
</table>

○ '건정심'의 기능에 '의결'까지 확대됨에 따른 법률적 문제

– 건강보험법 상 장관과 대등 내지는 중복 기능을 하게 되었음

– 법 제4조에 있는 '심의 · 의결'의 기능은 '심사하여 결정한다'는 의미이기 때문에 정책결정자인 장관이 위원회의 기능을 법률상 번복하기가 어렵게 되어 있음

– 건강보험법상 장관에게 건강보험 수가 및 약가에 대해 고시를 할 수 있는 권한을 부여하고 있음에도 불구하고, 법률상 '건정심'에서 건강보험 수가 및 약가에 대해 의결을 하면 의결한 대로 고시를 해야 하는 문제점이 있음

· 이와 같은 절차는 자칫하면 장관을 '허수아비'로 만들 가능성이 있음(김일천, 2010a)

– 이와 같이 건강보험 운영에 대한 의사결정의 중복은 건강보험 정책(수가 및 약가)에서 심각한 문제가 발생할 때, 그 책임을 장관에게 지울 것인지 아니면 '건정심'으로 할 것인지 등에 대한 책임 소재가 애매모호해지는 문제가 있음

○ '건정심' 기능에 '의결'까지 확대하고 '보험료'가 포함됨에 따른 위원회 위원 구성에 대한 헌법적(憲法的) 문제점

– 위원회의 기능이 '심의'를 하는 '장관의 자문기구'일 때는 위원회를 구성하는 위원에 의약계 대표가 참여하는 것이 합리적인 의사결정 과정임

· 또한 이 경우에는 의약계의 이해와 직접 관련이 될 수 있는 진료비 지불의 크기를 결정할 '보험료' 등이 심의 대상에 포함되지 않는 것이 당연함(1999년 10월 1차 통합(공교+지역)후 국민의료보험법, 2000년 7월 2차 통합(공교+지역+직장) 후 국민건강보험법)

· 앞서 논의한 대로 '보험료'는 재정위원회의 소관이었고, 이 재정위원회의 위원 구성에는 의약계 대표가 포함되지 않았음(표 Ⅱ-2-3 참조)

– 그러나 '보험료'가 심의 · 의결 대상이 되는 경우에 의약계 대표가 참여하는 것은 헌법적(憲法的)으로 중요한 문제가 있음

· 2000년 6월 건보재정 통합에 대한 헌재(憲裁)의 합헌(合憲) 판결에서는 당시 재정운영위원회가 잘 운영된다면, 소득파악이 될 때까지 헌법상 문제가 있는 재정통합법이라도 위헌(違憲)이 되지 않는다고 보았음(Box Ⅱ-2-7 참조)

· 2000년 6월 당시 헌재(憲裁)가 합헌(合憲)의 전제(前提)가 있는 조건부로 판결했던 재정위원회 위원 구성에는 의약계의 대표가 포함되지 않았음

· 당시 헌재의 합헌의 전제가 된 재정운영위원회는 직장 및 지역가입자 대표와 공익 대표만이 참여하는 가입자의 '대의기관' 역할을 하는 것으로 본 것임

· 그런데 헌재(憲裁) 판결 이후 재정위원회가 다루던 '보험료'가 '건정심'으로 이관되면서, 헌재(憲裁)의 합헌(合憲) 전제(前提) 요건인 가입자의 대의기능이 삭제되고 공급자 대표가 참여하는 건정심에서 보험료를 결정토록한 것은 헌법적(憲法的)으로 중대한 문제를 안고 있음

〈표 Ⅱ-2-3〉 통합법 합헌 판결(2000)과 그 이후(2007) 보험료 조정 기구 변화

구분	건강보험법 보험료 조정 기구 변화		
	헌재 건보통합 합헌 판결 당시(2000)		2007년 건보재정 파탄 이후
기구	재정운영위원회		건강보험정책심의위원회
역할	보험료 조정		보험료 조정
기능	심의 · 의결		심의 · 의결
위원 및 위원장	• 위원 30인 – 직장가입자 대표 10인 – 지역가입자 대표 10인 – 공익대표 10인 • 위원장 – 2000년 당시 복지부차관 당연직 – 2007년 이후 현재 호선	➡	• 위원 25인(위원장 포함) – 가입자 대표 8인(직장대표 4인/지역대표 4인) – 의약계대표 8인 – 공익대표 10인 • 위원장 – 2000년 당시 위원장 호선 – 2007년 이후 복지부 차관 당연직
법 조항	국민건강보험법 제31조		– 국민건강보험재정건전화특별법 제4조(2002–2006) – 국민건강보험법 제4조(2006년 이후)
관장 기관	공단		복지부

주 : 1) 헌재 건강보험 통합에 대한 합헌 판결은 2000년 6월 29일
2) 건보 1차 조직 통합(공교+지역) 직후 1999년 10월 국민의료보험법, 건보 2차 조직 통합(직장까지) 직후 2000년 7월 국민건강보험법
3) 건보 1차 재정 통합(공교+지역) 2002년 1월, 건보 재정 2차 통합(직장까지) 2003년 7월

○ '건정심'의 기능은 당초(1999년 국민의료보험법 제정 당시의 취지)대로 심의 기구로 조정해서 장관과 중복 기능을 하지 않도록 하고, 위원회 구성에서 이해관계인 의약계의 대표가 들어있어야 할 것임 : 건정심은 보험료 결정을 하지 않고 재정위원회로 그 기능을 돌려주어야 함

– 재정운영위원회에는 의약계 대표의 참여가 배제되어 있음

〈Box Ⅱ-2-7〉 건보 재정 통합에 대한 헌재(憲裁) 합헌(合憲) 판결 내용

- 헌재(憲裁)는 보험료 부과체계가 직장가입자와 지역가입자 간에 동일하지 않은 채(평등하지 않은 채) 재정통합(국민건강보험법 제33조 제2항)을 하는 것은 '위헌(違憲)'이라고 전제(前提)
- 그러나 앞으로(헌재 판결일 2000.6.29. 기준) 1년 반이라는 시간이 있고(실제 재정 통합은 3년 후인 2003. 7.1에 이루어짐), 재정운영위원회(국민건강보험법 제31조)가 지역가입자와 직장가입자의 보험료의 적정 분담 비율을 민주적으로 결정할 것이라는 '가능성(可能性)이 있어 합헌(合憲)으로 결정
  - 헌재의 합헌 전제는 건보통합 당시의 법 조항은 헌법상 문제가 있으나, '객관적인 소득 추정이 가능할 때까지'는 재정운영위원회를 통해 직장가입자와 지역가입자의 보험료 분담 등을 조정할 수 있어 보험료 부담의 형평성이 보장될 수 있다는 것임

2.1.4. 재정운영위원회의 설치와 건강보험심사평가원의 명칭

1) 문제 조항

○ 법 제31조(재정운영위원회)와 제55조(건강보험심사평가원 설립)(Box Ⅱ-2-8 참조)

〈Box Ⅱ-2-8〉 재정운영위원회(제31조)와 건강보험심사평가원 설립(제55조)

제31조 【재정운영위원회】 ① 제42조 제5항의 규정에 따른 요양급여비용의 계약 및 제72조의 규정에 따른 보험료의 결손처분 등 보험재정과 관련된 사항을 심의 · 의결하기 위하여 공단에 재정운영위원회를 둔다.〈개정 2006.12.30〉

제55조 【심사평가원 설립】 요양급여비용을 심사하고 요양급여의 적정성을 평가하기 위하여 건강보험심사평가원(이하 "심사평가원"이라 한다)을 설립한다.

2) 문제점

○ 재정운영위원회와 건보공단 이사회의 기능 중복에 대한 문제점
  - 재정운영위원회가 업무 대상으로 하는 보험료의 결손 처분 등에 대한 것은 건보공단 이사회의 의결사항에 다 포함되는 것으로 기능의 중복 문제가 있음(김일천, 2010a)

○ 건강보험심사평가원의 명칭 모순에 대한 문제점
  - 심사평가원의 업무는 의료기관이 진료비로 받아야 할 채권행사가 정당한가, 그리고

환자 진료 측면에서 의료의 질이 어떠했는지에 대해 심사하는 것임
- 따라서 현재의 명칭은 건강보험 운영 전반에 대해 평가하는 기관으로 오해받을 수 있음
- 건강보험심사평가원은 '건강보험요양급여비용 심사평가원' 또는 '건강보험진료비 심사평가원'으로 개칭하는 것이 더 적절할 것임

2.1.5. 「가입자」 및 「피부양자」 등의 개념과 용어

1) 문제 조항

○ 법 제5조 '피부양자'와 제6조 '가입자'〈Box Ⅱ-2-9〉

〈Box Ⅱ-2-9〉 국민건강보험법 제5조(피부양자)와 제6조(가입자)

제5조 【적용대상 등】 ① 국내에 거주하는 국민으로서 다음 각호의 1에 해당하는 자외의 자는 이 법에 의한 건강보험(이하 "건강보험"이라 한다)의 가입자(이하 "가입자"라 한다) 또는 피부양자가 된다.〈개정 2001.5.24, 2006.10.4〉

1. 「의료급여법」에 따라 의료급여를 받는 자(이하 "수급권자"라 한다)
2. 「독립유공자예우에 관한 법률」 및 「국가유공자 등 예우 및 지원에 관한 법률」에 의하여 의료보호를 받는 자(이하 "유공자 등 의료보호대상자"라 한다). 다만, 다음 각목의 1에 해당하는 자는 그러하지 아니하다.
   가. 유공자등 의료보호대상자중 건강보험의 적용을 보험자에게 신청한 자
   나. 건강보험의 적용을 받고 있던 자가 유공자등 의료보호대상자가 된 경우로서 보험자에게 건강보험의 적용배제신청을 하지 아니한 자

② 제1항의 피부양자는 다음 각 호의 1에 해당하는 자중 직장가입자에 의하여 주로 생계를 유지하는 자로서 보수 또는 소득이 없는 자를 말한다.

1. 직장가입자의 배우자
2. 직장가입자의 직계존속(배우자의 직계존속을 포함한다)
3. 직장가입자의 직계비속(배우자의 직계비속을 포함한다) 및 그 배우자
4. 직장가입자의 형제 · 자매

제6조 【가입자의 종류】 ① 가입자는 직장가입자 및 지역가입자로 구분한다.

〈2항 생략〉

③ 지역가입자는 가입자중 직장가입자와 그 피부양자를 제외한 자를 말한다.

〈4항 생략〉

2) 개요

○ 건강보험통합에 따라 제정된 「국민건강보험법」 제5조 제2항(피부양자)과 제6조 제1항(가입자 종류) 및 제3항(지역가입자) 등 건강보험 대상 적용자에 대한 개념과 용어가 명확하게 정립되지 않아 혼돈을 주고 있음

3) 문제점

○ 문제의 내용
- 「국민건강보험법」 제5조 제2항(피부양자)과 법 제6조 제1항(가입자 종류) 및 제3항(지역가입자) 등 건강보험 대상자라는 법률 용어인 '피보험자'라는 용어가 없는 등 용어가 명확하지 않음(표 Ⅱ-2-4 참조)
- 또한, 피부양자에 대한 개념은 직장가입자에 국한되어 있으며, 지역가입자의 경우는 피부양자에 대한 개념과 용어가 없음
- 그리고 직장가입자의 피부양자의 기준이 애매하여 보험료 부과 대상이 축소되어 보험료의 공평 부과에 역행하고 있음

○ 이렇게 용어상 혼돈을 가져온 것은 건보통합 기획자들이 나름대로 사회보험 원리를 살리고 일본식 표현을 순화하자는 차원에서 이루어졌음(표 Ⅱ-2-5 참조)
- 예를 들면, '피보험자'는 수동적인 용어이므로 주체적이며 능동적 의미를 갖는 '보험가입자'로 표현한 것이었는데, 이론적인 취지는 좋지만 법적 현실성을 고려하여 현재 4대 보험에서 사용하고 있는 용어를 사용하여 혼란을 줄여야 함

○ **법 제5조 제1항의 '가입자' 용어 사용에 대한 문제점**(표 Ⅱ-2-4 참조)
- 법률적인 용어로 피보험자가 더 적합(김일천, 2010a)
- 보험자에게 보험료를 부담하고 보험료의 대가로 보험급여를 받는 자는 피보험자임
- 특히, 법 제5조에서 피부양자라는 용어를 사용하고, 피보험자 대신에 보험가입자라는 용어를 사용하는 것은 자연스럽지도 못하고 용어 사용의 통일성도 없는 문제가 있음

○ **보험료와 기여금의 구분 문제** : 통상적으로 보험부담금은 보험료(premium)로 사용하지만, 다만 사회보험에서 특징을 살린다는 의미에서 기여금(contribution)으로 구분하여 사용하기도 하는 것이지 영미권에서 철저히 구분한다는 것은 건강보험통합의 의미를 부각하기 위하여 과잉 해석을 한 것임(표 Ⅱ-2-5 참조)

〈표 Ⅱ-2-4〉 건보적용대상자 용어 비교 : 건보법 vs. 舊의료보험법

용어	건강보험법		舊의료보험법
	법률 용어	문제점	법률 용어
건강보험 대상	• 적용대상(법 제5조 제1항) - 가입자 및 피부양자	- 가입자보다는 피보험자가 더 명확한 법률 용어	• 피보험 대상 - 피보험자 - 피부양자
피부양자	• 피부양자(법 제5조 제2항) - 직장가입자에 국한	- 지역가입자 피부양자 개념 없음	피부양자
가입자	• 가입자(법 제6조 제1항) = 직장가입자 + 지역가입자 • 지역가입자(법 제6조 조3항) = 전체 가입자 - (직장가입자 + 직장가입자의 피부양자)		피보험자

〈표 Ⅱ-2-5〉 건강보험 통합에 따른 건강보험 관련 법률 용어 개정 사항

기존 용어	개정 용어	제안 사유
의료보험	건강보험	예방, 건강증진 등 포괄적 급여를 제공함으로써 국민건강에 기여한다는 취지를 반영함
피보험자	보험가입자	수동적 용어를 주체적인 용어로 바꾸고, '사회보험'의 의미를 강조함
직장피보험자	직장가입자	
지역피보험자	지역가입자	
피부양자	부양가족	예 '피보험자와 그 피부양자' → 가입자와 그 가족, 여성계에서 주장하는 사회보험에서의 성차별 문제를 수용함 - 피부양자는 소극적이고 종속적 의미를 갖고 있음 -'가족'의 범위는 현행법에서 상세히 규정되어 있음(법 제4조 제3항)
요양급여	진료급여	'요양'이라는 일본말 식 표현을 바꿈
요양비	진료비	
요양기관	진료기관	
보험료	기여금	보험료(premium)는 사보험에서 쓰는 용어이며, 사회보험에서는 기여금(contribution)으로 쓰는 것이 일반적인 관례임. 영미권에서는 두 용어를 철저하게 구분하여 사용
보험료율	기여율	
보험료액	기여금액	
국고부담	국가부담	건강보험에 대한 국가의 적극적 역할을 담는 의미와 국민에게 친숙한 용어로 바꿈

자료 : 의료보험통합추진기획단, 의료보험제도의 통합방안, 1998.12.

○ 법 제5조 제2항의 '피부양자' 기준에 대한 문제점

- 법 조항 중 「주로 생계를 유지하는 자로서 보수 또는 소득이 없는 자」의 「주로 생계를 유지하는 자」와 「보수 또는 소득이 없는 자」는 서로 모순되는 용어임
  - 왜냐하면, 피부양자는 피보험자에게 생계를 「주로」가 아니라 「전적으로」 의존하는 관계이기 때문에, 「주로에는 소득이 1원이라도 있다는 개념이 포함되어 있어 「보수 또는 소득이 없는 자」가 되므로 서로 상치됨
  - 따라서 이 법 규정을 제대로 적용하면, 실업자가 희망근로사업[59]에 1시간을 취업한 경우라도 피부양자가 될 수 없음
  - 규정이 이러함에도 동일 세대나 세대를 달리하는 사업자등록증이 없는 금융소득자, 연금소득자, 시간제 근로자는 거의 대부분 피부양자로 되어 있음
  - 「주로」에 대한 판단 기준은 최저생계비의 60~70% 미만으로 하든가 아니면 보험자가 연평균(월평균) 얼마 이하인 자들로 한다는 구체적인 기준이 설정되어야 할 것임
- 건보통합법의 피부양자 자격 인정 기준은 부모나 자녀(미혼)는 동거 요건만 충족되면 피부양자가 될 수 있음
  - 법률에 요건을 규정하지 않고 피부양자 자격 인정 기준에 동거와 비동거자의 부양 요건을 다르게 한 것도 잘못되었음

○ 따라서 법 제5조 제2항은 〈표 Ⅱ-2-6〉과 같이 개정되어야 함

〈표 Ⅱ-2-6〉 국민건강보험법 피부양자(법 제5조 제2항) 개정방안

현행	개정 방안
② 제1항의 피부양자는 다음 각호의 1에 해당하는 자 중 직장가입자에 의하여 주로 생계를 유지하는 자로서 보수 또는 소득이 없는 자를 말한다. 1. 직장가입자의 배우자 2. 직장가입자의 직계존속(배우자의 직계존속을 포함한다) 3. 직장가입자의 직계비속(배우자의 직계비속을 포함한다) 및 그 배우자 4. 직장가입자의 형제 · 자매	② 제1항의 피부양자는 다음 각호의 1에 해당하는 자 중 직장피보험자와 동일 세대에 속하고 주로 그 생계를 피보험자에 의하여 유지하는 자를 말한다. 다만 다음 각 1호에 해당하는 자 중 동일세대에 속하지 않는 자라 하더라도 주로 그 생계를 피보험자에게 의존하는 관계가 증명되는 경우에는 그러하지 아니하다 1. 직장가입자의 배우자 2. 직장가입자의 직계존속(배우자의 직계존속을 포함한다) 3. 직장가입자의 직계비속(배우자의 직계비속을 포함한다) 및 그 배우자 4. 직장가입자의 형제 · 자매

59) 노무현 정부 때 저소득층에게 제공한 일종의 근로소득사업의 명칭

- 동일세대 개념을 법률에 반드시 삽입해야 하는 이유는 독립된 세대의 경우는 대부분 독립된 생계를 유지하는 것이 통례이기 때문에, 동거 피부양자의 경우에도 소득이 일정액 이상인 자는 건강보험재정의 지속가능성을 위해서 반드시 보험료를 부담토록 해야 함(김일천, 2010a)

2.1.6. 건강보험공단의 지배구조 '이사회'의 이사 구성과 이사장 선임 절차상의 문제점

1) 문제 조항 : 법 제19조 '임원'〈Box Ⅱ-2-10〉

〈Box Ⅱ-2-10〉 국민건강보험법 제19조(임원)

제19조 【임원】 ① 공단에 임원으로서 이사장 1인, 이사 17인 및 감사 1인을 둔다. 〈개정 2004.1.29〉

② 이사장은 보건복지부장관의 제청에 의하여 대통령이 임면한다. 〈개정 2004.1.29, 2008.2.29, 2010.1.18〉

③ 이사 중 8인은 노동조합 · 사용자단체 · 농어업인단체 · 소비자단체가 각각 2인씩 추천한 자를, 5인은 공단의 이사장이 추천한 자를, 4인은 대통령령이 정하는 관계공무원을 보건복지부장관이 임면한다. 〈개정 2004.1.29, 2008.2.29, 2010.1.18〉

④ 감사는 보건복지부장관이 임면한다. 〈개정 2004.1.29, 2008.2.29, 2010.1.18〉

⑤ 이사장, 이사 중 5인 및 감사는 상임으로 한다. 다만, 비상임임원은 정관이 정하는 바에 의하여 실비변상을 받을 수 있다. 〈개정 2004.1.29〉

⑥ 임원의 임기는 3년으로 한다. 다만, 공무원인 임원의 임기는 그 재임기간으로 한다. 〈개정 2004.1.29〉

2) 개요

○ 건보공단 이사회의 기능(의결사항 : 법 제24조 제4항〈이사회 의결사항 시행령으로〉, 시행령 제13조〈이사회의 구체적인 의결사항〉)은 건보 운영의 핵심 사항인 보험료, 요양급여의 기준 및 비용 등을 의결하는 중요한 역할을 하고 있음

○ 그런데 이러한 건보공단의 지배구조인 이사회의 이사 구성과 이사장 선임 절차에 문제가 있음

3) 문제점

○ 건보공단 이사회 구성에 대한 문제점

- 법 제19조 제3항에 따른 건보공단 이사회의 구성은 국민의 입장보다는 정부의 의도대로 운영하는 것이 가능하도록 정부(및 공단)추천 이사 수(9인)가 국민대표 이사 수(8인)보다 한명 더 많은 구조를 갖고 있음(표 Ⅱ-2-7 참조)
- 건보공단의 이사회는 보험료를 부담하는 피보험자와 업종별 사용자 대표로 구성이 되어야 함
- 건강보험의 주인은 보험료를 부담하는 피보험자와 사용자이기 때문임

〈표 Ⅱ-2-7〉 건보공단 이사회 구성 내용

<table>
<tr><th colspan="3">임원</th><th>임면 방법 및 절차</th></tr>
<tr><td colspan="3">이사장(1인)</td><td>복지부 장관 제청에 따라 대통령이 임면</td></tr>
<tr><td rowspan="6">이사
(17인)</td><td rowspan="2">정부
(및 공단)
추천 이사
(9인)</td><td>대통령령이 정하는 공무원 (4인)</td><td>대통령령에 따라 복지부 장관이 임면</td></tr>
<tr><td>이사장의 추천 이사 (5인)</td><td>이사장의 제청에 따라 복지부 장관이 임면</td></tr>
<tr><td rowspan="4">직능대표
(8인)</td><td>노동조합 추천 이사 (2인)</td><td rowspan="4">각 단체의 추천에 따라 복지부 장관이 임면</td></tr>
<tr><td>사용자 단체 추천 이사 (2인)</td></tr>
<tr><td>농어업인 단체 추천 이사 (2인)</td></tr>
<tr><td>소비자 단체 추천 이사 (2인)</td></tr>
<tr><td colspan="3">감사 (1인)</td><td>복지부 장관이 임면</td></tr>
</table>

〈표 Ⅱ-2-8〉 이사장 임명 절차와 이사회 구성 비교 : 건보법 vs. 암관리법

구분	국민건강보험법	암관리법
이사장 임명 절차	이사회 구성 이전 〈표 Ⅱ-2-7〉 내용 참조	이사회 구성 이후 - 법 제31조에 따라 이사장을 이사회에서 선임
이사회 구성 이사군(群)별 특성	- 정부 추천 이사 9인 - 직능 대표 이사 8인	- 정부 추천 이사 5인 - 기타 이사 4인 ※ 업무 성격(국민이 주인이냐 하는 것)이 건보법과 다름

○ 건보공단 이사장 선임 절차에 대한 문제점
 - 또한 이사장은 이사회에서 선임되는 것이 아니라 이사회 구성 이전에 임명되는 절차상의 문제가 있음

2.2. 국민건강보험법의 위헌성 문제

2.2.1. 위헌 심판 헌법소원 청구

○ 국민건강보험법(일명 통합법)이 1999년 2월 8일 임시국회에서 통과를 본 이후인 1999년 5월 20일 성영권 외 76인의 명의로 헌법소원을 청구(99헌마289)
 - 국민건강보험법이 시행도 되기 이전인 1999년 12월 31일 개정됨에 따라 2000년 5월 17일 헌법소원심판 청구취지 변경신청을 하여 같이 다루도록 함

1) 심판의 대상

○ 국민건강보험법(1999. 2. 8 법률 제5854호로 제정되어 1999. 12. 31 법률 6093호로 개정된 것) 제33조 제2항, 제62조 제3항 및 제4항, 제63조, 제64조, 제67조 제3항, 부칙 제6조, 제7조로 제1부에서 구체적으로 상술하였음

2) 헌법소원의 구체적인 내용

○ 의료보험조합이 적립한 적립금을 국민건강보험공단이 승계하는 문제

○ 지역가입자에게만 국고에서 보험료를 지원하는 문제

○ 직장가입자와 지역가입자간의 보험료 부과기준의 차이에도 불구하고 직장가입자와 지역가입자의 재정을 하나로 통합하여 사용하는데 따른 형평성 문제

2.2.2. 헌재의 판결과 그 이후

○ 2000년 6월 29일 헌재는 적립금의 승계와 지역가입자에 대한 국고지원은 법률적으로 문제가 없음을 판결하였음

○ 그러나 재정통합과 관련해서 헌재는 세 가지 이유로 위헌적임을 시사

- 지역가입자에 대한 소득추정이 합리적이고 신뢰할 만한 기준에 근거하고 있지 않다면, 추정소득에 대한 보험료부과는 보험가입자 사이의 부담의 평등을 제대로 실현할 수 없다. 직장가입자와 지역가입자 사이의 '보험료 납부의무의 관철'에 있어서의 본질적인 차이가 현존하는 상황에서 직장과 지역가입자의 재정을 통합하여 보험료를 납부시키는 경우, 지역가입자가 부담해야 할 보험료의 일부분을 직장가입자가 부담해야 할 가능성이 있다. 따라서 직장가입자와 지역가입자간의 보험료 부담의 평등이 보장되지 않는 한, 의료보험의 재정통합은 헌법적으로 허용되지 않는다.
- 보험료 부담의 평등이 보장되지 않는 상황에서의 재정통합은 사회보험의 중요한 형성원칙인 사회연대의 원칙에 의해서도 정당화하기 어렵다.
- 전국민을 대상으로 보험가입자를 확대함으로써 사회적 위험의 분산효과나 소득재분배의 효과를 제고하려는 의도로도 재정통합은 정당화하기 어렵다. 전국민을 대상으로 하는 소득의 재분배는 원칙적으로 조세방식을 통하여 이루어지는 것이 바람직하며, 사회보험을 통한 소득의 재분배는 보험료 부담의 평등이 보장되는 동질성을 가진 집단내에서 더욱 효과적으로 이루어질 수 있다.

○ 그러나 다음과 같은 이유로 합헌으로 결정
- 정부가 관리 통합은 2000. 7. 1.로 결정하고 재정통합은 1년 6개월 늦추기로 한 것은 그 동안에 지역가입자의 소득파악 등의 노력을 통하여 제도를 합헌적으로 운영할 의사가 있기 때문
- 정부는 직장가입자와 지역가입자간의 부담의 형평을 위하여 재정운영위원회라는 기구를 두어 합리적으로 보험료를 결정할 수 있을 것이기 때문

○ 합헌이라고 판결한 조건이 오늘날까지 충족되지 못하여 위헌 시비는 여전히 지속됨
- 지역가입자의 소득파악 문제는 여전히 미결이며, 합리적인 보험료 부과체계 역시 개발되지 못하고 있어 합헌적 운영을 추정한 헌재의 판결이 모순임
- 재정운영위원회는 이미 다른 기구로 변질되었으며, 당초에는 가입자 대표와 공익대표로 구성되었는데 재정운영위원회를 건정심으로 대체하면서 이해관계가 없는 공급자 대표를 참여시키고 있음
- 부담의 형평성을 도모하기 위하여 직장가입자와 지역가입자간의 보험급여 지출을 토대로 보험료를 조정한다는 것은 사회보험원칙이 아니라 민간보험의 원칙임
- 따라서 2000년 6월의 헌재 판결은 정치적인 합헌 판결이라 하겠음

○ 결과 2000년 6월 29일 헌재 판결 이후에도 끊임없이 위헌소청이 제기되고 있음
- 건강보험재정통합 관련 위헌소청

· 2008년 12월 29일 : 2008헌마757 – 강은영 외 48명

· 2009년 6월 2일 : 2009헌마299 – 경만호 외 6명

– 보험료 부과체계 관련 위헌 소청

· 2011년 9월 16일 : 2011헌바199 – 이상룡(전 건강보험공단 이사장)

– 피부양자인정기준 관련 위헌 소청

· 2011년 3월 21일 : 2011헌마140 – 최선규

3. 통합 목적의 달성 여부 평가

3.1. 건강보험 통합의 이념과 목적

○ 우리나라 건강보험의 통합은 단계적으로 이루어졌음. 먼저 1998년 10월 227개 지역조합과 공교공단을 국민의료보험공단으로 묶는 1차 조직통합을 하였으며, 2000년 7월에는 직장조합도 공단에 묶어 2차 조직통합을 하였음. 이후 2003년 4월 업무일원화를 거쳐 2003년 7월 재정통합이 이루어짐으로써 단일보험자로서 국민건강보험공단이 출범하게 되었음

○ 건강보험의 통합은 일찍이 사회보험제도를 택한 선진국에서는 찾아 볼 수 없는 한국형 모델로, 건강보험 통합일원화는 전국민을 대상으로 한 거대한 정책 실험이라 말할 수 있음(이규식, 2002a). 여기에서는 건강보험통합의 이념과 정책목표를 살펴보고 지금까지의 실적을 바탕으로 통합의 이념과 정책목표가 달성되었는지, 그리고 통합에 따른 문제점은 없는지를 살펴보고자 함

3.1.1. 통합의 이념

○ 의료보험 통합의 기본 방향은, 모든 국민이 부담능력(소득)에 따라 보험료를 적정하게 부담하고, 필요(need)에 따라 적절한 의료혜택을 받음으로써 사회연대성(social solidarity)을 강화하는 것이며, 이의 실현을 위한 구체적인 원칙은 다음과 같음(의료보험통합추진기획단, 1998)

- 첫째, 급여범위의 포괄성 보장임. 질병의 치료뿐만 아니라 예방, 재활 및 건강증진에 대하여 적극적이고 포괄적인 급여를 제공함으로써 국민건강수준의 향상을 도모하는 것임
- 둘째, 보험료 부담의 형평성 보장임. 봉급생활자와 자영자에게 동일하게 적용할 수 있는 소득비례 단일부과체계를 개발하여 계층간 · 지역간 보험료 부담의 형평성을 제고하는 것임. 여기에는 자영자 소득을 파악하는 방법을 개발하는 것을 전제로 하

고 있음

- 셋째, 제도운영의 효율성, 투명성 확보임. 조직기구의 경량화, 정보공유시스템화, 진료비청구 · 심사업무의 효율화 등으로 작고도 효율적인 관리운영체계를 구축함. 또한 주요 정책결정 과정에서 보험가입자, 보험자, 의료공급자 및 정부의 참여에 의한 4자간의 적극적인 협조와 긴밀한 협력 관계에 바탕을 둔 민주적 제도운영의 투명성을 확보함
- 넷째, 의료서비스의 질 향상과 의료자원의 효율적 활용임. 보험수가의 합리적 조정을 통해 의료서비스의 질을 향상시키고, 진료비의 심사기능을 독립시켜 의료의 질 평가 기능까지 포함하여 심사의 공정성과 진료의 적정성을 확보하고 자원 절약적인 진료비 지불방식으로 개선하여 의료자원의 효율적 활용을 도모함
- 다섯째, 통합재정의 건전성 확보임. 재정통합에 의한 적정보험료 · 적정급여구조로 전환할 수 있는 계기를 마련함. 이를 위해서 보험급여 확대 및 의료서비스의 질 향상에 상응한 보험료 인상, 관리운영비 절감, 의료공급체계의 거품 · 왜곡 · 비효율의 최소화 등을 통한 안정된 재정운영시스템을 구축함

3.1.2. 통합이 추구하고자 한 목적

○ 건강보험을 통합하고자 하는 목적은 다양한 문헌에서 나옴. 이를 이규식(2002a)은 다음과 같이 요약 정리하였음

① 소득재분배의 개선
② 국고지원의 최소화 또는 정부 재정중립
③ 지역가입자 보험료의 대폭 인하
④ 보험급여의 획기적 개선
⑤ 관리운영의 효율화
⑥ 단일보험료 부과체계의 개발(다음 장에서 평가)
⑦ 의료비 증가의 억제(다음 장에서 평가)

3.2. 건강보험 통합의 목적 달성 평가

3.2.1. 소득재분배 효과의 평가

1) 건강보험과 소득재분배

○ 사회보험의 목적은 가입자간의 사회연대에 있음. 사회연대를 경제학적 관점에서 본다면 소비의 외부효과(Feldstein, 1999)가 주 목적이 되고 이를 통하여 소득재분배를 기하는 것임

- 소득재분배가 주 목적이라면 보험급여를 현물(서비스 급여)로 하지 않고 현금으로 지급하여 수혜자의 효용을 극대화시키는 것이 합리적임
- 현금 급여를 하게 되면 수혜자는 효용이 가장 큰 상품이나 서비스 구매에 돈을 사용할 수 있기 때문에 효용을 극대화할 수 있음. 그러나 보험급여를 의료서비스로 한정하게 되면 수혜자는 자신의 효용 순서를 따지지 못하고 오직 치료만 받아야 하기 때문에 효용은 현금을 받을 때보다 떨어짐

○ 건강보험에서 보험급여를 현물 서비스로 한다는 것은 건강보험의 주 목적이 소득재분배라기보다는 소비의 외부효과(externalities)에 있기 때문임(Feldstein, 1999)

- 건강하고 부유한 사람들이 필요한 의료서비스를 받지 못하여 자신들보다 덜 행복한 사람들을 보기를 꺼려하여 이들의 의료서비스를 위해 얼마를 기여하기를 원한다면 이것은 소비에서의 외부효과임
- 소비의 외부효과는 의료급여와 같이 수혜자가 비용부담을 하지 않을 경우에는 잘 나타남
- 그러나 건강보험과 같이 모든 수혜자가 비용을 부담하는 경우에는 저소득층이 고소득층에 비하여 비용부담은 적고, 급여혜택이 클 경우에 소비의 외부효과가 제대로 작동된다고 할 수 있음(이것이 바로 재분배 효과임)
- 소득재분배는 수혜자의 효용을 극대화시키는 것이 정책의 목표가 되는 반면에, 소비의 외부효과는 돈을 주로 내는 사람의 효용을 따짐
  - 따라서 소득재분배가 목적이면 현금으로, 소비의 외부효과가 목적이면 현물(의료서비스)로 급여를 제공하게 됨

○ 따라서 건강보험에서 소비의 외부효과가 제대로 작동되는지를 검증하는 길은 재분배가 효과적으로 작동할 때임

- 이러한 측면에서 건강보험의 소득재분배 효과를 논의하게 됨

2) 논쟁점

○ 1980년대 초반의 당시 보사부가 통합을 주장하게 된 가장 중요한 논리는 지역주민은 보험료 부담능력이 결여되어 있고, 정부 재정도 이를 부담해줄 능력이 없기 때문에 통

합을 통해서 해결하는 것이 국민연대를 기하고 형평에도 부합한 것이었음. 즉, 정부가 부담해야 할 몫을 사회연대 원리로 근로자에게 부담시키는 것이 형평에 맞다는 논리였음(보사부, 1982b 및 Box Ⅰ-4-3 참조)

- 1982년 11월 당시 대통령에 대한 보고에는 정부도 부담 능력이 없다는 표현은 없었으나 당시의 경제사정이 의료보험에 국고를 넣을 수 있는 형편은 아니었음

○ 그 후 이 논리는 통합이 소득재분배를 통하여 부자가 가난한 사람, 혹은 부자조합이 가난한 조합을 도와야 한다는 논리로 발전하였음(차흥봉, 1988, 1994, 1997; 김용익, 1994 등)

- 이들이 주장한 사회연대성이란 결국 소득재분배를 통하여 달성할 수 있는 것으로 판단하였음

3) 논쟁의 검증

○ 건강보험을 통한 소득재분배는 소비의 외부효과를 입증시킨다는 차원에서 검증은 중요함

- 소득재분배가 검증되지 못하면, 소비의 외부효과가 입증될 수 없기 때문임
- 그러나 국민연대(또는 사회연대)와 재분배효과는 다른 차원임
  - ·사회보험을 통한 연대는 위험분산을 할 수 있는 공동체에서의 일임
  - ·사회연대의 방법은 소득을 기준으로 하지 않고 건강을 기준으로도 가능(이규식, 2002a)
  - ·소득파악이 어려운 사회일 경우 위험분산권내에 속한 사람들에게 정액의 보험료를 부과하면, 건강한 사람은 의료이용이 적어 허약하여 의료이용을 많이 하는 사람을 돕는 결과가 되어 사회연대가 가능함(이것이 베버리지의 flat system 원리임)

○ 건강보험에서 소득재분배를 제약하는 것은 보험료 부과의 상한제도임. 우리나라는 통합 이전에 이미 보험료 부과의 상한선을 없앴기 때문에 재분배 효과가 잘 나타날 수 있는 구조를 갖추었음

- 참고로 미국의 사회보험인 Medicare에서는 보험료 부과의 상한선이 있기 때문에 재분배효과가 제대로 나타나지 않음(Feldstein, 1999)
  - ·2011년 기준 미국 Social Security Tax의 소득 상한선은 $106,800이고 세율은 2.9%(근로자와 사용자가 1/2 씩 부담)임
- 사회보험에서 보험료부과의 상한선을 두는 것은 사회적 연대의 책임을 한 개인에게

어느 정도 지우느냐의 문제임

· 즉, 사회보험의 기본원리가 재분배가 목적이 아니고 사회연대에 있기 때문에 연대의 범위는 국가에 따라 각기 설정하고 있음

· 그러나 제2차 세계대전 이후에 설계된 사회보험에서는 평균보험료의 3~4배 정도로 간주(ISSA, 1982)하여 최고보험료 부과액이 평균보험료의 3-4배를 넘지 않도록 보험료부과체계가 설계되었음

· 그러다 1980년대 이후부터는 이러한 개념이 점차 무너지기 시작하여, 일부 국가는 상한선을 여전히 두고(일본 등)있는 반면 프랑스 같은 국가는 상한선을 철폐하였음

○ 재분배 효과를 분석하려면 소득을 제대로 파악할 수 있어야 가능한데 지역가입자들의 소득파악이 되지 않는 현실에서 재분배 효과의 분석이란 사실상 의미가 없음

– 제도적으로 통합 이전인 1995년에 보험료 부과의 상한선을 없앴으나[60], 통합 이후에 상한선을 부활시켰음

· 상한제가 부활되었다 하여도 2007년 이후 보험료 부과 상한소득이 평균 소득의 약 25배에 이르고 있어 재분배 구조는 큰 변화가 없음

– 직장근로자만을 대상으로 할 경우, 통합 전에는 조합별로 보험료율에 차이가 있었으나, 통합 이후 근로자들은 단일 보험료를 부담함에 따라 보험료율이 높았던 조합에 속하였던 사람들은 상대적으로 재분배 효과를 보았다고 하겠음

· 2001년 한국노동패널데이터를 이용한 연구결과(김진구, 2004)에 따르면, 과거 의료보험시기에 조합의 재정에 따라 직장가입자 중에서 저소득자의 보험료가 고소득자의 보험료를 초과하는 극단적인 역진성이 상당히 극복되었으며 이는 1998년 국민의료보험제도의 출범 이후 보험료 부과기준이 통일된 정책방향의 효과라고 제시하였음

· 그러다, 소규모 직장이 직장가입자로 편입되는 과정에서 종래 고소득 자영자에 속하였던 사람들(의사, 약사 등)이 사용자 신분의 직장가입자로 편입되면서 소득신고가 제대로 되지 못하여 보험료 부담에서 형평성을 상실하여 재분배를 해치고 있음

– 실제 직장조합들은 1998년 지역조합이 통합되면서 2000년 7월의 직장조합 통합에 대해 예견하고 있었고 직장조합 간에도 보험료 부담의 형평성 문제가 제기되었기 때문에 자체적으로 표준보수월액의 범위를 총보수로 확대하는 등 보험료 부과범위

---

60) 당시의 표준보수월액의 범위는 최하 1등급(75,000원 미만)부터 최고 53등급(1,900,000원 이상)으로 구분되어 있었으나, 표준보수월액의 상한선이 1995년에 폐지됨으로써 보수월액이 1,900,000원 이상인 경우에는 만단위에서 반올림한 금액으로 적용하여 산출하였음

와 기준을 조정하고 있었음(강희정 외, 2005)

· 건강보험료 부담의 형평성에 변화에 대한 한 연구(강희정 외, 2005)에서 1996~2002년까지의 통계청 도시가계조사자료를 이용해 분석한 결과, 보험료 부담의 형평성이 비근로자 가구에서보다 근로자가구에서 더욱 많이 개선되었는데 그 이유는 139개 직장의료보험조합이 2000년 7월에 통합되고 2001년 1월부터 공무원과도 부과기준이 통일되어 2000년 이후 큰 폭으로 보험료부담의 형평성이 개선되고 이후 2002년까지 개선효과가 나타나게 되었다고 제시함

· 또한, 근로자에게서 보험료의 부담능력 탄력도가 1999년부터 급격히 증가하였는데 이는 단순히 직장통합의 효과라기보다는 조합별로 보험료 부과범위와 기준을 통일하려는 이전부터의 노력의 결과가 축적되어 나타난 것으로 해석할 수 있다고 제시하였음

○ 통계청에서 발표하는 가구주 종사상 지위별 연간소득 통계(표 Ⅱ-3-1)를 보면, 1985년까지는 자영자의 소득이 낮았음. 따라서 1980년대 초반에는 통합을 통하여 근로자들의 재정이 지역주민에게 이전되는 것이 재분배를 통한 사회연대 논리가 맞을 수 있었음

- 그러나 1988년 발표자료 부터는 근로자의 소득이 오히려 낮게 나타나고 있음
- 통합을 단행한 2000년에도 근로자 연간소득이 28,622천원, 자영자의 연간소득이 35,825천원으로 자영자가 더 높았음
- 따라서 통합을 단행한 시점에서는 못사는 근로자들에게 자영자들의 부담분까지 떠넘기는 역진문제를 발생시켰음

〈표 Ⅱ-3-1〉 가구주 종사상 지위별 연간소득 (단위 : 천원)

구분	1980	1985	1988	1993	1996	2000
평균	2,887	5,857	8,863	18,822	25,483	28,962
고용주	5,709	10,160	18,354	30,665	38,632	-
자영자	2,756	5,544	8,358	18,643	25,060	35,825
피용자	2,955	5,773	8,187	17,871	24,773	28,622

주 : 고용주, 피고용자가 1명 이상인 자영자 및 자유업자
자영자, 피고용자가 없는 자영자 및 자유업자
피용자, 개인이나 법인등에 고용되어 임금 또는 봉급을 받는 사람
자유업자는 의사, 변호사, 작가 등 독립적으로 활동하는 사람
자료 : 통계청, 한국의 사회지표

○ 물론 이러한 사정은 오늘날에는 크게 개선되어 재분배논의가 큰 의미가 없음

– 첫째, 많은 지역가입자를 직장가입자로 자격을 변동시켜 지역가입자의 수가 크게 줄었음. 1995년 지역가입자는 22,457천명 이었으나 2010년에는 16,523천명으로 크게 감소하였음(표 Ⅱ-3-2 참조)

– 둘째, 지역가입자들의 소득 파악률이 크게 개선되었음. 그동안 신용카드 사용자의 증가, 현금영수증제도의 도입과 같은 사회적인 환경의 변화로 자영자들의 소득파악이 훨씬 용이해졌음

  · 결과 1999년 지역가입자 가운데 연간 신고소득이 500만원 이상이 되어 소득비례보험료를 내는 사람의 비중은 6.3%에 불과하였으나, 2008년도에는 지역가입자 가운데 연간 신고소득이 500만원 이상이 되어 소득비례보험료를 내는 사람의 비중은 15.5%로 높아졌음

– 셋째, 〈표 Ⅱ-3-3〉에서 나타나듯이 근로자들의 소득이 근로 외 종사자들의 소득보다 높아졌음(단, 이 문제는 통계청의 가계소득 조사의 조사대상자 분류가 달라져 나타나는 현상으로 2000년도의 자영자/근로자 비교가 현재는 큰 의미가 없음)

〈표 Ⅱ-3-2〉 연도별 직장가입자와 지역가입자 수 (단위 : 천명)

구분	1995	2000	2005	2006	2007	2008	2009	2010
총계	44,015	45,895	47,392	47,409	47,891	48,159	48,613	48,907
가입자 계	29,623	30,760	29,904	29,397	29,570	29,360	29,347	29,287
직장가입자	7,166	7,268	9,745	10,415	11,175	11,617	12,146	12,764
피부양자	14,392	15,135	17,488	18,030	18,249	18,780	19,267	19,620
지역가입자	22,457	23,492	20,159	18,964	18,395	17,743	17,201	16,523
(세대수)	7,224	8,215	8,384	8,107	8,142	8,058	8,110	7,940

자료 : 국민건강보험공단, 건강보험 주요통계(2010)

〈표 Ⅱ-3-3〉 가구주 직업별 가구당 월평균 가계수지 (단위 : 원)

구분	2003	2005	2006	2008	2010
전가구	2,727,160	2,898,284	3,038,307	3,390,738	3,631,713
근로자	2,940,026	3,213,474	3,406,365	3,811,962	3,965,336
근로자 외	2,430,289	2,459,289	2,525,752	2,770,222	3,122,076

주 : 2009년 소득 및 지출부문의 항목분류 개편으로, 「가계동향조사(신분류)」의 2008년 이전 자료는 「가계동향조사(구분류)」 자료와는 다소 차이가 있음

자료 : 국가통계포털(KOSIS), 가계동향조사

4) 소결

○ 통합이 재분배를 촉진시킨다는 논리는 당초부터 검증하기 어려웠던 과제로 단지 통합 여론을 환기시키기 위하여 주장된 것이라 하겠음

○ 통합을 처음 주장하던 1980년대 초반에는 자영자 소득이 근로자보다 낮아 통합을 통하여 근로자 조합의 적립금으로 자영자를 돕자는 주장이 어느 정도 일리는 있었겠지만, 1988년 이후부터는 자영자 소득이 근로자 보다 높아 통합으로 자영자를 돕자는 논리는 성립될 수 없었음. 그리고 통합이 이루어지는 시점에서도 자영자 소득이 근로자보다 높았음에도 재분배를 주장하였다는 것은 논리의 이념화를 강조하기 위한 구호라 여겨짐

○ 통합이 기여한 것은 근로자간의 형평성 제고였음. 그 이전에는 근로자들도 조합으로 나누어 관리되었기 때문에 조합간의 보험료 격차가 존재하였으나 통합으로 보험료율이 동일해져 직장 근로자간의 형평성은 기대할 수 있게 되었음

○ 건강보험을 지나치게 재분배와 결부시켰기 때문에 지역가입자에 대한 보험료 부과가 굳이 소득을 토대로 하여야 한다는 강박감으로 작용하여 소득파악도 제대로 하지 못하는 지역가입자들을 대상으로 소득에 비례하는 보험료 부과체계를 유지하고자 한 결과 보험관리에 어려움만 주었음
- 통합 이전에는 응능할이라는 능력비례보험료를 두고 이를 다시 소득비례부분과 재산비례부분, 자동차소유부분으로 나누고 소득과 재산비례부분은 30등급까지 구분하려고 행정비용 등을 낭비하였음
- 통합 이후에는 종합소득 기준으로 연간 500만원 이상인 사람에게는 소득기준, 그 미만인 사람은 평가소득기준이라는 잣대를 개발하였으나 민원만 빈발하게 만들었음

○ 우리나라보다 전국민의료보장을 늦게 한 대만은 지역가입자에게는 정액 보험료를 부과하여 사회연대를 기하고 있음

3.2.2. 국고 최소화 논리의 평가

1) 논쟁점

○ 1982년 보사부에서 대통령에게 의료보험통합의 당위성을 보고할 때 당시의 시범사업을 하던 지역조합 형태로 1987년 전국민의료보험을 단행한다면 지역의료보험재정이

30%와 관리운영비 전액을 국고에서 부담해야 할 것으로 추정하고 통합을 통하여 여유 조합의 재정을 사용한다면 국고는 관리비만 부담하면 될 것으로 주장(보사부, 1982b 및 Box Ⅰ-4-3 참조)

○ 1982년 보고 이후 통합을 주장할 때마다 주요 이유 중의 하나는 국고지원의 중립 내지는 최소화였음
  - 이 주장은 차흥봉(1988, 1994, 1997)에 의하여 계속 주장되어 왔었음. 그리고 김용익(1994)도 의료보험을 통합만 하면 의료보험의 적립금을 활용할 수 있어 정부재정의 추가지원 없이도, 그리고 보험료 인상 없이도 급여개선이 가능하다는 주장을 하였으나 현실은 이와 반대로 나아가고 있음

2) 국고 최소화 논리의 검증

○ 1998년 10월에 지역의료보험을 통합하였는데도(공·교공단도 같이 통합하였지만 재정은 지역만 통합) 재정자립이 어려워 1999년도에 이미 보험료를 24.6% 인상키로 하였으나(정부는 과표소득의 변동에 따른 인상률은 제외하고 18%로 발표함), 지역주민의 보험료에 대한 반발로 보험료를 제대로 인상하지 못하고 부득이하게 국고지원을 3,000억원 늘리기로 하고 2000년도에는 당초예산보다 5,000억원을 늘리기로 하여 국고지원의 최소화를 통한 정부재정 중립은 처음부터 지켜지기 어렵게 되었음
  - 여기에 더하여 2001년 건강보험재정 파동이 나자 통합을 주도하였던 시민단체 등에서는 1988년의 약속을 근거로 지역가입자에 대하여 보험료의 50%를 국고에서 지원할 것을 주장하여 이것이 정치적으로 받아들여졌음

○ 김대중 대통령은 심지어 후보시절 건보통합을 통하여 지역의료보험에 지원되던 국고를 과학기술이나 교육부문에 사용하겠다고 공약화하였는데, 통합으로 국고지원이 오히려 50%로 증가하였음

○ 더구나 통합이 되면 국고의 추가지원 없이도 재정자립이 가능하다는 논리는 어느 사이에 사라지고 재정이 어려워지자 6공화국 정부의 약속을 국고지원의 근거로 이용하고 있다는 것은 통합논리가 얼마나 모순적인가를 입증함
  - 통합을 주도했던 사람은 지역과 직장의 재정통합이 안 되었기 때문이라고 하지만, 지역과 직장의 재정통합을 앞두고 직장재정이 지역으로 이전되지 않게 하겠다고 공언하고 있었던 것을 볼 때 형평성 주장이 허구거나 아니면 정부재정 중립이 허구적인 주장이라 하겠음

○ 특히, 차흥봉(1994)은 농어촌지역의보의 재정취약에 대한 대책으로 '농어촌 특별세'(당시 UR대책으로 신설한 특별세)의 일부를 지원하자는 안에 대해서도, 통합을 한다면 정부지원이 필요 없을 것이라는 입장을 취하여 왔었음. 그럼에도 불구하고 통합이 이루어진 오늘에 와서 통합을 주도하였던 단체들이 정부재정지원의 증대를 강조하는 것은 바로 통합논리의 허구성을 증명하고 있음

○ 정부는 건강보험 통합 이후 재정파탄에 봉착하자 국고지원을 법제화하는 모순을 보임
- 2002년 지역보험재정의 50% 국고지원을 법제화(국민건강보험재정건전화특별법)
  · 2002-2006년간 평균 지원율은 지역보험재정의 43% 수준이었음
- 2007년부터 특별법 내용을 수정하여 2011년까지 전체 보험료 예상수입의 20%를 국고지원 하기로 규정(14%는 일반재정에서, 6%는 건강증진기금에서)
  · 실 지원율은 16-18% 수준

○ 연도별 건강보험 재정지출 대비 국고지원 비중 추이를 보면(표 Ⅱ-3-4 참조), 통합 전보다 통합 이후 국고지원액이 차지하는 비중이 더 높음을 알 수 있음
- 통합 전인 1998년에 전체 재정 대비 12.2%, 1999년 12.1%의 수준에서 통합 이후 2001년 18.6%로 증가하여 2004년까지 20%를 상회하는 큰 비중을 차지하다가 2010년 14.8%로 낮아지긴 하였지만 이것도 통합 직전보다는 높은 수준임

3) 소결

○ 1982년 상황에서 지역주민에게 의료보험을 확대하려면 국고지원 없이는 불가능하였음에도 불구하고, 당시의 경제 여건으로 지역의료보험의 확대를 위하여 국고지원을 이끌어 내는 것은 사실상 불가능하였음. 이에 직장조합의 흑자를 이용한다면 지역의료보험 확대를 통한 전국민의료보험 달성이 가능할 것이라는 판단 하에 국고지원의 최소화 논리가 동원되었음
- 특히, 당시 제5공화국의 국정 지표 가운데 하나가 복지사회 구현이었으며, 정부 재정을 투입하지 않고 펼 수 있는 유일한 복지정책으로 근로자 직장조합보험의 흑자를 이용한 의료보험의 확대라 판단하였을 것임
- 통합은 처음부터 근로자들의 희생을 강요하는 정책으로 5공화국과 같은 강압적 정책을 펼 수 있는 분위기에서나 나올 수 있는 정책발상이었음

○ 당시 보사부의 이러한 발상은 다음과 같은 문제가 있었음
- 첫째, 근로자 직장조합의 흑자를 이용하여 통합일원화를 통하여 보험을 지역주민에

게 확대하였다 하여도 통합 이후, 보험재정을 계속 분리하지 않는다면 흑자를 낼 조합이 없어지기 때문에 통합 이후에는 국고지원이 불가피하였을 테인데 정부재정 중립을 계속 주장한 것은 의료보험 재정을 정태적으로 파악하였지 동태적으로 파악하지 못한 결과임

- 둘째, 당시 지역의료보험 시범사업에서 적자를 기록한 것은 지역주민의 부담능력 부족이었는지, 시범사업의 설계 잘못인지에 대한 정책분석이 따르지 않고 무턱대고 지역주민의 부담능력 부족으로 판단하였음
  - ·시범지역의 보험료(당시 1인당 월 평균 600원으로 책정)는 직장근로자 보험료의 1/3 수준이었음
- 셋째, 처음부터 보험료 설계를 낮게 하였으니 적자는 당연한 것이고 이것을 국가재정이 어렵다고 흑자를 내는 근로자 조합에 전가시키려는 발상에서 잘못을 찾을 수 있음

○ 1986년 역사상 처음으로 무역에서 흑자를 내자 전두환 대통령은 향후 우리 경제에 대한 자신감으로 국고지원을 통한 의료보험 확대를 결정하여 1988년 1월 농촌지역에 대하여 의료보험이 확대되었음

- 정부가 재정지원을 통하여 지역주민에게 의료보험 확대를 결정하고 1988년부터 시행에 들어갔음에도 불구하고 통합이 된다면 정부재정 지원이 불필요하다거나 최소화된다고 계속 주장한 것은 무책임하게 통합만 달성하자는 달콤한 사탕발림 논리에 불과하였다고 할 수 있음
- 국고지원 최소화가 얼마나 공허하고 사탕발림 주장이었나 하는 것은 김대중 대통령의 공약에서 이미 드러났음
  - ·의료보험을 통합하면 절약되는 국고를 전용하여 과학기술 및 교육부문에 사용하여 이 분야를 획기적으로 발전시키겠다고 큰소리치도록 만들어 대통령을 신뢰 없는 사람으로 만들었음
  - ·2000년 7월 통합한 이후 2001년 건강보험 재정파탄이 나자 당장의 해결책은 국고지원의 확대밖에 없었으며
  - ·2002년도에는 국민건강보험재정건전화특별법까지 만들어 2011년까지 한시적으로 국고지원에 대하여 법적 장치까지 달았음
  - ·이 법은 2011년 다시 개정되어 2012년 이후에도 국고지원을 계속할 수 있도록 하였음

○ 결국, 의료보험을 통합일원화한다면 정부 재정지원 없이 제도를 운영할 수 있다는 주

장은 1982년 11월 대통령에게 통합의 필요성을 보고할 그 시점에서나 성립될 수 있는 주장이었음. 그럼에도 불구하고 정부재정 중립주장을 그 이후에도 계속하여, 김대중 대통령의 선거공약에 까지 넣어서 정책의 신뢰를 잃게 만들었음

〈표 II-3-4〉 연도별 건강보험 재정지출 대비 국고지원의 비중 추이 (단위 : 억원, %)

연도	일반회계국고 (A)	담배부담금 (B)	지역급여비지출 (C)	(A+B)/C	전체재정지출 (D)	(A+B)/D
1988	945	–	1,733	54.5	10,892	8.7
1989	2,205	–	4,339	50.8	15,851	13.9
1990	3,639	–	10,075	36.1	21,640	16.8
1991	5,868	–	11,572	50.7	24,910	23.6
1992	5,924	–	13,988	42.4	29,704	19.9
1993	6,381	–	16,640	38.4	34,635	18.5
1994	6,924	–	19,196	36.1	39,700	17.4
1995	7,553	–	23,649	31.9	50,764	14.9
1996	8,723	–	30,172	28.9	64,642	13.5
1997	9,954	–	36,025	27.6	77,951	12.8
1998	10,760	–	41,610	25.9	87,876	12.2
1999	11,656	–	47,289	24.6	96,101	12.1
2000	15,528	–	49,523	31.4	107,442	14.5
2001	26,250	–	68,299	38.4	141,058	18.6
2002	25,747	4,392	70,525	42.7	147,985	20.4
2003	27,792	6,446	74,370	46.0	159,724	21.4
2004	28,567	6,263	77,019	45.2	173,297	20.1
2005	27,695	9,253	81,844	45.1	199,800	18.5
2006	28,698	9,664	90,320	42.5	228,178	16.8
2007	27,042	9,676	98,513	37.3	258,885	14.2
2008	30,023	10,239	–	–	282,733	14.2
2009	36,566	10,262	–	–	311,849	15.0
2010	39,123	10,630	–	–	335,265	14.8

자료 : 의료보험연합회, 의료보험통계연보 각 년도
국민건강보험공단, 건강보험통계연보(2009), 건강보험주요통계(2010)

3.2.3. 지역보험료 대폭 인하 주장에 대한 평가

1) 논쟁점

○ 1982년 11월 대통령에게 보고한 통합 방안이란, 저보험료로 인하여 발생하고 있는 지역의료보험조합의 적자에 대해 정부 재정을 지원하는 것이 아니라 사회연대를 핑계로 통합을 통하여 근로자 직장조합의 흑자를 이용하여 확대하겠다는 것으로 결국은 통합이 지역가입자의 보험료를 낮추겠다는 것과 같은 의미임

○ 차흥봉(1994)은 통합을 주장하는 이유의 하나로 UR문제 등으로 시련을 겪고 있는 농어민을 전국민적인 연대성의 원리에 따라 돕도록 해야 한다는 주장을 펴 통합을 통하여 농어민들의 보험료부담을 낮추어 줄 수 있는 것을 은연중에 강조

○ 의료보험의 통합에 앞장 서왔던 수많은 농민단체들은 의료보험이 통합되면 농어민의 보험료가 인하되고 도시지역주민들의 보험료도 인하된다는 논리에 따라 통합을 주장하였던 것임. 정명채(1997)는 의료건강보험조합을 하나로 통합할 경우의 기대효과로 농어촌은 보험료가 약 24%, 도시지역은 약 5%가 인하될 수 있다고 하였음

○ 황성균(1997)도 바로 이 논리에 수긍하여 지역건강보험을 공 · 교와 통합하는 법안을 발의하게 되었음(다만, 황성균은 지역의료보험료의 할인 가능이라는 표현만을 사용)
 - 황성균은 지역의료보험의 운영비 감소와 종사인력 감축으로 통하여 보험료 경감이 가능함을 주장
 - 특히, 황성균은 사석에서 의료보험을 통합하게 되면 농촌지역은 보험료를 1/2로 경감시킬 수 있다는 농민단체의 의견에 찬성하여 통합에 앞장서게 되었음을 토로

2) 지역보험료 인하 논리의 검증

○ 그러나 지역의료보험이 통합된 전후의 세대당 보험료를 〈표 Ⅱ-3-5〉를 통하여 비교하여 보면 통합 직후인 1998년 10월 보험료는 통합 전인 1998년 9월에 비하여 도시지역은 겨우 1.1%, 농촌지역은 3.3%가 인하되어 통합이 보험료의 인하를 갖고 온다는 주장을 입증시키지 못하였음

○ 그러나 이 표는 1998년 지역조합만의 통합을 평가한 것이라 건강보험통합의 효과라기보다는 단순하게 황성균이 주장한 효과만 평가되는 한계가 있기 때문에 건강보험이 통합된 2000년을 전후하여 보험료 인상률을 비교 평가한 자료가 〈표 Ⅱ-3-6〉임
 - 지역보험을 통합한 직후인 1999년에는 지역보험료가 무려 18.4%나 인상되었으며,

전체 통합이 이루어진 직후인 2001년도에도 지역보험료는 15.0%나 인상되어 지역보험료 인하 논리는 입증시킬 수 없었음

〈표 Ⅱ-3-5〉 지역보험 통합 전후 세대당 보험료 부과액의 증감 (단위 : 원, %)

구분	통합 전(A)	통합 후(B)	전후비(B/A)
전국	26,399	26,066	98.7
시지역	26,964	26,672	98.9
군지역	21,795	21,072	96.7

자료 : 국민의료보험관리공단, http://www.nhic.or.kr/nhic-book003.html
지역의료보험 통합 후 첫 보험료 부과고지 현황 및 효과분석

〈표 Ⅱ-3-6〉 연도별 지역보험료 인상률

연 도	1995	1996	1997	1998	1999	2000	2001
인상률(%)	12.1	13.3	15.2	13.6	18.4	0.0	15.0

자료 : 국민건강보험공단 내부자료

○ 여기에 대하여 이 통계들은 재정통합이 이루어지기 이전의 통계라 평가가 부적절하다는 주장이 있을 수 있어 〈표 Ⅱ-3-7〉을 이용하여 재정통합이 이루어진 2003년 7월 이후와 그 이전을 비교하여 보았음

〈표 Ⅱ-3-7〉 직장 및 지역가입자간의 1인당 평균보험료 변동 추세

구분	1인당 월평균보험료					
	평균		직장가입자		지역가입자	
	금액(원)	%	금액(원)	%	금액(원)	%
1990	2,590		2,572		2,609	
1995	4,695	10.4	4,434	11.7	4,946	9.2
2000	9,369	11.4	7,688	9.0	10,965	13.7
2005	19,104	6.2	18,999	7.0	19,237	5.4
2006	20,851	9.1	20,713	9.0	21,050	9.4
2007	23,690	14.9	23,449	13.2	24,065	14.3
2008	26,837	13.3	26,304	12.2	27,736	15.3
2009	27,620	2.9	27,049	2.8	28,652	3.3
2010	29,765	7.8	28,659	5.9	31,899	11.3

주 : 담배부담금은 2002년에 신설. 1인당 월평균보험료는 개인부담보험료 기준
%는 기간 중의 연평균 증가율임
자료 : 의료보험통계연보 각 년도, 국민건강보험공단홈페이지 통계자료실

- 재정통합이 이루어진 2003년 7월이 포함된 2000~2005년간의 보험료 연평균 증가율이 직장가입자는 7.0%, 지역가입자는 5.4%가 이루어졌음
- 그 이후부터는 지역가입자의 보험료 인상이 해마다 더 높았음 : 보험료 인상율은 지역이 높았으나, 직장은 임금 인상이 매년 6%이상 있었기 때문에 이를 감안한다면 직장근로자들의 보험료 인상이 더욱 높았음

3) 소결

○ 건강보험 통합이 지역가입자의 보험료를 획기적으로 낮출 수 있다는 주장은 잘못으로 판명되었음

○ 〈표 Ⅱ-3-7〉에서 직장과 지역가입자들의 보험료를 비교한다면 단순히 본인 부담으로 따지면 지역가입자가 조금 높지만 직장가입자는 사용자 부담분이 자신들의 임금이라는 사실을 잘 알고 있어 실제는 근로자들의 부담이 더욱 높은 실정임(표 Ⅱ-3-8 참조)

〈표 Ⅱ-3-8〉 지역가입자에 비교한 근로자의 부담 비율

구분	1995	2000	2005	2008	2010
근로자 부담배율	1.79	1.40	1.85	1.93	2.32

주 : 사용자 부담분을 포함하여 산출

○ 통합이 지역가입자들의 부담을 낮출 수 있다는 것은 사회 계층간의 경제적 이해에 대한 민감성을 이해하지 못한 학자들이 자기 논리(통합의 타당성)를 정당화하기 위한 발상에 불과하였음
- 지역가입자들의 보험료를 낮추려면 직장가입자의 부담이 늘어야 함
- 국고 지원을 통하여 지역가입자의 부담을 대폭 낮출 경우, 직장가입자들도 국고 지원을 요청하게 되어 통합이 지역가입자들의 보험료 인하를 가능할 것이라고 판단한 학자들은 결국 자기 논리에 빠져 농어민들을 실망시키는 결과를 초래하였음

3.2.4. 통합과 보험급여 확대 논리의 검증

1) 논쟁점

○ 의료보험이 비록 직장과 지역으로 분리되어 있으나, 보험급여는 동일하게 주어지는 관

계로, 지역의료보험의 열악한 재정이 보험급여를 충분하게 뒷받침하지 못함. 의료보험을 통합하면 직장의료보험의 충분한 재정으로 정부의 재정지원이나 보험료 인상 없이도 보험급여의 확대가 가능하다는 논리(김용익, 1994)

○ 김용익은 1994년 11월 18일자 한겨레포럼(Box Ⅰ-4-18 참조)에서 통합을 하게 되면 진료일수는 300일로 늘리고, 40세 이상 전국민의 건강검진, 한방진료의 보험급여 확대까지 갈 수 있어 본인부담을 총 진료비의 30% 수준까지 낮출 수 있음을 주장

2) 급여 확대 논리의 검증

○ 건강보험의 급여 확대는 통합으로 결정되는 것이 아님. 보험재정이 얼마나 안정적으로 운영되느냐에 따라 좌우됨

○ 2000년 7월 건강보험이 통합되고, 2001년 재정파탄에 이르게 됨에 따라 보험급여는 확대되지 못하였음

○ 오히려 건강보험의 급여 확대는 1994년 보사부장관 자문기구로 구성된 의료보장개혁위원회의 제안으로 본격적으로 이루어짐

- 1994년 당시는 지불준비 적립금 규정이 1년 동안의 보험급여비를 충당할 정도가 되어야 함을 규정하고 있었으며, 당시의 적립금 규모가 1년간 급여비를 상회할 정도로 여유가 있었음
- 이에 1994년 의료보장개혁위원회에서는 보험급여의 확대를 제안하게 되었으며, 1994년 7월부터 65세 이상 노인에 대하여 요양급여기간을 180일에서 210일로 연장하면서 본격적인 급여 확대에 들어갔음

〈표 Ⅱ-3-9〉 의료보험급여 일수 연장 내용

구 분	1993	1994	1995	1996	1997	1998	1999	2000
급여일수	180일	180일[1)]	210일	240일[2)]	270일	300일	330일	365일
일수제한 없는 급여비	55만원	65만원[3)]	120만원	120만원	150만원	150만원	150만원	제한 폐지

주 : 1) 65세 이상 노인 인구에 대해서는 210일로 연장
2) 65세 이상 장애인, 상이자 등은 급여기간 제한을 철폐
3) 65세 이상은 80만원, 장애인은 150만원으로 확대

○ 1994년 이후의 급여확대는 다음과 같음(표 Ⅱ-3-9 및 표 Ⅱ-3-10 참조)

– 〈표 Ⅱ-3-9〉는 1994년 7월 65세 이상 노인에 대하여 연간 요양급여기간을 180일에서 210일로 연장한 이후의 급여 연장에 관한 내용임
– 〈표 Ⅱ-3-10〉은 1993년 이후 2000년까지 보험급여 확대 내용을 기술하였음

〈표 Ⅱ-3-10〉 건강보험 통합 이전의 보험급여 확대 항목

연 도	급여 확대 항목
1993	– 복강내 내시경하 수술 포함 – 외용약 투약기준을 1일 4회에서 6회로 연장 – 분만비지급기준 인상 : 59,800원(초산), 55,600원(경산) – 의료보험료 체납자에 대하여 입원 3일 이내 보험료 완납시 역급여하여 보험급여를 적용하도록 허용
1994	– 피부양자 분만급여실시 – 장기하사 이상 현역군인 의료보험급여 실시 – 분만지급기준 인상 : 62,000원(초산), 58,000원(경산) – 레이저 이용수술 급여 항목에 포함
1995	– 자격상실 후 요양기간 연장 : 3개월 → 6개월 – 분만비지급기준 인상 : 66,000원(초산), 61,000원(경산) – 내시경하 미세추간판 수술 급여화
1996	– 분만비지급기준 인상 : 70,000원(초산), 65,000원(경산) – 3자녀 이상 분만급여제한 철폐 – CT 급여화 – 진단비용의 본인부담은 외래본인부담률 적용 – 70세 이상 인구에 대한 의원급 정액 본인부담금 경감 : 3,200원→2,100원
1997	– 장애인 보장구 급여화 : 지체장애인용 지팡이, 시각장애인용 안경, 청각장애인용 보청기, 인공후두 등
1998	– 장애인 보장구 급여 확대 : 휠체어, 목발, 시각장애인용 지팡이 등
1999	– 장애인용 상·하 의지, 보조기, 의안 등 – 콘택트 렌즈
2000	– 65세 이상 본인부담금 경감

○ 그러나 2001년 의료보험 통합과 의약분업으로 보험재정 파탄이 3월에 알려지자 정부는 재정안정화를 위한 긴급대책을 논의하여 5월에 건강보험재정안정화 대책을 발표하였음
– 재정안정화대책의 내용 가운데 지출 억제 대책은 〈표 Ⅱ-3-11〉과 같이 진료비 심사의 강화와 일부 보험급여의 축소 조정이 이루어졌음

○ 그러다 보험급여 확대가 다시 시작된 것은 2005년부터 보험재정이 안정을 되찾고 보장성 강화계획을 발표한 이후임

- 최근 건보통합이 보장성을 향상시켰다는 주장을 하면서 통합의 성과로 평가하지만 〈표 Ⅱ-3-12〉에서 보면 보장성 향상은 통합의 효과가 아니라 건강보험료율을 높여서 달성되었다고 하겠음
- 즉, 1999년 대비 2009년의 보장성은 16.5% 향상되었는데 반하여 보험료율은 무려 42.1%가 인상되었음
- 보험료가 인상되었음에도 불구하고 보장성이 그에 상응하게 향상되지 못하는 것은 뒤에서 설명할 보험급여구조에서의 모순에 기인함

〈표 Ⅱ-3-11〉 2001년 5월 발표된 보험재정 안정대책 내용

구분	조정내용
진료관련	1. 진료비 심사강화 2. 진찰료와 처방료 통합 3. 진찰료와 처방료에 대하여 1일 진료 환자수에 따라 차등수가제 4. 주사제의 처방/조제료 삭제 5. 야간가산율 적용시간대 조정
급여조정	1. 신경차단술, 물리치료, 한방관절술 강내 침술급여기준 강화 2. CT, 혈액투석, 조혈모세포이식, 물리치료, 임상병리검사 실시기관 인정기준 제정 3. 일반의약품 및 소화기관용약제 등 약 1,398종 급여제한(2001년 11월 1일)
본인부담	1. 외래본인부담률 조정

주 : 일반의약품의 급여제한은 그 후에 추가적으로 이루어진 조치임

〈표 Ⅱ-3-12〉 건강보험의 보험료율과 보장률 비교 (단위 : %)

구분	1999	2000	2005	2007	2008	2009
보장률	49.2	47.7	52.4	56.1	56.3	57.3
근로자 보험료율	3.75	2.80	4.31	4.77	5.08	5.33

주 : 보장률 = 건강보험부담/(건강보험부담 + 법정본인부담 + 비급여본인부담)
자료 : 정형선 외(2010), 건강보험 보장성 지표 개발 연구, 보험료율은 건보공단 내부자료

3) 소결

○ 건강보험통합과 보험급여 확대는 전혀 관계없는 일로 밝혀졌음. 오히려 통합 이전인 1995년부터 보험급여 확대가 본격적으로 이루어졌음

○ 건강보험급여가 취약하였던 배경은 의료보험 관리방식에 기인하는 것이 아니라 다음과

같은 저보험료 정책에 기인하였음

- 의료보험제도를 도입할 당시(1977.7.)는 수출에 장애를 주지 않고 의료보험제도를 도입하기 위하여 저보험료 정책이 불가피하였음
- 그 후 전국민의료보험 달성을 조기(1989.7.)에 이루고자 함에 따라 소득파악이 안 되는 지역주민의 보험료 부담을 감안하여 저보험료 정책을 지속할 수밖에 없었음
- 저보험료는 저수가, 저급여의 3저 정책으로 연결되어 급여 수준이 낮을 수밖에 없었음

○ 저보험료에도 불구하고 1994년 당시 보험재정에서 적립금이 1년치 보험급여를 하고도 남을 정도로 쌓이게 되자 1995년부터 급여 확대가 이루어졌음

○ 그런데 통합을 이룬 2000년 직후, 재정파탄이 나게 됨에 따라 급여 확대가 아니라 오히려 급여 축소가 이루어졌음

- 최근 통합이 보장성을 제고시켰다는 주장이 등장하고 있으나, 이것은 건강보험료의 대폭적 인상으로 가능해진 것임
  - ·그러나 보험료율 인상에 비하여 보장성 향상은 크게 떨어지고 있어 제도가 그만큼 비효율적으로 운영되고 있음을 입증함
- 통합을 하면 보험료 인상 없이도 그리고 국고지원 없이도 보장성을 획기적으로 높일 수 있다는 주장은 잘못된 것임

3.2.5. 통합과 관리 효율화 논리의 검증

1) 논쟁점

○ 의료보험을 통합하면 조합을 출장소로 대폭 줄여 기구를 축소할 수 있고, 자격관리의 변동에 따른 비용을 줄일 수 있으며, 업무전산화로 인한 업무량의 감소, 보험료의 체납처리비용의 감소 등등의 이유를 들어 관리의 효율화를 기할 수 있다는 주장을 하였음

○ 통합이 관리의 효율을 기하여 관리운영비를 절감할 것이라는 주장은 통합을 주장한 대부분의 자료에서 발견되는 주장임

2) 관리 효율화 논리의 검증

○ 통합이 관리비용을 절감한다는 주장은 어느 정도의 타당성을 갖추고 있음

- 직장조합은 통합 이전부터 경영평가를 통하여 인력 감축이 있었으며

- 지역조합 및 공·교 공단은 통합을 통하여 인력 감축이 이루어짐

○ 그러나 1994년 의료보장개혁위원회는 의료보험조합이 설립 초기에 업무가 많았을 때의 직원 수를 그대로 유지하는 것은 고사하고 오히려 직원 수를 늘려 방만하게 운영한다는 비판이 제기되어 조합의 경영 쇄신을 위한 경영평가제도를 도입하여 관리운영비 절감을 권유하였음

- 이와 같은 의료보장개혁위원회의 건의에 따라 당시 보사부는 8월 27일 조합경영평가실시계획을 수립토록 의료보험연합회에 지시
- 연합회 의료보장연구실은 10월 26일 조합경영평가설계위원회(위원장 문옥륜 서울대 교수)를 구성하여 활동에 들어감
  - ·1995년 10월 평가지침과 조사표를 전 조합(직장 145개, 지역 227개)에 배포하고 서면조사에 들어감
  - ·그 해 12월 26일 평가위원회의 의결을 거쳐 상위 5% 조합을 경영우수상, 차상위 5% 조합을 우수상 조합으로 선정
- 1996년 경영평가도 같은 방법으로 시행
- 1997년에는 4~7월 한국보건사회연구원, 한국의료관리연구원과 함께 조직 진단을 대대적으로 실시하여 1997년 이후 후전국의료보험조합에서 총 2,200여명의 직원을 감축하는 구조조정에 나섰음(매일경제, 1997.8.15)

○ 또한, 의료보장개혁위원회는 보험자, 연합회, 요양기관 등 의료보험 관련기관별로 단독적 전산체계를 형성하고 있어 자격의 연계나 급여의 연계가 제대로 이루어지지 않아 국민의 불편은 물론 관리비용도 많이 소요된다고 판단하여 종합전산망 구축을 권유하였음

○ 이와 같은 조합 경영진단에 따른 구조조정과 종합전산망 구축 사업 등으로 의료보험 관리의 효율화 시도가 통합 이전부터 이루어졌기 때문에, 관리 효율화 논쟁을 분석하는데 주의를 요함

가. 통합 전후의 행정구조 및 인력구조 비교

○ 통합전의 행정구조로는 의료보험조합(직장 및 지역조합), 공교의료보험관리공단, 그리고 의료보험연합회로 구성되어 있었음

- 의료보험연합회는 1977년 1월 13일 전국의료보험협의회로 발족하여 그 해 11월 28일 사단법인으로 인가되고, 1981년 10월 1일 중앙의료보험조합연합회(특수공법인)로 개편하고 그 해 12월 31일 의료보험조합연합회로 명칭을 변경하였음
- 1988년 10월 1일 의료보험연합회로 명칭을 변경하고 전국을 7개 지역권으로 나누어 각 지역에 지부를 설치하였음

○ 인력 수의 변화를 〈표 Ⅱ-3-14〉에서 살펴보면 직장 조합은 1996년 이후로 매년 감소하였음

- 조합 설립 초기에는 업무의 개발 정착으로 인력 소요가 많을 수밖에 없음. 조직의 업무가 안정되면 많은 인력이 필요 없음. 따라서 통합 이전에 감량 노력이 있었음
- 직장조합은 1997년에 경영진단을 통하여 대폭적인 구조조정이 이루어졌음
  - ·조합 직원 총 수는 1996년 4,555명을 정점으로 1997년에는 83명이 감원되어 4,472명이 되었음. 그러나 1998년 구조조정으로 전년대비 514명이 감소하였고, 이후 1999년에도 304명이 감소되어 3,654명이 되었음(표 Ⅱ-3-13 참조)
  - ·직원 수의 감소와 함께 관리운영비도 감소하였는데, 인건비의 경우 1998년에 1,541억원을 정점으로 1999년에는 311억원이 감소된 1,230억원으로 감소하였음. 따라서 총 관리운영비도 1998년 2,552억원을 정점으로 1999년에는 465억원이 감소된 2,088억원이 되었음(표 Ⅱ-3-13 참조)

○ 직장조합이 통합 이전에 이미 감량 경영을 하였으며 지역조합과 공교공단은 1998년 통합이 이루어지는 바람에 감량 경영을 별도로 하였음

- 〈표 Ⅱ-3-14〉에서 지역조합 인력과 공교공단 인력을 합한 숫자를 보면 1997년 10,487명이었으나 통합 직후인 1998년 9,218명으로 1,269명을 감량하였으며, 1999년에 또 다시 119명을 감량하였음
- 따라서, 통합으로 인력이 감소하였다는 논거는 지역조합과 공교공단의 통합에서 찾아 볼 수 있음

〈표 Ⅱ-3-13〉 연도별 직장조합의 관리운영비와 직원수 변화 추이

연도	관리운영비(백만원)				직원 수(명)
	인건비	경비	심사비	계	
1995	100,000	43,916	17,591	161,507	4,364
1996	118,510	66,209	19,362	204,081	4,555
1997	144,288	78,979	22,327	245,593	4,472
1998	154,109	78,656	22,476	255,241	3,958
1999	123,012	60,368	25,387	208,768	3,654

자료 : 장준은(2008), 건강보험 통합전후의 관리운영비에 관한 실증연구

○ 직장조합은 통합과 무관하게 총 901명을 감원하여 직원이 가장 많았던 1995년과 비교하면 19.7%의 인력을 감축시켰는데, 지역과 공교는 통합을 통하여 1,388명을 감원하

였으나, 1995년도의 인력 수 10,596명과 비교하면 감원율이 13.1%로 직장조합의 감원율이 더 높았음

- 이와 같이 직장과 지역(공단)의 인력 절감 비율을 토대로 비교할 때 직장은 통합 이전부터 지역은 통합 이후부터 이루어졌음

○ 이러한 분석은 의료보험 전체의 인력 수를 볼 때 잘 나타나고 있음. 즉, 〈표 II-3-14〉에서 볼 수 있는 바와 같이 1996년에 총 인력 수가 15,081명으로 정점을 이루었으며, 그 이후 조금씩 감소하였고, 통합 직후 크게 감소하였다가 2008년부터 다시 증가하여 2010년에는 11,405명이 되었음(이 때는 요양보험제도 도입에 기인한 인력증가가 있었음)

- 이상의 수치를 보았을 때, 조직의 경량화가 통합 이전부터 이루어져 통합을 통해서만 감량경영이 이루어졌다고 평가하기는 어렵다고 하겠음
- 게다가 통합 이전부터 이루어졌던 전산화의 노력과 더불어 통합 이후, 대부분의 업무가 전산화 되었다는 점을 감안할 필요가 있음

〈표 II-3-14〉 보험자별 직원수(1995~2010) (단위 : 명)

연도	직장조합	지역조합	공·교 공단	의료보험 공단	국민건강 보험공단	계
1995	4,364	9,833	763	–	–	14,960
1996	4,555	9,774	752	–	–	15,081
1997	4,472	9,724	763	–	–	14,959
1998	3,958	–	–	9,218	–	13,176
1999	3,654	–	–	9,099	–	12,753
2000		–	–	–	11,665	11,665
2001	–	–	–	–	10,579	10,579
2002	–	–	–	–	10,513	10,513
2003	–	–	–	–	10,432	10,432
2004	–	–	–	–	10,353	10,353
2005	–	–	–	–	10,308	10,308
2006	–	–	–	–	10,283	10,283
2007	–	–	–	–	10,162	10,162
2008	–	–	–	–	11,250	11,250
2009	–	–	–	–	11,328	11,328
2010					11,405	11,405

자료 : 장준은(2008), 건강보험통합 전후의 관리운영비에 관한 실증연구, 자료추가

나. 통합 전후의 관리운영비 비교

(1) 관리운영비 통계의 혼란

○ 통합 전후의 관리운영비는 〈표 Ⅱ-3-15〉에서 볼 수 있는 바와 같이 자료의 출처에 따라 금액이 모두 달라 분석에 어려움이 있음

- 먼저 일반인들이 가장 쉽게 접하는 건강보험통계연보에 수록된 관리운영비를 살펴보면 통계 수치를 믿을 수 없도록 하고 있음
  - ·2006년까지 발간된 통계연보에 나오는 관리운영비가 2007년에 발간된 통계연보에서 갑자기 2005년과 2006년의 관리운영비 수치를 바꾸었는데 왜 바꾸었는지 설명조차 없음
- 통계연보상의 수치 차이를 보면 일반회계만 하였느냐, 특별회계(일산병원 관리비 등)를 포함시켰느냐에 따라 차이가 있음
- 그리고 건강보험심사평가원의 비용을 포함시켰는가 여부에 따라서 차이가 있음
- 보건복지부 내부자료(2010년 10월 작성, 인수위보고 내용과 일치)와 2007년에 발간된 건강보험통계연보의 관리운영비의 수치가 다르다는 것은 문제가 있음
- 게다가 내부자료에서는 관리운영비가 해마다 증가하고 있는데, 2007년 이후 건강보험통계연보 상에서는 관리운영비가 감소하고 있는 것으로 제시하고 있어 더욱 신뢰성에 문제가 발생한다고 하겠음
  - ·이것은 건강보험 관리운영비를 낮게 발표하기 위하여 건보공단의 수지계산서상의 관리운영비만을 통계연보에 발표하였다는 의심을 사기에 알맞음
  - ·건강보험관리운영비를 건보공단의 수지계산서의 수치만으로 하는 것은 잘못된 일이라 하겠음

(2) 관리운영비 구성 항목

○ 관리운영비의 혼란을 살펴보기 위하여 보험자별 관리운영비 구성항목부터 살펴볼 필요가 있음

○ 각 보험자 조직의 연말 결산서에 따른 보험자별 관리운영비 구성항목은 〈표 Ⅱ-3-16〉과 같이 분류되어 있음

- 관리운영비는 총 지출에서 고유목적사업을 위해 사용된 사업비용(보험급여비, 보건예방사업비, 대손상각비, 보험료환급비용, 사업경비)과 사업외 비용(개발비 상각, 잡손실, 지원금, 기타의 대손상각비, 창업준비금, 타기관 수탁사업, 기타의 사업외

비용), 타기관지급계정(심사평가원 부담금) 등을 제외한 금액임
- 통상 인건비(기본급여, 제수당, 상여금, 퇴직급여비 등)와 경비 · 기관운영비(복리후생비, 여비, 업무추진비, 용역비, 관서운영비 등)를 의미함

○ 통합 이전의 관리비 항목을 보면 직장조합은 연합회비와 심사수수료가 포함되어 있었음

○ 공 · 교공단도 경비에 지급수수료가 포함되어 있음
- 지역조합과 공 · 교공단이 1차 통합하여 발족한 국민의료보험공단에서도 지급수수료가 포함되어 있음
- 지급수수료가 포함되어 있다는 것은 연합회의 운영비를 각 보험자들이 부담하였다는 것으로 현재의 건강보험심사평가원의 운영비가 관리운영비에 포함되었다는 의미임

○ 통합 이후의 국민건강보험공단의 경비 내역을 보면 지급수수료가 빠지고 없음
- 대신에 공단은 결산서상에 심사평가원부담금이라는 항목의 지출을 하고 있음
- 관리비를 통합 이전과 이후를 비교하기 위해서는 심사평가원부담금을 반드시 관리운영비항목에 포함시켜야 할 것임

○ 〈표 Ⅱ-3-15〉에서 국민건강보험공단이 부담하는 심사평가원 부담금을 포함시켜도 복지부의 내부자료와 일치하지 않으며 통합 이전의 통계치를 얻을 수 없음

○ 따라서 통합 전후의 관리운영비를 비교하는 데는 복지부의 내부자료로 작성된 수치가 가장 합당하다는 결론을 얻게 됨

(3) 통합 전후의 관리운영비 비교

○ 복지부의 내부자료에 의하면, 건강보험통합이 관리운영비를 절감하였다는 근거를 찾을 수 없음
- 즉, 1997년 6,638억원이던 것이 지역조합의 통합이 이루어진 직후인 1999년에는 6,795억원으로 건강보험의 통합이 이루어진 해인 2000년에는 7,503억원으로 증가하였음
- 통합 직후인 2001년에는 재정파탄으로 어려움이 처하자 7,101억원으로 감소하였고, 2002년에 다시 6,568억원으로 감소하였으나, 재정이 다소 안정을 찾자 2003년부터 다시 증가하여 7,085억원, 2004년에는 7,901억원으로 증가하여 통합이 관리운영비를 줄였다는 단서를 찾기는 어려움

〈표 Ⅱ-3-15〉 연도별 출처별 관리운영비 (단위 : 억원)

연도 / 출처	보건복지부 내부자료ⓐ	건강보험 통계연보 (2006 까지)	건강보험 통계연보 (현행)ⓑ	현행 + 심사비용ⓒ	보험급여비, 일산병원, 사업비용을 제외한 비용ⓓ	총지출에서 보험급여비를 제외한 모든 비용ⓔ
1995	4,488	3,847	–			
1996	5,595	5,595	–			
1997	6,638	6,638	–			
1998	6,972	6,630	–			
1999	6,795	5,967	–			
2000	7,503	6,956	6,956			
2001	7,101	6,288	6,288	7,149	8,041	10,353
2002	6,568	5,982	5,982	6,773	7,690	10,898
2003	7,085	6,341	6,341	7,259	8,506	12,040
2004	7,901	6,930	6,930	7,891	9,863	14,323
2005	8,535	8,241	7,589	8,656	14,712	17,525
2006	8,966	8,518	7,785	8,925	11,553	14,372
2007	9,734	–	7,196	8,557	12,326	15,554
2008	9,841	–	6,720	8,322	14,932	17,682
2009	9,724	–	6,597	8,243	11,021	12,847
2010	–	–	6,751	8,871	11,348	13,196

주 : ⓐ 복지부내부자료는 2008년 1월 4일 대통령인수위원회에 제출된 자료와 거의 동일한 수치라서 인수위 자료는 게재를 생략함
ⓑ 현행 관리비(2007년부터 발간된 건강보험통계연보)로 공단 인건비와 경상경비만 포함
ⓒ 현행 관리비 + 심평원부담금
ⓓ 일반회계 중 보험급여비와 사업외 비용을 제외한 모든 비용
ⓔ 총지출에서 보험급여비와 예방사업비를 제외한 모든 비용(일산병원 포함)

자료 : 국민건강보험공단 연도별 결산서 자료, 보건복지부 국민건강보험공단 내부자료(2010.11), 대통령인수위 제출자료(2008.1.4)

〈표 Ⅱ-3-16〉 보험자별 관리운영비 구성항목분류

구분	직장조합 (1995~1999)	지역조합 (1995~1997)	공·교 공단 (1995~1997)	의료보험공단 (1998~1999)	국민건강보험공단 (2000~2010)
비목	관리운영비	관리운영비	관리운영비	기관운영비	관리운영비
내용	**가. 인건비** - 기본급 - 상여금 - 제수당 - 퇴직급여비 **나. 기관운영비** - 복리후생비 - 일용잡급 - 비품비 - 소모품비 - 인쇄비 - 국내·외 여비 - 통신운반비 - 제세공과금 - 임차수수료 - 교육훈련비 - 홍보비 - 운영위원 및 이사회비 - 소송비 - 사회보험료 - 광열수도료 - 차량유지비 - 업무추진비 - 감가상각비 - 잡비 **다. 회비** - 연합회비 - 심사수수료	**가. 인건비** **나. 기관운영비**	**가. 인건비** - 기본급여 - 제수당 - 잡급 - 상여금 - 퇴직급여 충당금 전입액 **나. 경비** - 복리후생비 - 국내여비 - 국외여비 - 소모품비 - 도서인쇄비 - 통신비 - 세금공과금 - 전력수도료 - 수선유지비 - 감가상각비 - 연료유지비 - 차량비 - 임차료 - 보험료 - 지급수수료 - 용역비 - 광고선전비 - 운반보관료 - 기밀비 - 업무추진비 - 회의비 - 교육훈련비 - 조사분석비 - 포상비 - 피복비 - 잡비	**가. 인건비** - 기본급여 - 제수당 - 상여금 - 퇴직급여비 **나. 경비** - 복리후생비 - 잡급 - 국내여비 - 국외여비 - 소모품비 - 비품비 - 도서인쇄비 - 통신비 - 세금공과금 - 전력수도료 - 수선유지비 - 감가상각비 - 연료비 - 차량비 - 임차료 - 보험료 - 지급수수료 - 연구개발비 - 광고선전비 - 기밀비 - 업무추진비 - 회의비 - 교육훈련비 - 포상비 - 피복비 - 잡비 - 용역비	**가. 인건비** - 기본급여 - 제수당 - 상여금 - 성과상여금 - 퇴직급여비 **나. 경비** - 복리후생비 - 계약급 - 잡급 - 국내여비 - 국외여비 - 외빈초청여비 - 업무추진비 - 연구개발비 - 위탁사업비 - 일반수용비 - 공공요금 및 제세 - 피복비 - 비품비 - 특근매식비 - 운영수당 - 임차료 - 차량비 - 연료비 - 보험료 - 직무수행경비 - 교육훈련비 - 보상금 - 포상금등 - 잡비

자료 : 장준은(2008), 건강보험 통합전후의 관리운영비에 관한 실증연구

〈표 Ⅱ-3-17〉 적용인구 1인당 관리운영비(1995~2010)

(단위 : 천명, 억원, 원)

연도/출처	건강보험 적용인구	관리운영비		가입자1인당 관리운영비	
		복지부내부 자료	건보통계연보 (2007 이후)	복지부내부 자료 기준	건보통계연보 (2007 이후)
1995	44,015	4,488	3,847	10,196	8,740
1996	44,603	5,595	5,595	12,544	12,544
1997	44,925	6,638	6,638	14,776	14,776
1998	44,472	6,972	6,630	15,677	14,908
1999	45,184	6,795	5,967	15,039	13,206
2000	45,896	7,503	6,956	16,348	15,156
2001	46,379	7,101	6,288	15,310	13,558
2002	46,659	6,568	5,982	14,077	12,821
2003	47,103	7,085	6,341	15,042	13,462
2004	47,372	7,901	6,930	16,679	14,629
2005	47,392	8,535	7,589	18,009	16,013
2006	47,410	8,966	7,785	18,912	16,421
2007	47,820	9,734	7,196	20,355	15,048
2008	48,160	9,841	6,720	20,434	13,953
2009	48,614	9,724	6,597	20,002	13,570
2010	48,907	-	6,751		13,804

주 : 〈표 Ⅱ-3-15〉의 관리운영비를 가입자 수로 나누어 산출

○ 〈표 Ⅱ-3-17〉에서 적용인구 1인당 관리운영비를 비교하여 보면 통합하던 해인 2000년에 비하여 2002년까지는 줄었으나, 2003년부터는 다시 증가하고 있어 통합이 관리의 효율을 기하였다는 근거를 찾기는 어려움

- 특히, 복지부 내부자료를 기준으로 적용인구 1인당 관리운영비를 보면 2002년 이후 2007년까지 5년간 6,278원이 증가하여 매년 1천원 이상의 관리운영비 증가를 보이고 있음. 연 평균 증가율은 7.7%에 달하고 있음
- 통합전인 1995년부터 2000년까지 5년간 6,152원이 증가하여 금액면에서는 효율을 입증하기 어려우나 증가율은 10.3%에 이르고 있어 통합 이후 관리비의 효율화가 약간 이루어졌다고 볼 수 있음
- 1995~2000년 5년간 소비자 물가상승률은 연평균 4.0%, 2002~2007년간 소비자 물가상승률은 3.5%로서 통합전의 물가상승률이 높았음을 감안한다면 효율이 크게 이루어졌다고 평가하기는 어려움

- 명목 임금상승률은 통합 전후로 각각 6.5%, 6.6%로서 큰 차이가 없음

〈표 II-3-18〉 통합 전후 5년간 관리운영비와 물가 및 임금상승 지표

구분	1995 ~ 2000	2002 ~ 2007
적용인구 1인당 관리비 증가액(율)	6,152원(10.3%)	6,278원(7.7%)
연평균 소비자 물가상승률	4.0%	3.5%
연평균 명목 임금상승률	6.5%	6.6%

주 : 관리비 증가율은 연평균임
자료 : 소비자물가는 통계청 홈페이지, 명목임금은 노동부, 매월임금통계조사

3) 소결

○ 통합을 전후하여 건강보험통계연보에 수록된 관리운영비 통계에 많은 문제가 있는 것으로 판단됨
  - 통합 전에는 의료보험연합회 관리비(심사비 포함)가 포함되었음
  - 통합 후에는 건보공단의 인건비와 경상운영비만 포함시키고 건강보험심사평가원의 관리비를 제외시킴에 따라 관리비가 축소 발표되어 마치 통합이 관리운영비를 대폭 낮출 수 있게 하였다는 인상을 주었음

○ 통합 전 보험자들의 관리운영비 합보다 통합 후 국민건강보험의 관리운영비가 더 큰 것으로 나타남. 이러한 분석 결과를 토대로 할 때, 통합으로 인한 건강보험의 관리운영비 절감효과는 찾아보기 어려움

○ 또한, 직장보험 조합에서 경영진단을 통하여 1999년 대폭적인 구조조정을 하여 이미 감량 노력이 있었음
  - 직장은 과거 공교와 직장조합의 관리비를 평균하는 것으로 과거 공교의 관리비가 직장조합에 비하여 낮았던 점을 감안한다면 관리기구의 통합이 관리비를 절감시켰다고 말하기는 어려운 측면이 있음

○ 보건복지부 내부자료를 토대로 할 때 통합 후 2002년까지는 관리운영비가 감소하였지만 이후 2003년부터 다시 증가하였음
  - 2002년에는 2000년도에 비해 약 1천억원이 절감되었는데, 이는 관리조직의 통합으로 국민건강보험공단의 지사수를 축소하고 직원 5천여명을 감원한데 따름. 이렇게 대규모의 '고용조정'을 실행하였음에도 이에 비례하여 대폭적으로 관리운영비가 경감되지 못하였음

- 더욱이 2003년부터는 다시 관리운영비가 증가하여 '고용조정의 효과'가 단기에 그치게 되었음
- 통합으로 인해 관리운영비가 감소하다가 2003년부터 다시 증가한 것은 국민건강보험공단의 비효율적인 조직 운영으로 인해 야기된 것임

○ 물론 통합과 함께 조직을 개편하여 인력을 절감하였지만 반면에 과거 지역조합 직원들의 급료가 인상되고 직급이 조정되는 등 다른 효과로 인력 절감효과가 상쇄되었음

○ 관리운영비 총액으로 따지면 관리의 효율화를 찾기 어려우나 적용인구 1인당 관리비로 따져보면 관리의 효율화가 매우 미약하게 나타남
- 1인당 관리운영비도 금액으로 따지면 통합 이후 낮아지지 않았으나, 관리운영비의 증가율로 따질 때, 통합 전 5년보다 통합 후 5년간의 증가율이 낮아 관리의 효율화가 미약하게 입증됨을 알 수 있음
- 2008년에는 노인장기요양보험제도가 도입되어 관리운영비를 통합전과 더 이상 비교할 수 없게 되었음

○ 최근 통합이 관리운영비를 감소시켰다고 하면서, 그 근거로 총 재정에서 차지하는 관리운영비의 비중이 낮아진 것을 제시하는데 이것은 크게 의미가 없는 주장임
- 2001년은 전년도에 비하여 급여비가 대폭 증가함에 따라 관리운영비 비중 산정에서 분모가 되는 보험 총재정이 증가하게 될 수밖에 없었고, 이로 인하여 관리운영비 비중이 낮아지게 되었음
- 그 이후 보험료를 인상하여 보험급여비 지출이 늘어나는 만큼, 관리운영비 비중은 낮아지게 된 것임
- 이 수치를 근거로 통합이 관리의 효율을 이루었다는 주장을 하는 것은 통계의 마술에 불과함

○ 보험관리에서 관리운영비의 절감도 중요하지만 보험재정에서 차지하는 비중이 낮기 때문에 보다 중요한 것은 보험급여비를 잘 관리하여 보험재정의 증가를 억제하는 것임
- 보험관리비가 쟁점이 되었던 것은 보험확대 과정에서 조합의 설립을 통해 보험 적용이 확대되고, 조합 설립 초기에는 관리비가 많이 소요될 수밖에 없어, 이점을 조합방식의 약점으로 간주하여 비판하기 위하여 등장된 주장임
- 따라서 보험관리의 효율성을 논쟁하기 위해서는 관리비가 아니라 보험급여 관리에 관한 논쟁이 중요함
- 보험급여 관리와 관련된 논쟁은 다음 장에서 상세히 논의하겠지만 급여관리에서는

통합시스템이 취약함을 보이고 있음

3.3. 통합 목적 달성에 대한 종합 평가

○ 통합의 목적은 당초에 기대했던 것을 달성할 수 없었음. 통합 목적의 달성여부를 종합하면 〈표 Ⅱ -3-19〉와 같이 요약할 수 있겠음

○ 먼저 소득재분배를 통한 국민연대는 근로자간에는 어느 정도 달성하였으나, 근로자와 지역주민 간에는 자료의 제약으로 소득재분배의 달성여부를 평가하는 것은 불가능함

- 통합을 처음 주장할 당시에는 자영자소득이 근로자보다 낮아 당시에 통합을 했더라면 재분배가 실현될 수 있었음. 그러나 통합 시점에서는 자영자 소득이 높아 통합이 역분배현상을 초래하였음
- 그 이후에는 근로자 소득이 높은 것으로 나타나 재분배가 실현되었다고도 볼 수 있으나, 통계청이 생산하는 자료에서 계층분류 기준이 변경되어 2000년 상황과 2003년 이후의 상황을 직접 비교하기에는 어려움이 있음
- 그러나 다음 장에서 평가하겠지만, 단일 보험료 부과기준을 만들지 못하여 직장가입자와 지역가입자간의 갈등이 도사리고 있어 국민연대의 달성은 실패하였다고 평가할 수 있겠음

○ 국고지원의 최소화는 처음부터 달성 불가능한 주장이었음. 1982년 당시의 경제 사정으로 국고지원을 통한 전국민의료보험은 불가능하였기에 대통령을 설득하기 위하여 동원된 논리가 통합을 달성할 때까지 강조되었음

- 그러다 통합이 이루어진 후 재정파탄을 겪으면서 국고지원을 법으로 규정하고 있어 통합이 국고지원 최소화라는 논리는 애초부터 달성 불가능한 논리였음

○ 지역주민의 보험료 대폭인하도 당초부터 달성 불가능한 주장이었음. 이 주장 역시 국고지원 최소화 논리와 같이 대통령을 설득하기 위하여 동원된 논리였음. 지역주민의 보험료를 대폭 인하하고 국고지원도 최소화하면 결국 근로자들의 보험료를 대폭 인상해야 하는데 그렇게 되면 근로자가 반발하기 때문에 지역주민의 보험료를 대폭인하 하는 것은 불가능한 일임

○ 보험료의 인상없이, 국고지원도 최소화하면서 통합이 되면 직장조합의 적립금을 활용하여 보험급여를 획기적으로 개선할 수 있다는 주장도 당초부터 실현 불가능하였음. 직장조합의 적립금이 많이 쌓였을 때가 1994년 전후로 직장조합들이 10여 년 이상 모아

겨우 1년간 보험급여비를 감당할 수준에 불과하였음. 그런데 통합이 되어 이 돈으로 보험급여를 개선하는데 모두 사용해버리면, 다음해에는 보험료를 대폭 인상하지 않으면 개선된 보험급여를 유지할 수 없을 텐데 이런 주장을 한 것은 통합을 촉구하기 위한 전술적 차원의 주장이라고 보아야 할 것임

○ 관리운영의 효율화는 통합 전에 비하여 미약하게 달성된 것 같음. 특히 통합 직후인 2001년부터 2007년까지 직원 수가 줄고 있었음. 그리고 관리운영비도 2001년과 2002년에는 줄었음. 그러나 2003년 이후 2007년까지는 다시 관리운영비가 올라가 관리운영비의 효율화가 점차 퇴색되는 감이 있음

〈표 Ⅱ-3-19〉 통합목적 달성 평가의 종합 정리

통합 목적	성과	비고
소득재분배(국민연대)	직장가입자간의 연대강화 (근로자 보험료는 형평제고)	규범적 성격과 자료상의 문제로 직장과 지역가입자간의 평가는 부적절
국고지원 최소화	실패	국고지원을 법으로 규정
지역가입자 보험료 인하	실패	통합 후 지속적 인상
보험료 인상없이 보험급여 개선	실패	보험료 인상과 국고지원으로 보장률이 향상
관리운영의 효율화	관리비 절약 (기대수준에는 미치지 못함)	전산시스템의 발전 등도 기여

4. 통합과 관련된 문제점

4.1. 보험료 부과체계 단일화 실패로 위헌적 운영

4.1.1. 단일 부과체계 개발의 실패

○ 건강보험을 하나의 재정으로 통합하였다면 재원조달도 단일체계로 하는 것이 당연하다고 하겠음

- 재정을 같이 사용하면서 재원 조달 방법이 다르다면, 근로자와 자영자 간에 보험료 부담의 유·불리를 놓고 항상 다툼이 생기기 때문에 재원 염출 기준(잣대)이 같아야 한다는 것은 당연한 논리라 하겠음

○ 통합논쟁을 전개하면서 통합을 주장하는 측이나 반대하는 측 모두 보험료 부과체계를 단일화하는 것을 암묵적으로 전제하였음

○ 통합을 반대하는 측의 논리는 명쾌하게, 통합이 바람직스럽다 하여도 현실적으로 통합이 어려운 이유는 지역주민의 소득파악이 안되어 있기 때문에 단일 보험료 부과체계를 개발할 수 없다는 것이었음. 만약 이러한 상황에서 통합을 단행하면 소득이 거의 노출되는 근로자만 일방적으로 희생된다는 것이었음

○ 통합을 주장하는 측에서는 보험료 부과체계의 단일화가 어렵다고 보는 것은 같았으나, 먼저 조직을 통합하고 재정은 분리하여 운영하다 자영자들의 소득파악이 제대로 이루어지면 그때 재정을 단일화하자는 것으로 사실상 맥락은 통합을 반대하는 사람들과 거의 같았음

- 차흥봉교수는 1988년 세종문화회관에서 개최된 공청회의 주제 발표에서 피보험자를 4종류로 구분하고, 통합 초기에는 보험료 부과대상 집단의 4범주에 따라 수입을 구분계리하고 업무가 정착되는 단계에서 재정을 완전 통합 관리하는 것으로 제안하여 재정사용과 보험료 부과체계의 일치를 염두에 두었음
- 1994년 4월 13일에 발표한 논문에서 차흥봉교수는 1조직 2기금(동일 공단이라는

한 개의 조직 안에 근로자 기금과 자영자 기금으로 구분)으로 재정을 분리하고 재정조정을 통하여 연대를 기하자는 주장을 하였음. 이 역시 재정사용과 보험료 부과체계의 일치를 염두에 두었음

- 1997년 1월 28일 국회보건복지위원회에서 발표한 논문에서도 차흥봉교수는 1994년 논문과 동일하게 1조직 2기금으로 재정을 분리 운영하되 재정조정을 실시하고, 종국적으로 하나의 재정으로 통합하자는 주장을 하여, 이 역시 재정사용과 보험료 부과체계의 일치를 염두에 두었음61)

○ 그리하여 1999년 2월 임시 국회에서 통과된 건강보험법은 보험료 부과체계를 단일로 하도록 규정되었던 것임

- 특히, 차흥봉교수는 1998년 말 의료보험연합회로부터 단일의 보험료 부과체계 개발을 위한 연구용역을 받아 직접 연구를 지휘하기도 하였음
  - ·이미 앞에서 언급한 바와 같이 차흥봉교수가 연구 도중에 국민연금공단이사장으로 자리를 옮기는 바람에 공동연구자인 노인철박사가 수행하여 당시로서는 단일 보험료 부과체계 개발이 어렵다는 결론을 짓게 됨
- 단일보험료 부과체계 개발이 늦어짐에 따라 건강보험의 조직통합이 6개월 늦어졌으며, 재정통합은 2003년 7월에 가서 이루어졌음
- 그 뿐만 아니라 건강보험 통합법인 국민건강보험법은 끊임없이 헌법 소원에 시달리도록 하고 있음

○ 정부는 〈표 Ⅱ-4-1〉에서 볼 수 있는 바와 같이 단일의 보험료 부과체계 개발을 위하여 여러 가지 노력을 기울였으나, 단일의 보험료 부과체계를 개발하지 못한 채 재정통합까지 단행하여 제도를 운영하여 여러 가지 부작용을 야기하게 되었음

---

61) 특히, 통합을 추진하였던 차흥봉교수는 통합을 반대하는 사람들이 주로 단일의 보험료 부과체계 개발이 어렵다는 점을 반대 논리로 하고 있음을 알고, 우리나라 공무원들이 우수하여 통합법만 국회를 통과한다면 보험료 부과체계 개발은 쉬운 일이라는 점을 각종 토론회에서 강조하였음. 이것은 '일단 2기금으로 하다 사정이 될 때 재정통합을 하면 될 것 아니냐'라는 논리를 강조하는 가운데 나온 주장으로 보험료 부과체계와 재정통합의 관련성을 암묵적으로 내비친 것임

〈표 II-4-1〉 보험료 부과체계 연구용역 실시 내용(1999~2010)

연도	연구과제 및 내용	제시안	연구 참여자	연구비 (만원)	연구기관
건보 통합 이전					
1999	소득기준 단일보험료 부과체계 개발에 관한 연구	- 자영자의 소득파악률 저조 등 현실적 한계로 현행부과체계 유지 - 장기적으로 과세소득을 기초로 단일 부과체계 이행	노인철 등 5명	11,700	보건사회연구원
건보 통합 이후					
2001	국민건강보험의 지역가입자 보험료 부과체계에 관한 연구	- 지역보험료 부과체계의 부과 표준소득 적용 방안 - 직역간 형평계수 등	최병호 등 8명	16,000	보건사회연구원 농촌경제연구원 조세연구원
2002	형평부과관련 보험료 부과체계 개선방안	- 근로소득 있는 세대와 없는 세대로 구분 부과하는 방안 - 직장, 지역 모두 세대 단위로 일원화하는 안 제시	김진수 등 2명	비예산	국민건강보험 연구원
2004	건강보험 재정통합 이후 새로운 보험료 부과체계 설계방안	- 1단계 : 지역부과체계 일원화, 기본보험료 도입 - 2단계 : 직장, 지역 기초보험료 도입 - 장기적 대안 : 단일부과 2개안 제시	차흥봉 등 6명	7,750	한림대사회과학 연구소 보건사회연구원
2006	국민건강보험의 보험료 형평부과체계 연구	- 소득자료 보유자와 미보유자를 구분 - 소득(종합소득, 보수)보험료와 기본보험료로 부과	이용갑 등 6명	비예산	국민건강보험 연구원
2007	건강보험료 부과체계 개선 및 재원확보 방안 연구	- 단기 : 지역부과체계 일원화 - 장기 : 직장가입자 80% 적용 시점에서 20%는 기본보험료 중심 별도체계 적용	신영석 등 8명	9,900	한국보건사회 연구원
2008	건강보험 보험료부과 형평성개선방안 연구	- 지역부과체계의 일원화 및 피부양자제도개선 검토 - '07년도 연구용역의 단기 개선사항 검증	신형준 등 5명	비예산	국민건강보험 연구원
2010	보험료 부과체계 단순화 및 일원화 방안	- 직장가입자 종합소득부과 - 지역가입자 단순화 및 재산 비중 완화 - 피부양자 제도개선 등	김진수 등 7명	9,655	서울대학교 산학협력단

4.1.2. 단일 부과체계 개발 실패에 따른 문제점

1) 현행 보험료 부과체계

○ 보험료 부과체계는 직장가입자와 지역가입자가 서로 다름. 그런데 지역가입자는 종합소득이 연간 500만원 이상인 세대와 그 미만인 세대가 다소 차이가 있어 엄격히 말하면 보험료 부과체계가 3원되어 있다고 볼 수 있음

가. 직장가입자의 부과체계

○ 직장가입자의 보험료는 총 보수를 기준으로 하여 부과됨[62]. 총보수제도는 보험료의 부과를 과세소득에 대해서 할 수 있다는 이점이 있는 반면, 연말에 소득 정산과 함께 보험료도 정산해야 하는 번거로움이 있음. 우리나라는 총보수제도를 택하면서 2006년도 까지는 100개의 표준보수월액등급표를 사용하여 변이형 총보수제도를 사용하다 2007년부터 표준보수월액표를 없애고 근로소득의 총액에 보험료율을 곱하여 보험료가 부과됨

○ 2002년부터 지역가입자와 형평을 위하여 직장가입자에 대한 보험료 상한제도를 도입하였음. 2002년에는 직장가입자의 보험료 부과상한소득액이 월 5,080만원으로서 보험료는 184만원이 되어 직장가입자 1인당 평균보험료 7만원의 약 26.3배에 이르고 있었음

- 2007년부터 직장가입자의 보험료 부과의 소득상한이 6,579만원으로 되었으며, 보험료는 314만원(사용자부담액 포함)으로 가입자 1인당 평균보험료 12만 5천원의 25.1배에 이르렀음
  - ·2012년부터는 상한액을 월 7,180만원으로 올려 평균과 차이를 30배로 하겠다고 2011.6.29 입법예고 되었음
- 외국에서는 상한보험료가 평균보험료의 4~5배를 넘지 않는다는 점[63]을 염두에 둔다면(ISSA, 1982), 우리나라는 상한선이 매우 높은 편임
  - ·최근에는 상한제도를 없애는 국가들도 있음(표 Ⅱ-4-2 참조)

---

62) 통합 이전에는 표준보수를 기준으로 보험료를 부과하였기 때문에 표준보수월액표가 필요하였음. 총 보수를 기준으로 함에 따라 총 보수는 근로자 소득의 연말정산이 끝나야 알 수 있기 때문에 보험료도 항상 연말정산을 해야 하는 번거로움이 있음

63) 독일은 상한선이 2009년 개혁 이전까지는 평균보험료의 1.6배에 불과하였음. 2009년 개혁에서도 상위 부유층 10%는 민영보험 가입을 허용하고 있어 상한선이 그 이전과 크게 달라졌다고 보기 어려움

〈표 Ⅱ-4-2〉 유럽 국가들의 보험료 상한 및 노·사간 보험료 분담률(2007)

국가	부담률	부담상한선	분담률(노:사)
벨기에	근로자 13.8% 공무원 7.3% 자영업자 19.6%	없음 없음 있음	34.5:65.5 48:52 –
프랑스	소득의 13.5% CSG : 5.25%(급여와 연금액의 3.95%)	없음	6:94
독일	소득의 15.5%	있음	50:50
룩셈부르크	소득의 5.4%	있음	50:50
네덜란드	근로자 및 연금소득자 6.5% 자영업자 4.4% 기타연금의 4.4%	있음	50:50
이스라엘	소득의 4.8%	있음	100:0

자료 : Thomson et al.(2009), Financing Health Care in European Union, European Observatory 에서 발췌하여 일부 수정함

나. 지역가입자의 보험료 부과체계

○ 지역가입자의 보험료는 소득, 재산, 자동차의 세 가지 요소에 대하여 부과하고 있음(그림 Ⅱ-4-1 참조)
  - 소득에 대해서는 종합소득이 연간 500만원 이상인 세대는 소득액을 기준으로 점수화시키고 이 점수를 70등급으로 나눔
    · 종합소득은 국세청으로부터 자료를 얻어서 사용
  - 종합소득이 연간 500만원 미만인 세대는 평가소득을 토대로 점수화하고 이를 30등급으로 구분하여 사용함
    · 평가소득[64]은 가구원의 성, 연령, 재산세, 자동차세 등을 토대로 공단에서 산출
  - 재산은 재산세 과세표준금액의 크기를 기준으로 50등급으로 구분하여 사용
    · 재산이 없는 세대는 전세, 월세 등이 부과기준이 되어 등급을 부여함
    · 전월세의 경우 평가율 20%를 적용하여 재산금액을 산정

64) 공식적으로는 생활수준 및 경제활동 참가율 점수라는 복잡한 용어를 사용하고 있음. 여기서 평가소득이라는 한국식 표현을 사용하게 된 것은 보험료 징수자가 납부자의 소득을 자의적으로 평가하여 보험료를 부과하고 있어 외국에서는 볼 수 없는 방법이기 때문임. 보험료도 세금과 유사한 성격을 갖고 있기 때문에 과세부과자가 대상자의 소득을 평가하는 세금이나 보험료를 부과해서는 곤란함

· 주택보유자이면서 전월세 주택에 거주하는 경우 전월세금은 보험료산정에서 제외하였음. 재산금액이 100만원 이하인 경우에는 재산보험료를 부과하지 않음

– 자동차는 자동차세를 기준으로 하여 7등급으로 구분하여 사용

○ 세 가지(소득, 재산, 자동차) 요소의 등급별로 점수를 산정하고, 이 점수를 합산하여 종합점수를 산출하고 이를 또 다시 100등급으로 구분한 후, 등급별점수를 부여하여 이 점수에 점수당금액을 곱하여 보험료를 산출

– 현재는 소득을 발생시키지도 않는 재산이나 자동차 등을 기준으로 등급을 나누고 이를 점수로 환산하고, 다시 이 점수를 더하여 또 다시 등급을 나누고 이를 점수로 환산하는 등의 복잡한 산식으로 절대소득으로 환산시켜 전국적으로 통일된 기준으로 삼는데 문제가 있음

– 과거에는 지역 내의 상대적인 소득을 기준으로 필요 재원 총액을 배분하는 방식으로 보험료를 부과하였기 때문에 현재에 비하여 논리적인 모순은 적었음

○ 보험료의 상한액은 2009년 기준 약 1,637천원이며, 평균보험료는 67,366원임(재산 및 자동차 없는 저소득세대에 대한 부과점수 미부여, 농촌지역 취약세대에 대한 보험료 경감조치 등을 통하여 보험료 부담을 경감하고 있음)

○ 보험료 부과체계의 3원화에 따른 상이한 보험료 부과체계의 적용(부과단위, 부과요소)과 산정방법을 요약하면 〈그림 Ⅱ-4-1〉 및 〈표 Ⅱ-4-3〉과 같음

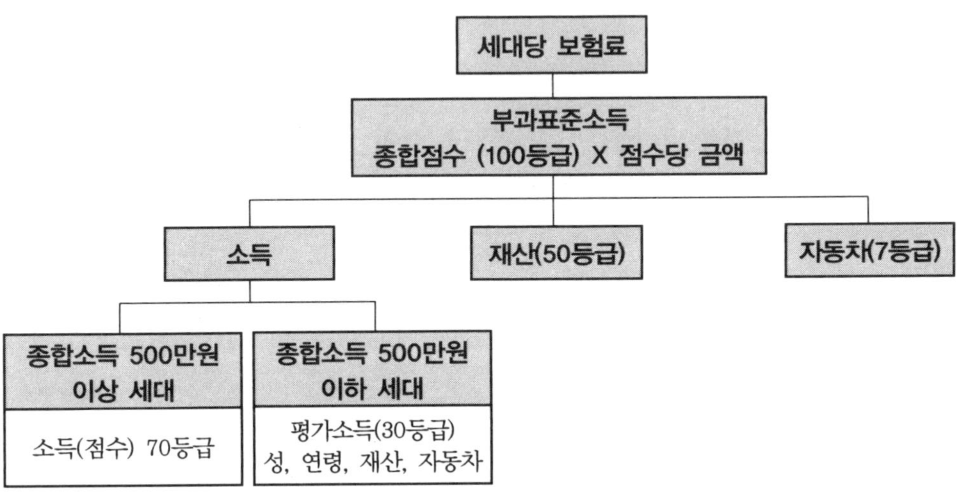

주 : 1) 지역가입자는 종합소득(이자소득 · 배당소득 · 부동산소득 · 사업소득 · 근로소득 · 일시재산소득 · 연금소득 · 기타소득)을 사용함
2) 종합소득 중 근로소득, 연금소득, 농지소득은 20%의 평가율을 적용함

〈그림 Ⅱ-4-1〉 지역가입자의 보험료 부과 틀

〈표 Ⅱ-4-3〉 보험료 부과체계 현황(2010)

구 분	직장가입자	지역가입자[1)]
부과기준	근로소득	보험료부과점수[2)]
보험료 산정	근로소득 × 정률(5.33%)	보험료부과점수 × 점수당 금액(156.2원)
부과기준의 상·하한	28만원 – 6,579만원	20점 – 11,000점
보험료 부담	사용자 50%, 근로자 50%	보험가입자

주 : 1) 지역가입자는 신고소득 500만원 이상과 그 미만 사람이 다름. 즉, 이원화되어 있음
2) 소득, 재산, 생활수준 및 경제활동참가율 등을 고려하여 산정

다. 보험재정 수입 현황

○ 2009년 건강보험 재원별 규모와 비중을 보면, 직장보험료 수입이 64.4%, 지역보험료 수입이 18.9%를 차지하였음(표 Ⅱ-4-4 참조). 지역보험료 중에서는 과세소득보험료가 4.3%, 재산보험료가 8.6%, 자동차보험료가 2.6%, 세대보험료가 3.4%였음

〈표 Ⅱ-4-4〉 재원별 규모와 비중(2009)

(단위 : 백만원, %)

재 원			금 액	비 중
보험료	직장 (근로소득)		20,237,769	64.4
	지역		5,928,391	18.9
		과세소득	1,347,362	(4.3)
		재산	2,694,723	(8.6)
		자동차	808,417	(2.6)
		세대	1,077,889	(3.4)
조세(국고)			3,783,831	12.0
담배부담금			1,026,246	3.3
기타			436,500	1.4
합계			31,412,737	100.0

주 : 보험료율 5.08%

2) 보험료 부과체계의 3원화에 따른 문제

○ 보험료 부과체계의 3원화에 따라 보험료 부과체계의 적용(부과단위, 부과요소)과 산정방법이 상이함. 이에 따라 집단 간 부담의 형평성 문제가 발생하게 됨

가. 직역 간 부과요소 체계가 다름

○ 직장가입자에게는 근로 대가로 받는 보수만 부과기준으로 하는데 반하여 지역가입자는 소득파악이 안 되어 재산, 자동차 등을 포함시켜 부과체계가 다른 문제가 있음. 즉, 지역부과체계에서는 구조상 소득을 발생시키지 않는 부동산, 전세, 월세, 자동차 등에 대하여 보험료를 부과하는 문제가 있음

- 실업 또는 퇴직 등으로 실제로는 소득이 없음에도 불구하고 재산 및 자동차보험료 등으로 인해 직장에 있을 때에 비해 오히려 높은 보험료를 부담하는 경우 민원 발생
- 지역가입자의 경우 연금소득의 20%를 평가하여 소득으로 반영함으로써 부분적으로 연금소득이 부과대상에 포함되고 있음
- 재산이 많은 사람이 지역가입자에서 직장가입자로 전환 시 보험료부담이 크게 감소하는 등 가입자간 형평성 문제가 발생

○ 이와 같이 부과체계가 3원화 되어있다는 것은 위헌 문제를 내포하고 있음

* **참고**(2000년 6월 29일 헌재 판결 내용 - 99헌마289)

- 직장가입자와 지역가입자간의 보험료 부담의 평등이 보장되지 않는 한, 의료보험의 재정통합은 헌법적으로 허용되지 않음
- 보험료 부담의 평등이 보장되지 않는 상황에서의 재정통합은 사회보험의 중요한 형성원칙인 사회연대의 원칙에 의해서도 정당화하기 어려움
- 전국민을 대상으로 하는 소득의 재분배는 원칙적으로 조세방식을 통하여 이루어지는 것이 바람직하며, 사회보험을 통한 소득의 재분배는 보험료 부담의 평등이 보장되는 동질성을 가진 집단 내에서 더욱 효과적으로 이루어질 수 있음
- 그러나 헌재는 재정통합 시한(2001.12.31)까지는 1년 반이라는 시간이 있어 이 기간 동안 자영자에 대한 소득파악을 하거나 건강보험공단 가입자의 대의기관인 재정운영위원회라는 장치가 있어 이 기구에서 직장과 지역가입자간 평등한 보험료부과기준을 마련하면 된다는 조건으로 합헌 결정을 하였음

나. 지역가입자의 보험료 부과체계의 모순

○ 종합과세소득 500만원을 기준으로 복층구조로 이루어져 있음

- 500만원을 기준으로 나누는 근거도 명확하지 않으며, 500만원 기준선도 1998년 기준에 따르고 있어 현실성이 떨어짐[65]

---

65) 1998년 5백만원으로 한 기준은 당시 농어촌의 부채 탕감기준이 5백만원이어서 이를 건강보험의 소득기준 보험료 부과의 기준으로 삼았던 것임

- 2011년 기준으로 500만원이면 월 평균 소득이 41만 7천원으로서, 정부가 정한 1인 가구의 최저생계비 53만 2,583원에도 미치지 못하는 낮은 금액임

○ 500만원 이상인 세대는 부과표준점수를 다음과 같이 산정
- 부과표준소득점수 = 소득등급(70 등급)별 점수 + 재산등급(50 등급)별 점수 + 자동차등급(7 등급)별 점수
- 보험료 = 부과표준소득점수를 100등급으로 나눈 등급별 점수 × 점당 보험료(환산지수 활용)

* 과세소득에는 종합소득, 연금, 근로소득, 농지소득 등 공식적으로 확인된 소득이 포함됨

* 건강보험에서 재산을 소득으로 환산하는 방법을 보면, 먼저 등급을 나누고 등급별 점수를 소득으로 환산하지만, 국민기초생활보장제도에서 재산을 소득을 환산하는 방법은 전혀 다른 방법을 사용하여 국가기관 간의 업무의 신뢰성마저 떨어뜨리고 있음

* 국민기초생활보장제도의 재산을 소득으로 환산하는 방법
- · 재산의 소득환산액 = (재산 − 기초공제액 − 부채) × 소득환산율
- · 소득환산율 : 일반재산 − 4.17%, 금융재산 − 6.26%, 승용차 − 100%

○ 과세소득액이 500만원 미만이거나 과세소득 무자료세대에 대해서는 소득 점수표를 사용하지 않고, 가입자의 성, 연령, 재산 및 장애정도를 감안한 평가소득표라는 위헌적인 방법을 사용하고 있음
- 2008년 기준, 지역가입자의 84.4%가 적용받고 있는 평가소득보험료는 〈표 II-4-5〉와 같이 적용자의 성, 연령, 재산, 자동차세의 네 가지 요소를 결합하여 세대별로 산출되는 점수를 50등급으로 나누어 보험료를 부과하고 있음

○ 재산과 자동차는 현재 소득을 발생시키지 않는데, 이를 보험료 부과대상으로 한 것은 모순임

○ 세 가지 요소 간 등급이 표준화되어있지 않고 점수 역시 표준화되어있지 않는 상태에서 이를 합산하여 다시 등급을 100개로 나눈 것이 문제임

○ 이러한 문제를 간직한 등급에 점수를 부여하여 점당 보험료를 곱하는 것은 모순에 모순을 더하는 중복적 모순임

다. 지역 보험료부과의 소득역진성

○ 지역부과등급표가 역진적으로 설계되어 있음

- 직장가입자들에게는 보험료 상하한선이 있는 상태에서 정률이 적용되고 있지만, 지역가입자에게는 소득이 높을수록 재산이 많을수록 보험료율이 낮아지는 역진적 부과구조로 설계되어 있다는 것임(국민건강보험공단, 2010b)
  - ・예를 들어 지역부과체계에서, 600만원 과세소득자의 소득 등급별 점수가 380점이나 6,000만원의 소득자의 점수는 1,336점으로 소득은 10배가 증가하였으나 점수는 불과 3.5배 증가에 그치고 있음
  - ・재산의 경우에도 1,000만원 재산 보유자의 점수는 66점이나 1억 보유자의 점수는 439점으로 재산이 10배 증가하여도 점수는 6.6배 증가에 그치고 있음

○ 〈표 Ⅱ-4-5〉는 지역보험료 부과요소별 점수표를 토대로 점수당 금액을 환산해 보았음. 결과 다음과 같은 역진성이 나타나고 있어 보험료 부과체계가 형평을 위배하고 있다고 사료됨

- 소득은 최하위 1등급에서는 13,157원이면 1점이 부과되는 반면, 25등급에서는 32,176원에 1점이, 50등급에서는 74,257원에 1점이 부과되는 역진성이 나타남
- 재산의 경우도 마찬가지임. 최하위 1등급에서는 45,457원에 1점, 25등급에서는 333,878원에서 1점, 50등급에서는 2,033,898원에 대하여 1점이 부과되어 역진성이 나타남
- 소득세의 경우 누진율이 적용되며, 근로자는 보험료에 정률이 적용되는데 지역가입자는 역진율이 적용되어 보험료 부과체계가 심히 왜곡되었다고 사료됨

〈표 Ⅱ-4-5〉 소득 및 재산의 등급별 점수와 점수당 금액의 환산(역진성의 사례)

소득등급				재산등급			
등급	소득금액(만원)	점수	점수당 소득액	등급	재산금액(만원)	점수	점수당 재산가액
1	500-	380	13,157	1	100-	22	45,454
25	3,430-	1,066	32,176	25	20,400-	611	333,878
50	15,000-	2,020	74,257	50	300,000 초과	1,475	2,033,898

주 : 등급내 최저 금액을 표시

자료 : 건강보험통계연보(2008) 첨부자료 1로 제시

라. 평가소득의 문제점

○ 평가소득(공식적으로는 생활수준 및 경제활동 참가율 점수라 칭함)을 산출하는 점수 산정은 다음과 같은 문제를 내포하고 있어 연대성을 제고하는 것이 아니라 연대성을 해칠 수도 있음. 이하는 이규식(2008a)에서 발췌

〈표 II-4-6〉 지역가입자의 평가소득 구성 항목별 점수 환산표

<table>
<tr><th colspan="2">구분</th><th>1구간</th><th>2구간</th><th>3구간</th><th>4구간</th><th>5구간</th><th>6구간</th><th>7구간</th></tr>
<tr><td rowspan="6">피보험자의 성 및 연령</td><td rowspan="2">남성</td><td>-19세</td><td rowspan="2">60-65</td><td>20-30</td><td rowspan="2">30-50</td><td rowspan="6">-</td><td rowspan="6">-</td><td rowspan="6">-</td></tr>
<tr><td>65세+</td><td>50-60</td></tr>
<tr><td>점수</td><td>1.4</td><td>4.8</td><td>5.7</td><td>6.6</td></tr>
<tr><td rowspan="2">여성</td><td>-19세</td><td rowspan="2">60-65</td><td>25-30</td><td>20-25</td></tr>
<tr><td>65세+</td><td>50-60</td><td>30-50</td></tr>
<tr><td>점수</td><td>1.4</td><td>3</td><td>4.3</td><td>5.2</td></tr>
<tr><td colspan="2">재산(만원)</td><td>-450</td><td>-900</td><td>-1,500</td><td>-3,000</td><td>-7,500</td><td>-15,000</td><td>15,000+</td></tr>
<tr><td colspan="2">점수</td><td>1.8</td><td>3.6</td><td>5.4</td><td>7.2</td><td>9.0</td><td>10.9</td><td>12.7</td></tr>
<tr><td colspan="2">자동차세(만원)</td><td>-6.4</td><td>10 이하</td><td>22.4 이하</td><td>40 이하</td><td>55 이하</td><td>66 이하</td><td>66 초과</td></tr>
<tr><td colspan="2">점수</td><td>3.0</td><td>6.1</td><td>9.1</td><td>12.2</td><td>15.2</td><td>18.3</td><td>21.3</td></tr>
</table>

자료 : 국민건강보험법 시행령, 2007년 1월부터 적용

첫째, 대상세대의 소득을 기초로 한 것이 아니라 성, 연령을 감안한 기대능력을 기초로 하였기 때문에 실제 소득과는 무관함. 예컨대 30~50세층의 남성은 평점 6.6, 여성은 5.2점을 부여받는데 이 점수는 일하는지의 여부와 관계가 없기 때문에 이 연령층의 가사 노동자나 실직자 가정은 보험료가 매우 높게 됨. 또한 대학생층에 속하는 남자들은 5.7점, 여자는 5.2점을 부여받는데, 이들은 대학을 졸업하여 취업을 하면 몰라도 현재는 대학등록금과 잡비를 부모로부터 받아 사용하는 소비계층임에도 불구하고 높은 점수를 부여하여 보험료를 높게 부담시키는 모순이 있음

둘째, 평가소득에 재산항목과 자동차 항목을 넣어 재산과 자동차는 재산보험료와 자동차 보험료에 이어 평가소득보험료에서 또 다시 산정되는 이중 부과의 문제가 있음

셋째, 평가소득은 대상세대가 인정하는 것이 아니라 보험료의 징수기관이 소득을 인정하여 부과하는 것으로 대상자의 실소득과 어긋나며 어떻게 대상자의 소득을

본인이 인정할 수 없는 것을 징수기관의 잣대로 부과한다는 것은 다른 나라의 사례에서도 찾아보기 어려움. 노인철 외(1999)의 연구에서는 추정소득은 당사자가 수용하지 않으려는 특성이 있어 이를 토대로 보험료 부과를 하는 것은 문제가 있다고 지적하였는데, 평가소득도 추정소득이나 다름이 없기 때문에 보험료부과방법에 대한 비판이 제기됨

○ 지역가입자의 보험료부과는 소득단일요소로 하는 것이 사회보험원칙상 타당하나, 2008년 기준으로 소득 자료가 없는 세대가 60.9%에 달할 정도로 지역가입자의 과세자료 보유율이 미흡(소득신고 자료는 있으나, 종합소득세 신고 자료가 없는 세대를 의미)
 - 따라서 생활수준 및 경제활동 참가율을 반영한 평가소득을 적용하고 있음(표 Ⅱ-4-7 참조)

〈표 Ⅱ-4-7〉 생활수준 및 경제활동참가율(평가소득) 적용 세대

구분	전체 세대수	적용 세대	소득이 없는 세대
세대수(%)	8,109,382(100)	6,770,784(84.4)	4,883,247(60.9)

주 : 2008년 5월분 보험료 기준
자료 : 국민건강보험공단(2010b), 『건강보험 보험료부과 형평성 개선방안 연구』에서 재인용

마. 직장 · 지역 간 피부양자에 대한 문제

○ 직장과 지역 간 피부양자에 대한 구조가 상이함
 - 지역에서는 세대당 보험료를 산출할 때 피부양자 수에 따라 달라지는 구조임
  · 직장가입자는 피부양자제도가 있어 소득이 없는 자녀는 보험료 부과 대상이 되지 않음
  · 그러나 지역가입자에 대해서는 피부양자제도가 없어 소득이 없는 자녀들도 보험료 부과대상이 됨
  · 소득이 없는 어린 자녀들도 보험료 부과대상이 된다는 것은 국가의 출산장려정책과 정면 배치되고 있음
 - 이러한 상이한 계산방식 때문에 직장가입자 피부양자들의 무임승차 문제와 나아가 고소득 자영업자나 고소득 피부양자가 직장으로 고의로 편입하여 보험료 부담을 기피하는 문제가 발생하게 됨

○ 2009년 말 기준 약 744천명의 형제 및 자매가 피부양자 자격으로 건강보험에 무임승차하고 있음(국민건강보험공단, 2010a)

〈표 II-4-8〉 보험증 소유자보다 고령인 가구원의 포함 비율

(단위 : 명, %)

보험증 소유자 연령		전체	고령자 포함	단일가구원	기타
		수(비율)	수(비율)	수(비율)	수(비율)
전체	전 연령	406,751 (100)	100,680 (24.8)	42,817 (10.5)	263,254 (67.7)
	0-18	323 (100)	68 (21.1)	167 (51.7)	88 (27.7)
	19-29	40,209 (100)	16,974 (42.2)	16,716 (41.6)	6,519 (16.2)
	30-39	124,001 (100)	40,002 (32.3)	11,278 (9.1)	72,721 (58.7)
	40-49	142,266 (100)	32,036 (22.5)	7,707 (5.4)	102,523 (72.1)
	50-64	82,298 (100)	11,131 (13.5)	5,452 (6.6)	65,715 (79.9)
	65+	17,654 (100)	469 (2.7)	1,497 (8.5)	15,688 (88.9)
직장	전 연령	208,220 (100)	86,014 (41.3)	21,402 (10.3)	100,804 (48.4)
	0-18	148 (100)	42 (28.4)	105 (71.0)	1 (0.7)
	19-29	32,416 (100)	16,115 (49.7)	13,202 (40.7)	3,099 (9.6)
	30-39	76,146 (100)	36,634 (48.1)	5,154 (6.8)	34,358 (45.1)
	40-49	65,788 (100)	25,816 (39.2)	1,509 (2.3)	38,463 (58.8)
	50-64	31,306 (100)	7,287 (23.3)	1,221 (3.9)	22,798 (72.8)
	65+	2,416 (100)	120 (5.0)	211 (8.7)	2,085 (86.3)
지역	전 연령	198,531 (100)	14,666 (7.4)	21,415 (10.8)	162,450 (81.8)
	0-18	175 (100)	26 (14.9)	62 (35.4)	87 (49.7)
	19-29	7,793 (100)	859 (11.0)	3,514 (45.1)	3,420 (43.9)
	30-39	47,855 (100)	3,368 (7.0)	6,124 (12.8)	38,363 (80.2)
	40-49	76,478 (100)	6,220 (8.1)	6,198 (8.1)	64,060 (83.8)
	50-64	50,992 (100)	3,844 (7.5)	4,231 (8.3)	42,917 (84.2)
	65+	15,238 (100)	349 (2.3)	1,286 (8.4)	13,603 (89.3)

주 : 고령자는 일정 연령을 기준으로 정의된 것이 아니라 보험증 소유자보다 고령인 개인으로 정의되었으며, 보험증 소유자의 배우자인 경우는 제외

자료 : 윤희숙(2008), 건강보험료 부과방식의 문제점과 개선방안의 모색, 한국개발연구원

- 가입자와 동거하고 있는 형제 및 자매가 전체의 약 52.6%로 391천명에 이르고 비동거 상태의 형제 및 자매는 약 47.4%로 353천명에 이르고 있음
- 건강보험증 소유자보다 고령인 가구원이 피부양자로 포함된 비율(배우자가 보험증 소유자보다 연상인 경우는 제외)을 산출한 결과를 보면(윤희숙, 2008), 지역가입가구 중 7.4%의 가구가 보험증 소유자보다 고령인 가구를 포함하는데 비해 직장가입가구에서는 41.3%에 이르고 있음(표 II-4-8 참조)
- 이러한 차이는 보험증 소유자의 전 연령에 걸쳐 뚜렷이 나타나고 있으며, 직장가입

자의 보험료를 이용하여 무임승차하는 대체적인 추세를 확인할 수 있음

○ 더 큰 문제는 직장가입자의 경우, 형제 · 자매, 그리고 고액연금소득자 및 고액재산을 보유한 피부양자들이 무임승차하는 것임

- 직장의 경우 가입자 개인의 경제력을 기반으로 보험료를 산정한 후, 추가적인 보험료 부담 없이 피부양자도 함께 보장하는 방식인데 반해, 지역의 경우 세대원 모두의 경제력을 합산하기 때문에 직장가입자의 보험증에 피부양자로 등록하는 것이 유리함
- 지역가입자의 미성년자는 소득과 무관하게 생활수준 및 경제활동참가율에 따른 부과점수가 산정되어 보험료를 부담하고 있지만, 직장 미성년자는 소득이 있더라도 피부양자의 자격이 부여되기 때문에 보험료를 부과하지 않는 형평성 문제가 있음

○ 고소득 자영업자들 가운데는 고의적으로 직장 피부양자로 편입하여 보험료부담을 기피하고 있음

- 보험증 소유자보다 고령인 가구원의 연령분포와 고령자 본인 명의의 재산[66], 의료비 지출[67], 포함된 가구의 전체 재산을 보여주는 연구결과(윤희숙, 2008)를 보면(표 Ⅱ-4-9 참조), 고령자 본인의 재산은 직장 피부양자의 경우 17,340천원, 지역 고령자의 경우 8,220천원이었으며, 의료비 지출은 직장 피부양자가 2,088천원, 지역 고령자는 1,705천원으로 나타났음
- 따라서 직장가입자 가구의 경우 고령자로 인한 재산규모는 더 큼에도 불구하고 보험료 추가부담 없이 보험 수혜만 더 받고 있는 것임
  - 여기서 주목되는 점은, 개인의 경제적 측면이나 의료비 지출 측면에서 별 차이가 없는 두 그룹이 단지 직장가입자의 피부양자가 되면 보험료를 면제받게 된다는 점임
- 사회보험의 원칙상 본인이 사용하는 급여비용을 본인이 부담해야 한다는 논리는 적용될 수 없지만 적어도 이렇게 발생되는 비용을 능력에 따라 분담한다는 원칙은 모두에게 공평히 적용되어야 할 것임
- 또한, 재산이 많은 사업주가 임의로 소득이 적은 직장가입자로 임의 등록하여 보험료를 적게 내는 등 도덕적 해이가 발생함(소규모 사업장 개설, 사업장 근로자로 임의 등재 등)

---

66) 여기서의 재산은 토지과표, 건물과표, 전월세보증금의 합임

67) 비급여부분을 제외한 전체 의료비로서 본인부담과 건보공단 부담분을 합한 액수

〈표 Ⅱ-4-9〉 고령자 포함가구의 경제력/의료비 지출 (단위 : 명, 천원)

구분	고령자 본인연령	포함 고령자 수[1)]	고령자 본인 재산	가구 재산	고령자 본인의료비[2)]
전체	전 연령	164,461	16,397	56,785	2,060
	0-18	10	1	30,354	360
	19-29	3,244	748	30,784	404
	30-39	3,159	3,143	39,163	530
	40-49	8,423	9,117	30,722	1,165
	50-64	65,111	18,503	50,462	1,961
	65+	84,514	16,598	65,914	2,773
직장	전 연령	147,459	17,340	55,526	2,088
	0-18	1	0	0	0
	19-29	2,964	602	31,041	416
	30-39	2,530	2,745	40,258	544
	40-49	7,449	9,297	29,428	1,208
	50-64	61,986	18,859	49,953	1,971
	65+	72,529	18,061	64,504	2,799
지역	전 연령	17,002	8,220	47,700	1,705
	0-18	9	1	33,736	360
	19-29	280	2,229	28,057	327
	30-39	629	4,745	34,758	486
	40-49	974	7,746	40,617	835
	50-64	3,125	11,437	60,546	1,752
	65+	11,985	7,747	74,446	2,504

주 : 1) 고령자는 일정 연령을 기준으로 정의된 것이 아니라 보험증 소유자보다 고령인 경우로 정의되었으며, 보험증 소유자의 배우자인 경우는 제외. 표에서의 본인은 고령자 본인

2) 본인 의료비는 상세한 의료비 지출내역이 확보된 원래 샘플(406,751명)에 포함된 고령자 26,650명에 대해 계산한 결과이며 비급여는 제외

자료 : 윤희숙(2008), 건강보험료 부과방식의 문제점과 개선방안의 모색

바. 직장-지역 이동에 따른 보험료의 극심한 변동으로 민원과 신뢰 저하

○ 2006년 6월 한 달 동안, 직역을 전환한 경우가 12만명에 달하고 있으며, 직역 전환 시 발생하는 보험료 부과를 새로 하여야 함에 따른 비용도 만만찮음

○ 더 큰 문제는 직역 전환에 따른 보험료 부과체계의 변화로 보험료 부과가 많은 민원의 대상이 되고 있다는 점임

– 심지어 월 보험료가 50만원 이상 증감된 사람도 2006년 6월 한 달간 34명으로, 1년 기간을 가정할 경우 약 400명 정도에 이르고 있음
– 〈표 Ⅱ-4-10〉에 의하면 건강보험의 민원건수가 1년에 무려 6천만 건을 넘어서고 있으며, 2011년에는 약 7,760만 건에 이르고 있음

〈표 Ⅱ-4-10〉 건강보험 민원건수 (단위 : 만건)

구 분	2008년		2009년		2010년		2011년	
계	6,529	100%	6,607	100%	6,922	100%	7,760	100%
(월평균)	(544)	–	(551)	–	(577)	–	(647)	–
전 화	4,238	64.9%	4,363	66.0%	4,609	66.6%	5,392	69.5%
방 문	1,003	15.4%	991	15.0%	1,030	14.9%	1,029	13.3%
우편/팩스	1,260	19.3%	1,224	18.5%	1,256	18.1%	1,315	16.9%
인터넷	28	0.4%	29	0.5%	27	0.4%	24	0.3%

자료 : 건강보험공단, 내부자료

〈표 Ⅱ-4-11〉 건강보험 민원내용 (단위 : 천건, %)

연도	계	자격관리	보험료	보험급여	기타
2001	55,989 (100.0)	25,890 (46.2)	21,904 (42.9)	7,194 (12.9)	–
2003	66,820 (100.0)	27,188 (40.7)	30,730 (46.0)	8,902 (13.3)	–
2008	54,560 (100.0)	22,533 (42.3)	19,212 (35.2)	4,801 (8.8)	8,020 (14.7)
2009	66,073 (100.0)	28,147 (42.6)	25,108 (38.0)	3,898 (5.7)	8,920 (13.5)
2010	69,350 (100.0)	27,551 (39.7)	28,503 (41.1)	3,894 (5.6)	9,402 (13.6)
2011	77,598 (100.0)	30,389 (39.2)	33,193 (42.8)	4,199 (5.4)	9,817 (12.6)

주 : 기타에는 건강지원 및 장기요양 민원 포함
자료 : 국민건강보험공단, 내부자료

– 〈표 Ⅱ-4-11〉에 의하면 가장 큰 민원이 보험료 부과 및 징수와 관련된 것으로서 2001년에 2천 190만 건이던 것이 2011년에는 3천 319만 건에 이르고 있어 가입자 1인당(가입자 총 수 49,220천명) 연간 0.67건의 민원을 제기하고 있음

· 자격관리도 사실상 보험료 부과와 관련이 있기 때문에 이를 포함시킬 경우 연간 민원 건수는 2001년에 4천 780만 건에서 2011년에는 6천 358만 건으로 2011년 1인당 연간 1.29건에 달하고 있음

– 이것은 바로 보험료 부과체계가 단일하게 설계되어 있지 못한 데서 연유됨

4.1.3. 소결

○ 우리나라는 1998년 10월을 기하여 지역의료보험조합을 통합하였으며, 2000년 7월을 기하여 직장의료보험조합들도 모두 통합시켜 국민건강보험공단을 출범시켰음. 그러나 재정통합은 3년이나 늦추어진 2003년 7월에 이루어졌음

– 보험관리조직을 통합한 이유는 보험료 부담능력에 기초한 국민연대(國民連帶)를 달성하기 위함이었음. 보험에서의 연대성은 보험 조직 내에서 동일한 재정을 사용할 때 가능해짐

– 따라서 재정을 단일체계로 관리하기 위해서는 근로자와 자영자에게 공통으로 적용될 수 있는 단일의 보험료 부과체계를 개발해야 함

○ 그러나 직장가입자와 지역가입자의 부과체계를 단일화하지 못한 채로 재정을 통합시킴으로서 보험료 부담의 극심한 불평등이 야기되었음. 더욱이 합리적인 보험료 부과체계를 정립하지 못하여 지역가입자 간에도 보험료 부담의 불형평이 해소되지 않고 오히려 심화되고 있음. 국민연대 달성을 위한 재정통합이 오히려 국민간의 갈등을 부추기는 결과를 초래한 것임

○ 특히 통합 이후 지역가입자의 보험료 부과모형은 통합전 지역의료보험 부과모형과 유사하지만, 파악되기 어려운 소득기준을 절대 금액으로 산출코자 한데서 엄청난 모순이 있음. 특히, 소득으로 산출하기 어려운 재산과 자동차를 등급을 매겨 점수를 부여한 후에 이를 합산하여 다시 등급을 매기고 등급별 점수를 부여한 후에 점당 소득환산금액을 곱하는 복잡한 과정을 거치고 있음

– 점당 소득환산금액을 산출하는 근거가 없을 뿐만 아니라, 소득발생이 없는 재산이나 자동차를 어떻게 절대소득으로 금액화 하는 건지 그 논리도 없음

– 지역주민의 소득을 제대로 파악할 수 없다면 대만과 같이 정액보험료를 부과해야 함에도 불구하고 능력비례원칙을 고집하여 소득 자료가 없는 가구에 어떻게 형평하게 보험료를 부과할 수 있는지 알 수 없는 실정임

○ 결국 건강보험이 통합되어 전국민이 단일한 기준으로 보험재정에 기여함으로써 형평을

유지하고 국민들이 사회연대감에 의하여 일체감을 가져야 하나 단일의 보험료 부과체계 개발에 실패함으로써 오히려 국민간의 갈등을 조장하는 문제가 있음

○ 특히, 통합을 추진한 목적의 하나가 조합방식의 의료보험에서는 조합을 옮기면 보험료가 달라지는 문제가 있어 이를 바로잡겠다는 것이었음. 그런데 통합 이후 직장에서 지역으로 직역을 옮길 때 보험료의 변동이 극심한 것은 통합의 허구가 드러난 사례의 하나가 되고 있음

4.2. 통합과 보험급여구조의 변화

4.2.1. 개요

○ 건강보험제도의 핵심은 보험급여의 원활한 제공에 있음. 그리고 보험급여의 범위는 보험재정 상태와 긴밀한 관계가 있음

○ 우리나라는 1977년 의료보험제도를 도입할 당시, 1인당 GDP가 겨우 1,000달러 수준에 불과한 저소득 국가였으며 국제경쟁력을 저해하지 않는 범위에서 의료보험제도를 운영해야했기 때문에 저보험료 정책이 불가피하였음
- 저보험료 정책은 저수가와 저급여 정책으로 연결되었음 : 불가피하게 비급여를 허용

○ 그러다 전국민의료보험이 이루어지고, 국민경제도 지속적으로 성장함에 따라 급여범위를 확대하여 왔음. 특히 1990년대 중반 보험재정이 안정됨에 따라 보험급여 범위의 확대가 꾸준히 이루어졌음
- 1990년대 중반의 보험급여 확대는 진료일수 제한을 없애도록 하였으며,
- 1993년부터는 다양한 내용의 보험급여 확대가 이루어졌음(앞의 표 Ⅱ-3-10 참조)

○ 건강보험통합 이후 급여구조가 바뀐 내용은 다음과 같음
- 1998년 10월 1차 조직통합을 하면서, 요양기관과 보험공단지사와의 계약제 등의 사전적인 안전판을 마련하지 않고 폐지한 진료권 제도 : 환자들의 대도시 병원으로의 쏠림현상을 초래
- 2001년부터 공인된 임의비급여 제도 : 의료비 증가와 대형병원 비대화로 의료양극화에 기여 (2007년 7월 25일을 기하여 임의비급여 제도는 정리되어 없어짐)
- 요양기관종별 진찰료의 차등구조화 : 의원 및 중소병원 의료기관의 경영위기 초래
- 2001년 보험재정 파동이후 도입된 의원에서 환자 수에 따른 진찰료 차등화 : 의원의 영세화 초래

- 2000년 의약분업 과정에서 수 차례에 걸친 보험수가 인상 : 보험재정 파탄의 원인
- 조제료의 과다 책정 : 보험재정 압박

○ 이와 같은 급여구조의 변경은 의료체계에 많은 변화를 초래시켜, 오늘날 건강보험재정의 불안정 및 부실화와 의료기관의 양극화를 초래시키는 원인 가운데 하나가 되었음

4.2.2. 보험급여구조 변화와 부작용

1) 진료권 폐지와 의료이용의 대도시 쏠림현상

가. 개요

○ 정부는 1989년 7월 전국민의료보험을 실시하면서 국민 모두에게 의료에 대한 동등한 접근도(accessibility)를 유지시키기 위하여 진료권제도와 함께 전달체계제도를 도입하였음(한국인구보건연구원, 1987)
- 한국형 의료전달체계인 환자후송의뢰체계는 진료권의 개념을 근거로 한다는 점과
- 의료의 균점화를 위해서는 지역적인 의료수요를 형평있게 충족시킬 수 있도록 의료자원이 분포되어야 한다는 점에서
- 즉, 의료의 지역화 개념에 따라 진료권을 설정하였음

○ 진료권 설정
- 8개 대진료권(광역자치단체 단위)과 148개 중진료권(시군 단위)
- 의료이용의 지역화와 단계화 : 계층적 지역주의(hierarchical regionalism) 모형에 입각

○ 진료권의 기능
- 의료자원의 효율적인 활용을 위한 환자진료체계를 설정하기 위해서 진료권 설정은 불가피하였음
- 진료전달체계 설정(1989) 이전에는 경증질환 환자가 대학병원에 자유롭게 방문함에 따라 의료자원이 비효율적으로 활용되어 진료비(건보재정) 낭비가 심하다고 판단되어 진료권과 전달체계를 동시에 설정

○ 진료권 기능의 평가
- 농촌지역의 의료기관 이용이 증가하여 도 · 농간의 격차 해소에 기여[68](조재국,

68) 국민영양조사(1992)의 결과 인용

2010)

- 연간 외래 방문 횟수
  - 도시 : 5.28회(1981년) → 8.40회(1992년)
  - 농촌 : 1.95회(1981년) → 10.59회(1992년)
- 연간 입원율(인구 1,000명당)
  - 도시 : 40.7%(1981년) → 57.7%(1992년)
  - 농촌 : 25.3%(1981년) → 58.0%(1992년)

○ 통합 이전에는 지금과 달리 환자가 거주하는 시 · 군 단위를 진료지역으로 설정한 '중진료권'안에서 상급종합병원을 제외한 의료기관에서 1차 진료를 한 다음, 여기에서 완치가 어렵다고 판단되면 의사의 소견서를 지참하여 환자가 거주하는 대진료권의 상급종합병원(주로 대학병원급)에서 진료를 받도록 의료이용을 단계화하였음(표 Ⅱ-4-12 참조)

- 통합 이전에는 감기 등 경질환은 시 · 군단위의 중진료권에 있는 의원과 병원에서 진료하도록 하였음

○ 그러다가 의료보험이 1차 통합되던 해인 1998년 10월 진료전달체계는 그대로 유지하면서 진료권 제도는 폐지하였음

- 즉, 병이 나면 1차로 병원이나 의원을 찾도록 한 것은 그 전과 동일하게 하였지만, 진료권을 폐지하였기 때문에 전국의 어떤 의료기관이라도 상급종합병원만 바로 가지 않는다면 모두 이용할 수 있게 하였음
- 그리고 상급종합병원도 그 전에는 대진료권내의 상급종합병원부터 이용한 후에 타 진료권에 있는 병원을 이용할 수 있도록 하였으나, 진료권 폐지로 진료의뢰서만 있으면 바로 서울의 상급종합병원도 자유롭게 이용하도록 허용함 할 수 있게 되었음
- 진료권을 폐지한 이유는 규제완화 차원에서 국민의 의료이용에 불편을 주는 제도를 고친다는 것이었음
- 그러나 본질적으로는 의료보험을 전국 단위로 통합을 하고, 재정도 전국 단위로 하나로 통합하게 되면 의료이용도 전국 단위로 단일화 하여야지, 진료권을 설정하여 의료이용은 지역단위로 제한하는 것은 논리적으로 맞지 않기 때문이었음

○ 즉, 건강보험의 전국 단위 통합과 진료권 설정을 통한 의료의 지역화라는 논리는 서로 맞지 않았기 때문에 건강보험을 통합함에 있어서 진료권의 폐지는 당연한 귀결이었음

〈표 II-4-12〉 진료권과 진료전달체계의 통합 전·후 비교

통합 이전 (1998년 10월 이전)					통합 이후 (1998년 10월 이후 - 현재)		
진료권		의료전달체계			진료권	의료전달체계	
중진료권	대진료권	1단계	2단계	3단계	전국	1단계	2단계
기초 자치단체	광역 자치단체	중진료권 - 1차 - 2차	대진료권 - 3차	전국 3차		전국 - 1차 - 2차	전국 3차

나. 서울지역 대형병원으로 환자 쏠림 현상

○ 건보 통합 이후 국민들의 의료이용 행태 측면에서는 '진료권'을 폐지하여 지방 환자들이 서울에 있는 병원을 자유롭게 이용할 수 있도록 허용하게 되었음

- 그 결과 지방 환자의 서울 소재 대형병원으로 쏠림 현상이 이제는 심각할 정도가 되어, 서울의 상급종합병원이 전체 입원 진료비의 3분의 1을 차지하는 정도가 되었음
- 이러한 쏠림 현상으로 의료자원의 활용이나 의료이용에서 많은 문제를 던져주고 있음

○ 의료기관의 균형적인 발전보다는 의료기관의 양극화가 심화되고 있음에 따라 대형병원과 경쟁을 해야 하는 의원급과 중소병원급 의료기관이 도산 등 경영 위기에 몰리고 있음

- 특히 서울의 경우, 대학병원 인근에 있는 중소병원 중 전문병원 등으로 특화되어 있지 않거나 의료의 질 측면에서 뚜렷한 강점이 없으면, 문을 닫는 사례도 발생하고 있음[69)]

○ 수도권의 중소병원들의 몰락은 경증 질병을 갖고도 대학병원을 이용해야 하는 구도로 전환되면서 보험 진료비의 증가를 부채질하는 바람직하지 않은 현상이 발생하고 있음

○ 2011년 11월 현재 상급종합병원은 모두 44개인데 서울에 17개, 인천에 2개, 경기지역에 5개 등 서울을 포함한 수도권 지역에 24개가 분포해 있어 전체 상급종합병원의 절반에 해당하는 54.5%가 편중되는 문제가 있음(표 II-4-13 참조)

○ 2009년도 1년 동안 상급종합병원이 전문진료질병군 등 3개 질병군을 진료한 진료 실적은 4조 58억원이고, 청구건수는 약 178만 건임(표 II-4-14 참조)

- 이 중 수도권 상급종합병원의 진료실적을 보면 전문진료질병군에서는 68%(1조 1,242

---

69) 강동성심병원 인근에 있던 동주병원(83병상)은 경영난으로 2009년에 문을 닫았고, 또 인근에 있는 강동가톨릭병원(현재 친구병원으로 명칭 변경)도 병원 규모를 점차 축소하고 있는 중에 있으며, 세브란스 병원 인근에 있던 혜성병원도 문을 닫았음

억원), 일반진료질병군에서는 63%(1조 2,128억원), 단순진료질병군에서는 60%(1조 53억원)로 병원 비중 54.5%에 비하여 진료실적은 더욱 편중되는 문제가 있음

– 특히, 전문진료질병군에서 수도권병원으로의 쏠림현상이 더욱 심각함을 알 수 있음

〈표 Ⅱ-4-13〉 2009 ~ 2011 상급종합병원 현황

진료권역		기관명
수도권 (24개)	서울	가톨릭대학교서울성모병원, 가톨릭대학교성모병원(여의도), 경희대의과대학부속병원, 고려대의대부속구로병원, 고려대의과대학부속병원(안암), 삼성서울병원, 삼성의료재단강북삼성병원, 서울대학교병원, 서울아산병원, 순천향의대부속순천향병원, 연세대의대세브란스병원, 연세대의대강남세브란스병원, 이화여대부속목동병원, 인제대부속상계백병원, 인제대학부속백병원, 중앙대학교병원, 한양대학교병원(17)
	인천	의료법인길의료재단길병원, 인하대학교의과대학부속병원(2)
	경기	분당서울대학교병원, 아주대학교병원, 순천향대학교부속부천병원, 한림대학교성심병원(평촌), 인제대학교일산백병원(5)
강원권(2)		연세대학교원주의과대학원주기독병원, 한림대학부속춘천성심병원
충북권(1)		충북대학교병원
충남권(4)		단국대의과대학부속병원, 순천향대학교부속천안병원, 충남대학교병원, 학교법인을지대학병원
전북권(2)		원광대학교부속병원, 전북대학교병원
전남권(2)		전남대학교병원, 조선대학교병원
경북권(4)		경북대학교병원, 계명대학교동산병원, 대구가톨릭대학교병원, 영남대학교병원
경남권(5)		경상대학교병원, 고신대학교복음병원, 동아대학교병원, 부산대학교병원, 인제대학교부속부산백병원

주 : 2012년 상급종합병원 지정에서 일산백병원, 을지대병원은 빠지고 서울백병원은 신청을 하지 않았으며 건국대병원, 고대 안산병원, 화순전남대병원이 추가 지정됨

〈표 Ⅱ-4-14〉 수도권과 비수도권 상급종합병원의 총 진료비 비교 (단위 : 건, 일, 천원)

구분		청구건수		입원일수		총 진료비	
총 합계		(100%)	1,785,865	(100%)	13,434,121	(100%)	4,005,895,761
전문진료 질병군	소 계	(27%)	477,719	(27%)	3,681,852	(41%)	1,644,073,587
	수도 및 경기권	67%	322,134	65%	2,377,827	68%	1,124,238,442
	강원권	1%	6,865	1%	52,266	2%	25,393,788
	충청권	7%	32,255	8%	277,684	7%	108,529,181
	전라권	5%	26,172	6%	211,523	6%	94,131,797
	경북권	10%	46,603	10%	374,288	9%	151,921,094
	경남권	9%	43,690	11%	388,264	9%	139,859,285
일반진료 질병군	소 계	(57%)	1,017,559	(56%)	7,569,321	(48%)	1,923,973,153
	수도 및 경기권	63%	643,414	60%	4,580,400	63%	1,212,780,122
	강원권	3%	30,242	3%	231,646	3%	59,847,469
	충청권	9%	88,085	10%	731,712	9%	169,481,118
	전라권	8%	78,941	8%	600,958	7%	141,967,009
	경북권	10%	100,986	10%	780,480	10%	187,638,964
	경남권	7%	75,891	9%	644,125	8%	152,259,101
단순진료 질병군	소계	(10%)	179,449	(8%)	1,120,890	(4%)	173,160,029
	수도 및 경기권	63%	113,576	59%	669,428	60%	105,387,621
	강원권	4%	6,331	4%	40,891	4%	6,388,509
	충청권	10%	17,142	11%	117,956	10%	17,883,213
	전라권	8%	14,973	9%	101,116	8%	14,672,954
	경북권	9%	15,434	9%	104,899	9%	15,732,705
	경남권	7%	11,993	8%	86,600	8%	13,095,026
기타	소 계	(6%)	111,138	(8%)	1,062,058	(7%)	264,688,992
	수도 및 경기권	60%	67,089	59%	627,968	62%	164,516,755
	강원권	4%	4,046	4%	40,747	4%	9,742,060
	충청권	9%	9,664	9%	93,330	8%	21,328,595
	전라권	9%	10,204	8%	85,746	8%	20,662,737
	경북권	11%	12,385	12%	131,789	11%	28,400,795
	경남권	7%	7,750	8%	82,478	8%	20,038,050

주 : 진료실적 분석기간 : 2009년 1~12월 진료분
자료 : 건강보험심사평가원, 내부자료

다. 진료권 제도 폐지의 평가

○ 건강보험을 통합하여 재정을 단일화하는 경우 진료권 제도의 폐지는 불가피하며, 이로 인한 문제점은 국민들이 고스란히 져야 하는 문제가 있음
- 단일 재정을 사용하면서 진료권을 두어 의료이용을 차별하는 것은 통합원리와 맞지 않기 때문임
- 조합방식일 때는 진료권을 두어도 진료권별로 의료이용이 다르고 보험료 부담도 진료권이 속하는 조합별로 다르기 때문에 진료권제도와 조합방식은 합치되는 정책 조합이라 할 수 있었음

○ 재정을 단일화하고도 진료권을 두려면 건보 공단지사와 의료기관이 요양기관 계약을 맺도록 하고, 보험재정을 적게 사용한 지사에 대해서는 일정한 인센티브(일반 검진에서 제공되지 않는 특별 검진의 무료 등)를 제공하는 보완책이 있어야 하는데 그러한 보완책 없이 진료권만 폐지함에 따라
- 지방 주민의 불편과 간접비 지출(서울까지의 교통비, 환자 입원시 가족의 숙박비 등)을 늘렸으며
- 건강보험에는 재정지출을 증가시키는 부작용을 나타내었음

○ 수도권 대형병원의 등장으로 의료기관 양극화를 초래한 것에는 여러 가지 요인이 있겠지만 진료권 폐지가 부채질하였다는 점에서 건강보험통합의 부작용 중 하나로 가늠할 수 있겠음
- 의료기관 양극화를 초래한 것은 진료권 폐지 외에 4.2.3에서 논의할 급여구조의 변화, 간호등급제로 인한 지방병원의 간호인력 난, 서울의 대형병원의 연구강사(fellow) 제도, KTX 개통에 따른 환자의 수도권 집중 등의 여러 요인이 있지만 진료권 폐지도 큰 역할을 하였음

2) 비급여 제도의 보편화에 따른 혼합진료 문제

가. 비급여 항목에 대한 자유수가의 인정

○ 비급여와 임의비급여제도 허용
- 건강보험법 제39조(요양급여) 제3항으로 비급여의 법적 근거를 마련
- 비급여에 관한 규칙을 건강보험통합 이후 처음으로 제정(2000.6.30, 시행 2001.1.1)하고 구체적인 시행 내용은 보건복지부가 고시(2000-74)로 정하였음
  · 비급여항목이라도 이 고시에 수록된 서비스는 2000년 6월 30일까지 복지부나

심평원에 신고를 하면 2000년 12월에 상대가치점수를 부여하고, 비급여항목이라도 정해진 수가를 받을 수 있도록 인정

· 이것이 소위 100/100 본인부담비급여 항목으로 2001년에 683항목(220 행위, 463 재료)을 책정한 후 2005년에는 1,337항목(347 행위, 990 재료)까지 늘었으나, 의료계의 불평으로 2006년 1월부터 법정급여로 하거나 수가를 자유로 책정할 수 있는 법정비급여로 점차 전환하여 2개 행위만 100/100으로 남겨 오늘에 이르고 있음

· 위 고시에 없는 항목은 심평원에서 '신의료기술로 판정이 날 때까지 그 항목에 대하여 임의수가를 받을 수 있도록' 하여 혼합진료를 공인하였음

– 이 고시를 통하여 비급여가 법적으로 허용되고, 소위 혼합진료[70]가 뿌리를 내림

– 이 고시에 의하여 임의비급여가 용인되는 것처럼 성행하자 2007년 7월 25일 복지부령 제408호에 의거 요양기급여기준을 개정하여, 신의료기술위원회 발족과 함께 임의비급여는 일절 불허하는 조치를 내림

○ 2000년 12월 상대가치점수표를 고시하기 이전에는 비급여를 '의료보험진료수가표인 진료수가기준 내용 중 진료수가 산정방법 제7항'에서 다음과 같이 규정하여 관리하였음(김일천, 2010b)

– "제2장 내지 제10장 및 제13장에 분류되지 아니한 항목과 비슷한 진료행위는 가장 비슷한 분류항목에 준용하여 산정할 수 있으나 준용하기 곤란한 특수 또는 새로운 진료행위에 대하여는 보건사회부장관이 별도로 인정하는 기준에 의한다."

– 이 규정은 의료보험 진료수가기준에 등재되지 아니한 진료행위는 등재된 진료수가 중 유사한 수가에 준용하고, 준용할 수 없는 신기술(새로운 진료행위)은 장관이 따로(새로)정하는 수가로 보험 의료비를 산정하라는 뜻으로 분명하게 혼합진료를 금지하고 있었음

○ 새로운 의료기기와 검사, 치료재료들이 쏟아져 나오던 시기인 2000년 말에 새로운 상대가치수가표를 만들면서 구진료수가표의 진료수가 산정지침 제7항 중 "준용하기 곤란한 특수 또는 새로운 진료행위에 대하여는 장관이 별도로 인정하는 기준에 의한다."는 규정을 삭제하여 혼합진료를 합법화하였음

○ 건강보험통합 이후 법률로 보장하고 있는 혼합진료는 아래와 같은 "신의료기술 등의 결정 및 조정기준" 제5조에 의거함

---

70) 건강보험에서 혼합진료란 법정급여와 비급여를 동시에 제공하면서 법정급여는 보험에서 제공하고, 비급여는 전액 본인부담시키는 제도임. 통상 사회보험국가에서는 비급여서비스를 제공하는 경우에는 진료비 전액을 본인부담으로 하여 혼합진료를 하지 못하도록 함(일본의 사례)

① 심사평가원장은 제4조의 규정에 의하여 행위 · 치료재료 및 질병군에 대한 결정 또는 조정신청을 받은 때에는 정당한 사유가 없는 한 접수일로부터 100일 이내에 제7조의 안정성 · 유효성에 대한 확인과 제8조의 요양급여대상여부 · 상대가치점수 또는 상한금액에 대한 각 전문평가위원회의 평가를 거쳐 그 결과를 장관에게 보고하여야 한다.

② 심사평가원장은 제4조의 규정에 의하여 약제에 대한 결정 또는 조정신청을 받은 때에는 제7조의 안정성 · 유효성에 대한 확인과 제8조의 요양급여대상여부에 대한 약제급여평가위원회의 평가를 거쳐야 한다.

③ 장관은 제1항의 규정에 의하여 평가결과를 보고 받은 경우 정당한 사유가 없는 한 결정 또는 조정신청 접수일로부터 150일 이내에 다음 각 호 1에 해당하는 결정을 하여 고시하여야 한다.

1. 신의료기술 등이 요양급여기준 별표 2 제1호 내지 제4호, 제6호에 해당하는 경우에는 비급여 대상
2. 제1호 이외의 경우에는 요양급여대상, 이 경우 신의료기술 등이 보험재정에 상당한 부담을 초래하는 경우 등 국민건강보험법 시행규칙 별표 5의 규정에 의한 본인이 요양급여비용의 100분의 100을 부담하는 사항으로 할 것인지를 결정할 수 있다.

④ 장관은 제4조의 규정에 의하여 결정 · 조정 신청된 신의료기술 등이 질병군 요양급여대상으로 결정되어 상대가치점수의 결정 · 조정이 필요한 경우에는 제1항 및 제2항의 규정에 불구하고 그 기한을 달리할 수 있다.

⑤ 장관은 제3항의 제2호의 규정에 해당되는 결정을 하는 경우에는 상대가치점수 또는 상한금액을 정하여야 한다.

- 이 규정 제3항 제2호를 쉽게 풀어 쓰면, 일상생활이나 업무에 지장이 없는 미용성형, 본인의 희망에 의한 건강검진, 차액병실료, 치과보철 등을 제외한 상병은 요양급여 대상으로 하되, 신의료기술에 해당되는 검사나 진료행위, 재료대, 약제 등이 보험재정에 부담을 줄 정도로 고가이면 진료비전액을 환자에게 부담시킨다는 뜻임
- 이 규정은 국민건강보험법 제39조 ②의 요양급여의 방법 · 절차 · 범위 상한 등 요양급여기준은 보건복지부령으로 정한다는 규정에 근거를 두고 있음(김일천, 2010b)
- 이해를 할 수 없는 것은 건강보험수가표(건강보험요양급여비용) 제3부에 행위비급여 목록의 나열임(2008년 1월부터 100/100 비급여가 제3부 행위비급여로 명칭 변경)

- 제3부에 나열된 교육상담 7항목, 검사 451항목, 방사선치료 5항목, 주사료 3항목, 채혈 및 수혈료 3항목, 이학요법 13항목, 정신요법 6항목, 처치 및 수술 58항목 치과처치수술 36항목 한방시술 및 처치 7항목 계 682항목은 보험급여를 하지 않지만 의료기관이 시술을 하고 시술을 한 의료기관이 정한 수가를 합법적으로 징수 할 수 있다는 규정임
- 국민건강보험법 요양급여기준에 관한 규칙 제4항(라)목에도 수가표에 등재되지 않은 신의료기술은 비급여로 한다고 규정
- 이와 같은 제도적 결함 때문에 입원을 하였을 경우에는 예외 없이 병원이 자율적으로 정한 수가로 혼합진료가 이루어지고, 이러한 비용은 전액 환자 부담이 되어 보장률을 낮추고 있음

○ 또 다른 형태의 비급여로 한시적 비급여(조건부 비급여)가 있음. 이것은 건강보험법에는 근거 규정이 없으나 건강보험정책심의위원회의 결정에 따라 2010년 CARVAR가 최초 항목이 됨

○ 현재는 급여, 비급여, 제3부 행위비급여, 한시적 비급여의 4가지 구조로 구분됨(표 II-4-15 참조)

〈표 II-4-15〉 요양급여 및 비급여 현황(2012년 1월 현재 기준)

급여종류	법정급여	법정 비급여			비 고
		비급여	제3부 행위비급여	한시적비급여	
서비스	7,255	680	2	1	
치료재료	15,520	1,682	–	–	산정불가 386
의약품	13,814	급여품목외 모두 비급여			급여품목수는 점차 줄고 있음

주 : 1) 의료행위는 EDI 5단 코드 기준, 급여항목 수는 보험급여기준에서 사용하는 수를 기준으로 한 것이며, 상대가치행위분류에서 사용하는 급여행위항목의 수와는 차이가 있음. 이는 분류체계의 차이에서 비롯됨

2) 의약품은 현재는 '급여품목수'만 고시(포지티브제도로 전환) 하고 있기 때문에 비급여 품목은 급여품목수를 제외한 전부가 됨

자료 : 건강보험심사평가원

* **참고** : "신의료기술 등의 결정 및 조정기준" 제5조에 의거하지 않고 제공되는 임의적인 비급여는 불법의료행위로 간주됨 : 혼합진료로 제공될 수 없음

– 국민건강보험법에서 급여로 인정하고 있지는 않으나 환자의 요구 또는 의료제공자

의 진료상의 필요에 따라 진료가 시행되고 요양기관은 그 비용에 대해 환자에게 전액 청구하고 있는 임의비급여는 위법행위임

① "신의료기술 등의 결정 및 조정기준" 제5조에 의거하여 제공되는 비급여와 불법적인 임의비급여를 구분하기는 용이하지 않음

② 따라서 임의비급여에 대한 법원의 판결도 엇갈리고 있음. 대법원에서는 위법, 서울고법에서는 합법으로 판정

- 임의비급여가 발생하는 이유는 건강보험법상 네거티브 리스트로 규정해 놓고 실제 운영에 있어서는 정부 고시로서 요양급여기준과 같은 포지티브 리스트로 운영하고 있기 때문임
- 네거티브 리스트에 없는 의료행위는 보험급여로 제공되어야 하지만, 보험급여로 제공하려 하니 포지티브 리스트에 없거나 보험급여기준을 초과하게 되는 문제에 봉착하게 됨. 이 경우, 환자에 대해 급여를 제공하지 않아야 하는 것이 법적 기준임

나. 비급여의 인정에 따른 혼합진료에 대한 평가

○ 혼합진료는 대형병원일수록 제공이 용이한 특성이 있음

○ 2001년도부터 시행된 비급여 고시제도가 오히려 임의비급여를 촉발시키도록 하였으며, 이에 따라 혼합진료는 주로 대형병원에서 고가의 장비를 사용하여 제공되고 있음

〈표 Ⅱ-4-16〉 다양한 본인부담제로 인한 진료비 부담 사례 (단위 : 원)

사례	보험진료비			비급여 진료비	총 진료비	본인 부담액
	계	보험자	본인부담			
內視鏡下手術用 ROBOT의 근치적 전립선전적제술 (5일 입원)	1,993,700	1,778,138	215,562	10,997,501	12,991,201	11,213,063 (86.3%)
뇌혈관조영촬영 (1일 입원)	574,727	456,740	117,980	823,732	1,398,459	941,712 (67.3%)
류마티스 내과 (17일간 2일실 입원)	5,128,634	4,485,100	643,534	1,964,252	7,092,886	2,607,786 (36.8%)
종양내과 외래 - 본인부담산정특례환자	2,220,957	1,998,857	222,100	4,360	2,225,317	226,460 (10.2%)

주 : ( )내는 본인부담률임
자료 : 김일천(2010b), 건강보험의 노화와 종언, 건강복지정책연구원

- 그 결과 〈표 Ⅱ-4-16〉에서 볼 수 있는 바와 같이 보장률을 떨어뜨리고

- 건강보험의 진료비 증가속도를 매우 빠르게 하고 있음
- 대형병원은 대규모 흑자를 내어 더욱 대형화를 가속화하고, 보험급여만으로 지탱해야 하는 중소병원은 경영수지를 맞추기 어려워 고전하는 양극화 현상이 나타나고 있음
- 의료기관별 건강보험의 보장률 변화를 보면 의원급은 1999년 64.0%에서 2009년 68.2%로 4.2% 포인트 향상되었는데, 병원급은 1999년의 59.7%가 2009년에도 59.7%로 변화가 없었음. 상급종합병원은 2000년 62.7%에서 2008년 61.4%로 오히려 보장률이 낮아졌음(정형선 외, 2010). 기간 중에 보험료율 인상이 42.1%나 되었던 점을 감안하면 실질적으로 보장률은 전반적으로 하락하였다고 하겠음
- 임의비급여제도는 2007년 7월에 중단시켰지만 이미 임의비급여로 제공하던 서비스의 보편화로 혼합진료 문제가 제기되었음

3) 선택진료제도와 최소급여원칙의 붕괴[71)]

○ 선택진료제도를 실시하여 사회보험의 최소급여 원칙을 훼손하고 있음

〈표 Ⅱ-4-17〉 선택진료 의료기관수

(단위 : 개, %)

시점	상급종합요양	종합병원	병원	한방병원	치과병원	평균
'05.12	42/42 (100.0)	78/240 (32.5)	59/783 (7.5)	13/156 (8.3)	16/108 (14.8)	209/1,329 (15.7)
'08.06	43/43 (100.0)	81/272 (29.8)	70/1,769 (4.0)	8/143 (5.6)	10/159 (6.3)	212/2,377 (6.3)
'09.03	44/44 (100.0)	82/269 (30.5)	83/1,913 (4.3)	9/139 (6.5)	10/171 (5.8)	228/2,536 (8.9)
'11.04	44/44 (100.0)	99/273 (36.3%)	127/1,351 (9.4)	12/173 (6.9)	23/196 (11.7)	305/2,942 (10.4)

자료 : 보건복지가족부, 내부자료

〈표 Ⅱ-4-18〉 선택진료비가 총 진료수입에서 차지하는 비중(2007)

병원종별	상급종합	종합병원	병원	치과병원	한방병원	평균
선택진료비 수입비율(%)	7.4	5.4	4.0	2.7	3.3	6.5

자료 : 보건복지가족부, 내부자료

71) 선택진료와 상급병실제도는 통합이전부터 존재하였던 제도로 통합과는 무관하지만 보험급여 구조의 문제점 분석을 위하여 여기에서 기술함

- 선택진료제도란 특정전문의 진료를 지정하여 받기 위한 제도로 건강보험의 최소보장원칙이나 보편적 적용의 원칙에 부합하지 못함
- 이 제도는 사회의료보험제도가 도입되기 이전인 1958년 세브란스병원이 환자 요구에 부응한다는 명분으로 처음 실시된 이후 1963년 서울대병원이 국립대병원으로서 의사 봉급이 낮아 이직이 심하다는 이유로 특진제도를 도입
- 선택진료제도는 사회의료보험제도가 도입되면 당연히 폐지되었어야 하는데, 의료보험제도 도입 당시 보험수가가 낮아 의료기관의 수지 보전을 위하여 존속시켰음
- 선택진료비는 기준 진료비의 25-100%까지 추가로 설정 가능함
- 선택진료제도 실시 현황은 〈표 Ⅱ-4-17〉 및 〈표 Ⅱ-4-18〉과 같음

○ 상급병실제도의 운영 역시 사회보험의 최소보장 원칙에서 벗어나고 있음
- 사회의료보험에서 1인실 또는 2인실의 이용은 의사가 환자 진료의 목적에 부합하다고 판단될 경우에 추가 비용 부담 없이 이용하는 것이 원칙임
- 그렇지 않을 경우는, pay-bed로서 이러한 병실을 이용하기를 희망하는 경우는 진료비 전액을 본인이 부담하여야 함
- 이 제도 역시 사회의료보험이 도입되기 이전부터 존재하였던 것으로서, 의료보험제도의 도입으로 당연히 폐지되었어야 하는데, 보험수가가 낮다는 이유로 의료기관의 수지 보전을 위하여 존재하고 있음
- 선택진료제도와 달리 상급병실료는 병원이 완전히 자율로 설정 가능하여 1일 입원료가 400만원에 이르는 특별 병실을 운영하는 병원도 있을 지경임

4) 진찰료의 차등화

가. 차등화 구조의 내용

(1) 요양기관별 진찰료의 차등화(이 항은 이규식 외(2010)을 참고하여 정리하였음)

○ 의료보험제도 도입과 함께 초기의 진찰료는 의사와 치과의사가 차등된 구조(의사의 1/2 수준)였으나, 치과의사협회의 항의로 1979년부터 모든 의료행위에 대한 진찰료를 동일하게 하였음
- 의료기관은 병상수, 진료과목수, 의료인력수 등에 따라 규정한 종합병원, 병원, 의원으로 구분하고 의료기관 종류에 따라 관리운영비 보상을 한다는 뜻에서 진찰료 이외의 수가(예 : 입원료)를 차등화 하였음
- 진찰료는 진찰료와 의학관리료로 구분되었으며, 재진료는 초진료의 약 50% 수준으로 정하고 2000년 3월 31일까지 단일수가를 적용하여 왔음

○ 그러다가 의약분업을 앞두고 2000년 4월 1일 보험수가를 평균 6.0% 인상하면서 진찰료를 (1) 의과의원과 (2) 그 이외 요양기관으로 구분하고 차등하여 의원의 진찰료를 다른 요양기관에 비하여 높게 책정하였음

- 의료기관 진찰료를 차등화하면서 외래환자 진찰료를 의학관리료라는 용어를 없애고 진찰료에 포함시켰음
- 이는 1999.11.15 약가실거래가상환제 실시에 대하여 개원의사측의 반발을 무마하기 위하여 개정하였으나, 병원계와 치과 및 한방계의 반발로 2001.1.1 보험수가 인상 조정 시에는 진찰료 차등화를 없던 일로 하고 진찰료를 동일 금액으로 환원하였음

○ 요양기관 유형은 2000.4.1까지는 의과의원과 기타로 2분류하였음

- 2000년 9월 1일부터 (1) 의과의원, (2) 병원, 종합병원, 종합전문요양기관 (3) 기타로 3분류하였음
- 2001년 상대가치점수제를 도입하면서 진찰료에 대하여 요양기관 유형을 (1) 의과의원, (2) 병원, 종합병원, 종합전문요양기관, 요양병원, 보건의료원 (3) 치과의원, 치과병원, (4) 한의원, 한방병원으로 4가지 형태로 구분하였음
- 요양기관 유형별 진찰료의 상대가치점수는 각 의사단체의 반발로 동일하게 하였음

○ 2001년 초의 보험재정 파탄으로 보험수가 인상은 할 수 없게 됨에 따라 2001년 7월 1일부터 여러 종류로 복잡하게 나누어 차등화 시켰음

- 먼저 요양기관 종류를 아래와 같이 7종류로 분류하였음
  ① 의과의원, 보건의료원내의 의과
  ② 의과병원, 요양병원내의 의과
  ③ 종합병원, 종합전문요양기관에 설치된 경우를 제외한 치과대학부속병원
  ④ 종합전문요양기관, 종합전문요양기관에 설치된 치과대학부속치과병원
  ⑤ 치과의원, 보건의료원내의 치과
  ⑥ 치과병원
  ⑦ 한의원, 한방병원, 보건의료원내의 한방과, 국립병원내의 한방진료부, 요양병원내의 한방과
- 그리고 종류 내에서도 「전문의의 수련 및 자격인정 등에 관한 규정」 제2조의2 및 제17조에 따른 전문의의 전문과목 등에 따라 다음과 같이 「가, 나, 다」군으로 구분하였음
  ① 가군(6개과) : 내과, 소아과, 가정의학과, 신경과, 정신과, 결핵과
  ② 나군(12개과) : 일반외과, 정형외과, 신경외과, 흉부외과, 성형외과, 마취과, 산부인과, 안과, 이비인후과, 피부과, 비뇨기과, 재활의학과

③ 다군(11개과) : 진단방사선과, 치료방사선과, 핵의학과, 응급의학과, 임상병리과, 해부병리과, 산업의학과, 예방의학과, 기타 전문과목, 전문의가 아닌 일반의사, 치과(의과요양기관에 설치된 치과에 한함)

④ 치과병원, 치과의원은 별도로 산정한다. 라고 구분하였음

○ 2001.7.1 진찰료는 요양기관 유형별, 그리고 유형내 전문의 과목별로 매우 복잡하게 분류하여 차등화 함. 2001년 7월 1일부터 실시된 복잡한 진찰료 차등현황은 〈표 Ⅱ-4-19〉와 같음

- 2001년 1월 1일 자로 초진료 8,400원, 재진료 5,300원으로 통일하였던 것이 겨우 6개월밖에 안되었는데 초 · 재진료를 대폭 인상하였음(표 Ⅱ-4-19 참조). 진찰료를 대폭 인상한 것은 의약분업 대상인 외래환자에 대한 '원외처방료'를 전액 삭제하고 '진찰료 중 외래환자 병원관리료에 포함되었다'고 고시했기 때문임
- '원외처방료'는 의료보험제도가 실시되었으나 의약분업제도는 바로 시행이 어려워 연기됨에 따라 의약분업이 될 때까지 의사의 처방전 유도를 위하여 보험수가 기준액표(제4장 라-3항목)에 설정되어 있었던 것임
- 의약분업을 강행하기 위하여 2000.7.1 수가를 인상하면서 '원외처방료'를 1일분 490원에서 2,460원으로, 3일분 1,470원은 3,440원으로, 7일분 2,350원은 4,320원으로 대폭 인상하여, 당시 의과의원 초진진찰료 8,400원, 재진진찰료 4,300원에 비하여 지나치게 높게 원외처방료를 책정하였던 것임
- 그러나 의약분업의 첫 단추를 잘못 끼워 좌초 위기에 들어감에 따라 '원외처방료'의 삭제가 첫 희생물이 된 것임
- 원외처방료가 보험재정 파탄의 한 원인으로 지목되어 의약분업실시 1년만인 2001.7.1 외래병원관리료에 포함됨에 따라 상대적으로 의료계 입장에서는 그만큼 손실을 본 것으로 풀이될 수 있음

○ 또한 외래환자 진찰료에 의학관리료라는 용어가 없어지고 진찰료에 포함시키면서 7월부터 진찰료의 점수를 차등화하였음(상대가치제도 도입 전에는 진찰료가 동일)

- 원외 처방료의 삭감도 7월부터 같이 이루어짐
- 상대가치점수의 차등화는 당연히 진찰료의 차이를 나타내었음
- 진찰료를 의료기관의 크기에 따라 차등한 것은 상대가치수가제도의 기본원칙과 배치됨
- 프랑스의 경우는 일반의와 전문의 간 진찰료에 차등을 두고 있음

○ 2002.1.1 개정한 진찰료에서는 의과의원과 보건의료원내 의과만 「가, 나, 다, 라」군을

구분하고 다른 요양기관 종류에서는 「가, 나, 다」분류를 삭제하여 약간 간편하게 만들었음

○ 2004.1.1. 보험수가조정에서는 의과의원의 (가), (나), (다), (라) 군 구분은 없애고 (1) 의과 의원, 보건의료원 내의 의과, (2) 의과병원, 요양병원내의 의과, (3) 종합병원, 종합전문요양기관에 설치된 경우를 제외한 치과대학 부속치과병원, (4) 종합전문요양기관, 종합전문요양기관에 설치된 치과대학부속치과병원, (5) 치과의원, 보건의료원 내의 치과, (6) 치과병원, (7) 한의원, 한방병원, 보건의료원 내의 한방과, 국립병원내의 한방진료부, 요양병원내의 한방과로 구분하여 진찰료를 차등화하여 현재에 이르고 있음

〈표 II-4-19〉 2001.7.1 개정된 진찰료

구분	초진료	재진료
(1) 의과의원, 보건의료원내의 의과		
(가) 가군	11,500	8,400
(나) 나군	10,900	7,800
(다) 다군	10,500	7,400
(2) 의과병원, 요양병원내의 의과		
(가) 가군	11,800	8,700
(나) 나군	11,200	8,100
(다) 다군	10,700	7,600
(3) 종합병원, 종합전문요양기관에 설치된 경우를 제외한 치과대학부속치과병원		
(가) 가군	15,100	12,000
(나) 나군	12,200	9,100
(다) 다군	11,000	7,900
(4) 종합병원, 종합전문요양기관에 설치된 치과대학부속치과병원		
(가) 가군	15,700	12,600
(나) 나군	13,000	9,900
(다) 다군	11,900	8,800
(5) 치과의원, 보건의료원내의 치과	9,200	6,100
(6) 치과병원	9,900	6,800
(7) 한의원, 한방병원, 보건의료원내의 한방과, 국립병원내의 한방진료부, 요양병원내의 한방과	8,400	5,300

○ 같은 면허를 받은 의사의 진찰료를 근무하는 의료기관 크기의 차이에 따라 차등화한 것은 공정성 문제가 있음

- 1999년과 2009년간의 의사 근무처별 진찰료의 변동 현황을 보면, 같은 면허를 소지한 의사이지만 종합전문요양기관에 근무하는 의사는 초진료가 10년간 119.2% 인상되었는데 반하여 의원의 의사는 61.2% 인상에 그쳤으며, 재진료는 239.7% 인상 대비 130.5% 인상에 그치고 있음(표 Ⅱ-4-20 및 Ⅱ-4-21 참조)
- 대학병원의 과장이 의원을 개업할 경우 진찰료가 낮아지는 기현상이 일어남
- 초진 진찰료에서 의원에 근무하는 의사에 비하여 병원은 12%, 종합병원 23.5%, 종합전문요양기관은 36%가 높음
- 재진 진찰료에서 의원에 근무하는 의사보다 병원은 13%, 종합병원은 30%, 종합전문요양기관은 47% 높게 책정되어 있음

〈표 Ⅱ-4-20〉 의사 외래 초진 진찰료 변동 현황 (단위 : 원, %)

근무처 종류		1999	2009	인상률
의사	의원	7,400	11,930	61.2
	병원	7,400	13,240	78.9
	종합병원	7,400	14,730	99.0
	종합전문요양기관	7,400	16,220	119.2
치과의사	치과의원	7,400	10,960	48.1
	치과병원	7,400	11,790	59.3
	종합병원	7,400	14,730	99.0
	종합전문병원	7,400	16,220	119.2
한의사	한의원	7,400	9,980	34.8
	한방병원	7,400	9,980	34.8
	국립병원 한방진료부	7,400	9,980	34.8
	요양병원 한방과	7,400	9,980	34.8

자료 : 이규식 외(2010), 건강보험급여와 수가제도의 변천과정과 문제점

〈표 Ⅱ-4-21〉 의사 외래 재진 진찰료 변동 현황 (단위 : 원, %)

근무처 종류		1999	2009	인상률
의사	의원	3,700	8,530	130.5
	병원	3,700	9,600	159.4
	종합병원	3,700	11,080	199.4
	종합전문요양기관	3,700	12,570	239.7
치과의사	치과의원	3,700	7,270	96.4
	치과병원	3,700	8,100	118.9
	종합병원	3,700	11,080	199.4
	종합전문병원	3,700	12,570	239.7
한의사	한의원	3,700	6,300	70.2
	한방병원	3,700	6,300	70.2
	국립병원 한방진료부	3,700	6,300	70.2
	요양병원 한방과	3,700	6,300	70.2

자료 : 이규식 외(2010), 건강보험급여와 수가제도의 변천과정과 문제점

○ 가산율 제도는 자본비용의 보상이라는 의미라도 있었지만, 진찰료의 차등화는 아무런 논리적 근거가 없는 불공평한 제도임

(2) 의원에서 진료 환자수에 따른 차등화

○ 의료보험제도가 처음 도입될 때에는 요양급여비용을 환자 수에 따라 차등화 하지는 않았음

- 그러나 2001년 건강보험 재정 파동을 겪으면서 2001년 5월 21일 건강보험 재정안정화 대책의 하나로 2001년 7월부터 진찰료와 처방료를 통합하고, 의원의 진찰료와 약국의 조제료에 대해서는 환자 수에 따라 차등 지급하는 조치를 취하여 오늘에 이르고 있음

○ 건강보험 요양급여비용에 의과의원, 치과의원, 한의원, 보건의료원의 의사, 치과의사, 한의사 1인당 1일 진찰횟수를 기준으로 진찰료에 대하여 다음과 같이 차등 지급한다고 규정

① 75건 이하 : 100%

② 75건 초과 100건까지 : 90%

③ 100건 초과 150건까지 : 75%

④ 150건 초과 : 50%

○ 한편, 약국에 대해서도 1인 1개월을 기준으로 하여 다음과 같이 조제료를 차등 지급하도록 규정하고 있음

① 1,875인 이하 : 100%

② 1,875~2,500인 : 90%

③ 2,500~3,750인 : 75%

④ 3,750인 이상 : 50%

○ 이 규정은 의약분업 실시로 보험재정 적자가 발생함에 따라 2001년 7월부터 건강보험 재정안정화 대책이라는 편법으로 시행한 조치로 부득이하게 취한 조치이면 왜 의원급에만 하였는지 논리가 분명치 못함

- 오히려 전문종합요양기관의 진료 수준 향상을 위하여 시간당 외래 진료 환자를 제한하는 것이 논리적 타당성이 있음
- 의원은 병원급 이상 의료기관에 근무하는 의사에 비하여 진찰료에서 차등을 받고, 환자 수에 따라 차등을 받아 이중으로 불리한 문제가 있음
- 선택진료비까지 감안하면 종합전문요양기관 선택진료 의사의 진찰료는 의원급 의사보다 2배 이상 높음. 그럼에도 불구하고 진찰료가 낮은 의원급에 대해서만 진찰료를 환자 수에 따라 차등 지급하고 있음

○ 환자 수에 따른 차등 수가제는 상대가치수가제도의 기본 정신인 1물 1가의 원칙에 배치됨

5) 진료행위료의 세분화

○ 행위별수가제도에서 의료행위를 난이도에 따라 세분화하면 수가통제에서 벗어나기 용이함

- 난이도에 따른 의료행위의 세분화는 수가를 차등화시킬 수 있으며, 이때 공급자는 수가가 높은 행위를 시술하여 수지를 개선할 수 있음
- 행위 세분화는 보험진료비를 증대시키는 문제가 있음. 난이도를 항목간 발생빈도를 근거로 평균치를 구하는 방법을 채택하는 것이 적정 보험진료수가를 보상해주는 방법임

○ 건강보험통합 이후 2001년 상대가치수가제도를 도입하면서 〈표 Ⅱ-4-22〉에서 볼 수 있는 바와 같이 진료행위를 세분화시켰음

- 진료항목 수로 볼 때 1996년에 비하여 2001년에 1,400여 항목이 늘었음

○ 문제는 그 이후에도 분류항목과 코드분류수가 계속 증가하고 있는 점임
- 2012년 현재 의과 및 치과의 수가 항목은 2001년에 비하여 분류항목 수로 무려 1,520개가 증가하여 보험진료비 증가를 부채질하고 있음

〈표 II-4-22〉 건강보험급여의 진료행위의 증가 내용(수가 분류를 중심으로)

구분	1977	1993	1996	2001	2009	2012
총 계	760	1,123	2,300 여종	3,714	5,330	5,234

주 : 1) 분류항목수는 건강보험요양급여비용 책자내의 분류번호수(의과 및 치과)임
2) 〈표 II-4-15〉의 EDI 분류항목 수와는 차이가 있음
3) 2012년에 다소 줄게 된 것은 의약품관리료, 약국약제비, 영상진단료 등에서 항목이 줄었기 때문임

6) 진료비 산정의 변화

가. 조제료 산정의 변화

○ 1999.11.15 의약품 실거래가 상환제도를 도입하면서 의료보험약가를 평균 30.7% 인하하였고, 동시에 의료보험수가는 평균 9.2% 인상하면서 이후 미보전 약가 마진분에 대한 손실 보전책의 일환으로 2000.4.1 의료보험 수가를 평균 6% 인상 조정함과 동시에 의약분업 정착을 위해 조제료 등을 대폭 상향 조정함

○ 1989년 10월 약국의료보험을 실시하면서 책정된 약국에 대한 기술료로 조제료(일당), 기본조제기술료(방문당), 약국관리료(방문당)의 세 가지로 되어 있었음(1995년에 복약지도료가 추가됨)

○ 이것이 건강보험통합과 의약분업을 실시하면서 조제료, 조제기본료(방문당), 복약지도료(방문당), 약국관리료(방문당)에 의약품관리료가 한 가지가 추가되었음
- 약국관리료가 있는데 왜 의약품관리료가 별도 보상되어야 하는지?
- 조제료와 조제기본료는 어떤 차이가 있는지?
- 조제료와 의약품관리료를 91일까지 처방일수에 따라 산정해주어야 하는 이유가 어디에 있는지?
- 일본은 조제기술기본료가 있으나 처방일수에 따라 산정하지는 않음

○ 원래 의약품관리료는 방문당 170원으로 설정되었음. 그러나 2000.4.1 보험수가를 6.0% 인상 조정시 약국의 의약품관리료를 방문당에서 '조제1일당'으로 변경하고 금액

을 90원으로 조정함
- 이 때, 기본조제기술료(방문당)는 300원에서 360원으로
- 복약지도료(방문당)는 160원에서 260원으로 각각 인상함

○ 2000년 7월 1일 의약분업 실시에 따라 의료계가 불이익을 보지 않도록 적정수준의 처방료와 조제료를 최대한 보전하기 위해 수가 재조정함
- 원외처방료 1,172원 인상(1,691원 → 2,863원)
- 약국 방문당 기본수가 1,053원 인상(2,650원 → 3,703원)

○ 또한, 약국관리료, 기본조제기술료, 복약지도료와 의약품관리료는 동결하는 대신 조제료는 대폭 인상함
- 내복약 1일분 300원 → 1,350원, 2일분 600원 → 1,650원, 3일분 900원 → 1,950원, 4일분 이상 15일분은 1일당 160원 → 170원, 16일분 이상은 일수 불문하고 3,300원 → 4,440원, 30일 이상 초과 시 일수 불문하고 8,140원 → 9,190원으로 인상함

나. 영상진단료 산정의 변화

○ 영상진단료는 통합 직후 2001년부터 촬영부위를 120여개로 세분화하고, 부위별 방사선 촬영 회수에 따라 필름 1매부터 5매까지의 점수를 부여

○ CT는 46가지, MRI는 156가지, 혈관조영촬영은 67가지 항목으로 분류하여 항목별수가를 고시하고 있음

○ 어느 경우든 영상진단을 하게 되면, 해당항목의 소정수가를 회수에 따라 무제한 산정할 수 있도록 되어 있어 보험진료비 증가를 부채질함

4.2.3. 보험급여구조 변화가 파생시킨 문제점

1) 보험재정 불안정 초래

○ 건강보험을 통합하고 난 이후 보험급여구조에서의 여러 가지의 변화 - 진찰료의 차등화, 조제료 산정의 변화, 영상진단료 산정의 변화, 임의비급여의 현실적 인정, 수가표에서 행위량의 증가 - 는 당연히 보험진료비를 증가시키는 문제를 파생시킴

○ 건강보험의 통합과 의약분업을 단행한 직후인 2001년의 보험재정 파동[72]은 의약분업

72) 조선일보 2001년 3월 9일자 1면과 사회 29면에 김동섭기자가 처음으로 5월 재정위기의 가능성을 보도하면서 건보재정의 파탄문제가 사회문제로 부각됨

이 주도하였지만, 그 이후의 재정불안정은 보험급여 구조의 변화에서 원인을 찾을 수 있음

○ 보험재정문제는 다음의 별도 장에서 상세히 다루게 될 것임

2) 의료기관 양극화 초래

○ 건보통합 이후 국민들의 의료 이용 행태에서 가장 심각한 문제가 환자들이 대학병원(상급종합병원)으로 쏠리는 의료기관 양극화 현상이 일어났다는 점임

– 대학병원(상급종합병원)의 병상을 모두 합하면 약 10% 수준인데, 건강보험진료비는 26% 가까이 지출되고 있음(표 Ⅱ-4-23 참조)

· 대학병원의 병상 규모는 10분의 1인데 진료비는 4분의 1이라는 것은 우리나라 국민들이 대학병원 이용률이 높다는 것을 의미함

〈표 Ⅱ-4-23〉 요양기관 종별 진료비 비중의 변화 (단위 : 개, 백만원, %)

구분		1990	1995	2000	2005	2009
의원	기관 수	11,491	14,569	19,688	25,166	27,027
	진료비	1,296,933	1,391,587	4,589,114	2,781,568	5,847,018
	구성비	47.9	39.7	44.7	42.2	37.5
병원	기관 수	368	462	681	1,112	2,039
	진료비	217,410	301,765	976,459	831,066	2,148,040
	구성비	8.0	8.6	9.5	12.6	13.8
종합병원	기관 수	230	266	245	249	269
	진료비	1,193,961	1,814,671	2,322,889	1,506,924	3,543,873
	구성비	44.1	51.7	22.6	22.8	22.8
상급종합	기관 수			43	42	44
	진료비			2,376,527	1,475,376	4,026,425
	구성비			23.2	22.4	25.9
구성비 계		100.0	100.0	100.0	100.0	100.0

자료 : 국민건강보험공단, 건강보험통계연보 각 년도

– 국가 차원에서 더 중요한 것은 대학병원을 찾은 전체 환자 중에서 질병의 중증도가 심하지 않은 감기 등의 경질환자도 약 32.5%에 이른다는 사실임

· 감기로 의원급을 이용하지 않고, 대학병원을 이용하면, 요양기관 종별가산율로 인하여 건보재정의 불필요한 낭비를 가져오게 되는 것임

○ 의료기관 양극화를 초래하고 있는 것은 현행 급여구조와 수가 구조가 상급종합병원에 유리하게 되어 있기 때문임(특히, 비급여 제도에 기인)

○ 그것은 비급여 등 혼합진료 제공 측면에서 자본력이나 의료기술력이 상급종합병원이 중소병원보다 좋기 때문에 국민들의 의료이용이 늘어나게 되어 있음
- 대표적인 것이 로봇수술인데, 이는 중소병원은 엄두도 내지 못할 기술이고 자본력이 소요되는 비급여에 해당함
- 특히, 건강보험통합 이후 일시적으로 관행화된 임의비급여의 허용이나, 진찰료의 차등화와 같은 제도는 의료기관 양극화를 부채질하였음
- 여기에 더하여 진료권제도의 폐지는 대형병원, 특히 서울의 Big 5 병원(이후 B5로 명명)의 대형화를 부채질하도록 환자를 집중시켜주는 역할을 하였음
- 건강보험이 통합되기 이전에도 선택 진료, 상급병실료, 의료기관 종별가산율, 입원료 차등제 등이 모두 대형병원에 유리하게 되어 있었음

〈표 Ⅱ-4-24〉 상급종합병원 중 Big 5 병원의 진료비와 급여비 비중 (단위 : 억원, %)

구분		2005	2006	2007	2008	2009	2010	2011상반기
총진료비	계	35,126 (100)	41,941 (100)	48,551 (100)	52,675 (100)	64,472 (100)	69,741 (100)	34,814 (100)
	Big4('01~'08) Big5('09~'11)	10,580 (30.1)	13,032 (31.1)	14,423 (29.7)	16,934 (32.1)	21,659 (33.6)	24,003 (34.4)	12,155 (34.9)
	Big4/Big5 외	24,546 (69.9)	28,909 (68.9)	34,128 (70.3)	35,741 (67.9)	42,812 (66.4)	45,739 (65.6)	22,658 (65.1)
보험급여비	계	24,971 (100)	31,695 (100)	36,974 (100)	40,101 (100)	48,768 (100)	54,334 (100)	27,157 (100)
	Big4('01~'08) Big5('09~'11)	7,757 (31.1)	10,207 (32.2)	11,361 (30.7)	13,416 (33.5)	17,113 (35.1)	19,591 (36.1)	9,919 (36.5)
	Big4/Big5 외	17,214 (68.9)	21,488 (67.8)	25,613 (69.3)	26,685 (66.5)	31,654 (61.9)	34,743 (63.9)	17,239 (63.5)

주 : 1) 2009~2010년도는 건강보험심사평가원에 심사청구된 명세서에 기재된 진료월을 기준으로 산출하여 의료기관에서 해당 월의 진료분을 청구하지 않은 경우 일부 진료분이 누락될 수 있음
2) 청구년월 또는 심사년월 기준으로 작성할 경우 동 자료와 상이할 수 있음

자료 : 2005~2008년 데일리메디(2010.12.20)
2009~2011년 상반기는 건강보험심사평가원(2011) 내부자료

○ 상급종합병원 중에서도 B5병원(서울아산병원, 삼성서울병원, 연세대 세브란스병원, 서울대병원, 가톨릭의대 서울성모병원)의 집중도가 특히 두드러짐
 - 2010년 상급종합병원 중 B5의 진료비 : 전체 상급종합병원 진료비의 34.4% 차지 (표 Ⅱ-4-24 참조)
 - 〈표 Ⅱ-4-25〉를 보면 상급종합병원 B5 병원의 진료비가 전체 44개 상급종합병원 진료비(4조 58억원)의 32%(1조 2,663억원)를 차지하는 것으로 나타났음

〈표 Ⅱ-4-25〉 상급종합병원 중 B5 vs. non-B5 입원진료비 비교 (단위 : 건, 일, 백만원)

구분		계		BIG 5		non-B5	
전체	청구건수	100%	1,785,865	28%	502,730	72%	1,283,135
	입원일수	100%	13,434,121	25%	3,364,278	75%	10,069,843
	총진료비	100%	4,005,895	32%	1,266,350	68%	2,739,545
	건당진료비		2,243,112		2,518,948		2,135,040
전문진료 질병군	청구건수	27%	477,719	37%	178,619	63%	299,100
	입원일수	27%	3,681,852	34%	1,261,135	66%	2,420,717
	총진료비	41%	1,644,073	40%	651,281	60%	992,791
	건당진료비		3,441,507		3,646,205		3,319,264
일반진료 질병군	청구건수	57%	1,017,559	26%	264,712	74%	752,847
	입원일수	56%	7,569,321	23%	1,715,143	77%	5,854,178
	총진료비	48%	1,923,973	27%	518,002	73%	1,405,970
	건당진료비		1,890,777		1,958,652		1,867,538
단순진료 질병군	청구건수	10%	179,449	19%	33,249	81%	146,200
	입원일수	8%	1,120,890	14%	159,168	86%	961,722
	총진료비	4%	173,160	17%	30,154	83%	143,005
	건당진료비		964,953		906,943		978,146
기타	청구건수	6%	111,138	24%	26,150	76%	84,988
	입원일수	8%	1,062,058	22%	228,832	78%	833,226
	총진료비	7%	264,688	25%	66,911	75%	197,777
	건당진료비		2,381,624		2,558,765		2,327,119

주 : 진료실적 분석기간 : 2009년 1~12월 진료분
자료 : 건강보험심사평가원, 내부자료

· 나머지 39개 상급종합병원의 진료실적은 2조 7,395억원(68%)으로서, 나머지 상급병원의 병원당 월평균 진료비는 58억원 (2조 7,395억원÷39개병원=702억

원÷12월=58억원)인 것으로 나타났음

· B5의 월평균 진료비는 211억원으로서(1조 2,663억원÷5개병원=2,532억원÷12월=211억원) 나머지 상급병원 월평균 진료비의 3.64배에 해당하는 것임

○ 이처럼 월평균 진료비의 차이는 단위당 진료비의 크기가 상급종합병원 중에서도 B5의 것이 크다는 것으로서(신영석 외, 1999), 같은 질병으로 종합병원이 아닌 상급종합병원을, 상급종합병원 중에서도 B5 병원을 이용한다면 그만큼 건당진료비(진료강도)가 커져서 건보재정에 미치는 영향이 그만큼 크다는 것을 의미하는 것이 되겠음

- 이러한 B5의 건당진료비가 non-B5보다 크다는 것은 〈표 Ⅱ-4-25〉에서도 확인이 되는데, B5의 건당진료비는 2,518,948원으로서 non-B5 병원의 2,135,040원보다 383,900원 더 많았음

○ 전문진료질병군 진료실적 및 건당진료비(진료강도) : B5 vs. non-B5

- 전체 44개 상급종합병원의 전문진료질병군 진료실적을 100%(1조 6,440억원)로 놓고 보았을 때, B5 병원이 40%(6,512억원)를 점유하고 있음
- 건당진료비(진료강도)를 비교하여 보면, B5 병원은 3,646,205원이고 non-B5의 건당진료비는 3,319,264원으로 326,941원 더 높은 것으로 나타남

○ 일반진료질병군 진료실적 및 건당진료비(진료강도) : B5 vs. non-B5

- 전체 44개 상급종합병원 중 B5의 일반진료질병군에 대한 진료 실적은 27%(1조 9,239억원 중 5,180억원)로 전문진료질병군에 비하여 점유율이 낮아지고 있음
- 전문진료질병군과 마찬가지로 건당진료비(진료강도)는 B5 병원이 1,958,652원으로 non- B5 병원보다 불과 91,114원 정도 더 높음

○ 단순진료질병군 진료실적 : B5 vs. non-B5

- 전체 44개 상급종합병원 중 B5의 단순진료질병군에 대한 진료 실적은 17%(1,731억원 중 301억원)로 B5 병원이 주로 전문진료질병군의 진료에 치중함을 보여주고 있음
- 건당진료비 비교에서는, 앞의 두 질병군과 다르게 non-B5 병원이 978,146원으로 B5 병원에 비하여 오히려 71,203원 더 많았음

3) 건강보험 보장성 제고를 저해

○ 건강보험통합 이후 비급여 서비스의 확대(일시적인 임의비급여 용인 포함)는 보험재정을 압박시키고, 건강보험의 보장률을 높이지 못하도록 제어하는 원천이 되고 있음

○ 즉, 보험료를 조금 높여 보장성을 높이려고 급여범위를 확대하지만 바로 고가장비를 이용하는 임의비급여 서비스가 제공되어 보장률이 높아지기 어려움

- 이것은 앞의 〈표 Ⅱ-3-12〉에서 이미 밝혀지고 있음
- 즉, 국민보건계정에 의거하여 보장률을 추정하여 보면 보험료의 인상률에 비하여 혼합진료로 인하여 보장률이 크게 개선되지 못하고 있음

5. 건강보험통합 및 의약분업과 재정불안정

5.1. 재정분석의 개요[73)]

○ 2000년 김대중정부는 의료개혁이라는 명분하에 건강보험통합과 의약분업을 동시에 단행함으로서 2001년도에 2조 4,088억원의 당기 적자를 기록하여 1996년까지만 하여도 4조원에 달하던 법정준비금을 완전히 소진함은 물론 건강보험 역사상 처음으로 진료비 지불을 제때에 하지 못하여 2001년부터 2004년까지 무려 34조 8,795억원을 금융권에서 차입하였으며, 그 이자만도 1,946억원에 이르렀음

○ 여기에서는 2000년 건강보험통합 및 의약분업이라는 커다란 제도 변화에 초점을 두어 건강보험 재정에 미친 영향을 분석해 보고자 함

○ 분석을 위하여 1980~2010년의 기간을 아래와 같이 구분하였음

- 첫째는, 통합 전의 기간으로 1980년부터 1996년까지의 기간임. 건강보험의 1차 조직통합은 1998년 10월에 시행되었지만 1996년까지의 기간으로 구분한 것은, 1997년에 국민의료보험법의 제정 및 국회 통과 등 법적인 조치가 이루어졌기 때문에 이 기간을 통합기간으로 간주하는 것이 타당함
- 둘째는, 1997년부터 재정통합이 모두 완료된 2003년까지의 기간으로 하였음. 앞서 설명하였듯이 1997년 지역의료보험을 통합하는 법안이 통과된 이후 건강보험통합의 영향력이 이미 발생되고 있었기 때문임
- 셋째는, 통합 이후의 기간은 2004년부터 2010년 현재까지로 함

○ 이상과 같이 기간을 구분 짓고, 각 기간 내에 있었던 주요 제도, 정책적 변화에 초점을 두어 진료비 변화를 분석하고자 함

---

73) 의약분업평가는 별도의 책(이규식 외(2012), 의약분업의 역사와 평가, 계축문화사)에서 다루었으나 재정에 대한 논의는 여기에서 하였음. 건강보험통합과 의약분업이 동시에 추진되어 재정에 대한 파급효과를 분리하기 어려우며, 의약분업의 파급효과는 단기간에 끝나지만 건강보험통합의 파급효과는 장기간에 걸쳐 영향을 미치기 때문에 재정에 대한 파급효과분석은 이 책에서 다루도록 하였음

○ 분석방법은 아래와 같이 진료비 증가율에 대해 각 요인별 기여도로 하였음
  – 진료비는 아래의 두 항등식으로 분리할 수 있음
    · 진료비 = 적용인구 × 적용인구 1인당 평균진료비
    · 진료비 = 적용인구 × 수진율(1인당 진료회수) × 건당진료비
  – 위의 식으로부터 진료비의 증가율(R)은 또한 아래의 두 항등식으로 분해할 수 있음
    · (1 + 진료비R) = (1 + 적용인구R) × (1 + 일인당평균진료비R) ························ ①
    · (1 + 진료비R) = (1 + 적용인구R) × (1 + 수진율R) × (1 + 건당진료비R) ······ ②

5.2. 통합 전의 의료보험진료비 분석(1980~1996년까지)

5.2.1. 개요

○ 의료보험통합법을 제정하기 이전인 1995년까지는 비교적 안정적인 재정수지를 유지하였음

○ 1995년까지 당기수지가 흑자 상태였으며, 누적적립금[74)]이 1994년도에 3조 9,258억원이나 되어 그 해의 보험급여비 3조 8,693억원을 초과하였고, 1995년도에도 적립금이 그 해의 보험급여비를 초과하여 의료보험 사상 최고의 적립금 규모(4조 1,200억원)를 기록하였음(표 Ⅱ-5-1 참조)
  – 당시의 의료보험법시행령에서는 진료비 지불준비금으로 당해 연도의 보험급여비의 100%를 적립하도록 규정되어 있었음(의료보험법시행령 제46조(준비금))
  – 진료비 지불준비금을 보험급여비의 100%까지 적립토록 규정한 것은 아래와 같은 연유가 있었음
    · 의료보험 도입 초기에는 진료비 신청이 수작업으로 계산되어 청구되고, 심사도 일일이 수작업으로 검토하고 합산하던 관계로 의료기관이 진료비를 신청한 후에 진료비를 지급받기까지 통상 6개월 이상이 소요되었음
    · 따라서 당시에는 경제에 이변이 생기거나 하여 보험료의 징수가 어려워지면 청구에서 지불까지 소요되는 기간이 2배 정도 지연될 수 있다는 판단에서 적어도 1년치 정도의 진료비를 적립해 두는 것이 안전하겠다는 판단에서 적립금 규모를 100%로 하였음

---

74) 누적적립금은 의료보험법에 규정된 것으로 진료비 지불을 위한 적립금임

- 그러나, 보험급여 관련 업무가 점차 자동화되고 경제의 불확실성도 사라지면서 1년치 보험급여비(즉, 진료비)를 적립금으로 쌓아 둔다는 것은 큰 의미가 없다고 판단하여 1994년 의료보장개혁위원회는 적립금을 6개월분(즉, 1년치 보험급여비의 50%)으로 낮추기로 결정하였음
- 이와 같은 결정에 따라 1996년부터 재정여유가 있는 의료보험 조합들은 보험료를 인상하지 않게 되었음
- 그리고 1994년에는 1월 7일 의료보험법을 전부 개정하여(시행은 1994년 7월 8일) 직장의료보험에서 보험료율의 하한선을 종래의 3%에서 2%로 낮추었음
- 적립금 50% 시행은 지역의료보험의 통합과 함께 1998년 9월 14일 국민의료보험법 시행령을 제정(제39조 준비금)하여 1999년부터 하였음

〈표 Ⅱ-5-1〉 **의료보험 재정현황(1990~1996)** (단위 : 억원, %)

구분		1990	1991	1992	1993	1994	1995	1996
수입	계	24,321	32,690	37,263	41,162	46,083	54,354	63,255
	보험료	18,835	22,767	26,236	28,447	31,650	35,613	41,303
	(증가율)	(-)	(20.9)	(15.2)	(8.4)	(11.3)	(12.5)	(16.0)
	국고지원금	3,639	5,868	5,924	6,381	6,924	7,553	8,723
	담배부담금	-	-	-	-	-	-	-
	기타	1,847	4,055	5,103	6,334	7,509	11,188	13,229
지출	계	21,641	24,435	28,792	33,638	38,693	50,537	64,132
	보험급여비	19,314	20,382	23,880	27,955	32,009	40,209	50,756
	(증가율)	(-)	(5.5)	(17.2)	(17.1)	(14.5)	(25.6)	(26.2)
	관리운영비	2,327	2,585	2,880	3,243	3,954	4,488	5,595
	기타	0	1,468	2,032	2,440	2,730	5,840	7,781
당기차액		2,680	8,255	8,471	7,524	7,390	3,817	▴877
누적적립금		7,326	19,328	27,287	34,580	39,258	41,200	40,200

주 : 현금흐름 기준으로 결산기준시 수치와 차이가 있음
자료 : 보건복지부 · 국민건강보험공단 내부자료(2010)

○ 또한, 의료보장개혁위원회[75]는 보험재정 사정이 양호한데 힘입어 보험급여를 확대하기로 결정을 하여 1995년부터 매년 진료일수를 30일씩 연장하기 시작하여 1997년에는 요양기간이 270일까지로 확대되었음(1994년까지 연간 진료일수는 180일로 제한되

75) 의료보장개혁위원회는 김영삼정부에서 구성된 보사부장관 자문기구로서 1994.1-6까지 존속하였음

어 있었음)

- 의료보장개혁위원회에서는 진료일수의 연장 뿐만 아니라 다른 보험급여의 확대를 결정하고 1994년부터 급여 확대가 이루어지기 시작하였음[76]

○ 이상과 같은 일련의 상황 전개로 보험재정은 1996년부터 당기적자를 기록하기 시작하여 적립금의 소진이 시작되었음

5.2.2. 의료보험 진료비 변화 분석

○ 1980~1996년 기간 동안의 의료보험진료비 지출 추이를 보면(표 Ⅱ-5-2 참조),

〈표 Ⅱ-5-2〉 의료보험진료비 지출추이(1980~1996)

연도	의료보험 진료비				진료건수			
	금액(천원)	증가율	연평균 증가율		건	증가율	연평균 증가율	
1980	183,866,580	-			16,444,591	-		
1981	263,707,510	43.4			22,252,911	35.3		
1982	401,909,641	52.4			28,712,515	29.0		
1983	574,884,948	43.0			37,670,711	31.2		
1984	727,769,053	26.6	(1980 ~1989) 30.2		45,863,604	21.8	(1980 ~1989) 21.1	
1985	855,662,420	17.6			49,999,205	9.0		
1986	899,177,315	5.1			50,131,195	0.3		
1987	1,068,093,915	18.8		(1980 ~1996) 26.2	57,719,729	15.1		(1980 ~1996) 18.7
1988	1,441,202,337	34.9			69,621,840	20.6		
1989	1,975,290,550	37.1			92,352,788	32.7		
1990	2,921,257,781	47.9			137,965,505	49.4		
1991	3,199,187,041	9.5			141,290,825	2.4		
1992	3,727,926,891	16.5	(1989 ~1996) 21.2		153,292,692	8.5	(1989 ~1996) 15.7	
1993	4,329,580,733	16.1			175,239,939	14.3		
1994	4,850,527,576	12.0			209,238,484	19.4		
1995	6,069,797,063	25.1			249,409,980	19.2		
1996	7,590,483,002	25.1			256,255,467	2.7		

자료 : 의료보험연합회, 의료보험관리공단, 의료보험통계연보 각 년도

76) 급여 확대는 1994년부터 시작되었으나, 본격적인 급여 확대는 1995년부터임

- 동 기간 동안의 연평균 진료비 증가율은 26.2%로 높은 수준이었음
- 동 기간 중에서 1980년부터 전국민의료보험이 이루어진 1989년까지 기간은 연평균 증가율이 30.2%로 더욱 높게 증가하였음
- 1989~1996년 기간에는 21.2%로 증가하여 1980~1989년 기간에 비해서 증가율이 낮았음

○ 기간 중 정책변화와 진료비 증가를 비교하여 보면,
- 의료보험 도입 초기에 의료 이용률이 너무 빨리 증가하여 보험진료비가 증가하는 것을 방지하기 위하여 1985년 기존의 본인부담정률제에 부가하여 본인부담정액제를 병행 실시하여, 1986년 진료비 지출을 대폭 감소시켰음
- 그러나 정액제의 효과도 오래 지속되지 못하고 1987년에는 진료비가 전년대비 18.8%나 증가하였음
- 1988년 농어촌지역 주민에 대하여, 1989년에는 도시지역 주민에 대하여 의료보험이 확대 적용됨에 따라 적용인구가 급속히 증가되었으며
- 보험이 적용된 초기에는 사람들의 의료 이용률이 급속적으로 증가하기 때문에 1989년과 1990년에는 진료비 지출이 급등하였음

○ 의료보험진료비 증가 요인을 분석하여 보면, 1980~1996년의 기간 동안에는 적용인구가 연평균 10.4% 증가하였으며, 적용인구 1인당 평균진료비가 연평균 14.3% 증가하였음
- 이를 기여율로 분석을 하면 적용인구가 보험진료비 증가에 기여한 정도는 41.9%이고, 1인당 평균 진료비의 기여율은 58.1%로, 평균진료비의 증가가 보험진료비 증가에 더 크게 기여하였음(표 Ⅱ-5-3 참조)
- 평균진료비 증가의 기여도가 높은 것은 보험 적용 초기에 사람들의 의료 이용률이 지수적인 증가를 하였기 때문이라 하겠음

○ 의료보험진료비 증가 요인 분석의 기간 구분을 1980~1989년, 1990~1996년으로 하였더라면 1980~1989년간에는 적용인구의 증가가 기여율을 지배하였을 것임

○ 그러나 분석 기간을 1980~1996년간의 장기간으로 함에 따라 초기의 적용인구 증가의 효과가 평균진료비 증가 효과에 압도되어 적용인구 증가의 기여율이 평균진료비 증가의 기여율에 비하여 약간 떨어지고 있음

〈표 Ⅱ-5-3〉 의료보험진료비 증가요인분석①(1980~1996)

연도	연평균적용인구				적용인구 1인당 평균 의료보험진료비			
	명	증가율	연평균 증가율	기여율	원	증가율	연평균 증가율	기여율
1980	9,226,365	–	10.4	41.9	19,928	–	14.3	58.1
1981	11,497,415	24.6			22,936	15.1		
1982	13,803,779	20.1			29,116	26.9		
1983	15,679,231	13.6			36,665	25.9		
1984	17,165,277	9.5			42,398	15.6		
1985	17,994,913	4.8			47,550	12.2		
1986	19,360,822	7.6			46,443	−2.3		
1987	21,257,464	9.8			50,246	8.2		
1988	28,906,359	36.0			49,858	−0.8		
1989	39,922,389	38.1			49,478	−0.8		
1990	40,180,023	0.7			72,704	46.9		
1991	40,799,149	1.5			78,413	7.9		
1992	41,329,394	1.3			90,200	15.0		
1993	42,217,000	2.2			102,555	13.7		
1994	43,258,063	2.5			112,130	9.3		
1995	44,015,900	1.8			137,900	23.0		
1996	44,603,316	1.3			170,178	23.4		

주 : 기여도는 각각의 진료비증가율을 100으로 봤을 때의 비율임
자료 : 의료보험연합회, 의료보험관리공단, 의료보험통계연보 각 년도

○ 평균진료비를 수진율과 건당진료비로 분해하여 보면, 수진율이 연평균 7.6% 증가하였으며, 건당진료비가 연평균 6.3% 증가하였음

- 이것을 적용인구 증가와 함께 세 가지 요인의 기여율을 분석하여 보면 적용인구 증가의 기여율이 41.9%, 수진율의 기여율이 31.8%, 건당진료비의 기여율이 26.3%로 적용인구증가가 가장 기여율이 컸고 수진율, 건당진료비 증가 순이었음(표 Ⅱ-5-4 참조)
- 연평균 적용인구는 지역의료보험 시범사업 및 적용이 시작된 1981년부터 1983년까지 크게 증가하였고, 1984년 이후에는 단계적 적용확대로 4~9%의 증가율을 보이다가 농촌지역의료보험이 실시된 1988년과 도시지역의료보험의 실시로 전국민의료보험이 달성된 1989년에 각각 36.0%, 38.1%로 급격히 증가한 뒤 이후에는 1~2% 내외의 낮은 증가율을 보임

- 수진율은 적용인구가 확대되고 나면 뒤이어 증가하는 경향을 보이는데, 1981~1983년 적용인구 증가에 더불어 1983~1984년 각각 15.5%, 11.2% 증가하였고, 1985년 본인부담정액제의 도입으로 1986년에는 6.8% 감소하였으며, 1989년 전국민의료보험이 달성되고 난 이후 1990년에 48.4% 급증하였음

〈표 Ⅱ-5-4〉 의료보험진료비 증가요인분석②(1980~1996)

연도	연간 평균적용인구				수진율				건당진료비			
	천명	증가율	연평균	기여율	건	증가율	연평균	기여율	원	증가율	연평균	기여율
1980	9,226	–			1.782	–			11,181	–		
1981	11,497	24.6			1.935	8.6			11,850	6.0		
1982	13,803	20.1			2.080	7.5			13,998	18.1		
1983	15,679	13.6			2.403	15.5			15,261	9.0		
1984	17,165	9.5			2.672	11.2			15,868	4.0		
1985	17,994	4.8			2.779	4.0			17,114	7.9		
1986	19,360	7.6			2.589	−6.8			17,936	4.8		
1987	21,257	9.8			2.715	4.9			18,505	3.2		
1988	28,906	36.0	10.4	41.9	2.409	−11.3	7.6	31.8	20,700	11.9	6.3	26.3
1989	39,922	38.1			2.313	−4.0			21,389	3.3		
1990	40,180	0.7			3.434	48.4			21,174	−1.0		
1991	40,799	1.5			3.463	0.9			22,643	6.9		
1992	41,329	1.3			3.709	7.1			24,319	7.4		
1993	42,217	2.2			4.151	11.9			24,707	1.6		
1994	43,258	2.5			4.837	16.5			20,965	−15.1		
1995	44,015	1.8			5.666	17.2			24,337	16.1		
1996	44,603	1.3			5.745	1.4			29,621	21.7		

주 : 연간평균적용인구를 기여율을 고정하고 수진율과 건당진료비의 기여율을 산출함
자료 : 의료보험연합회, 의료보험관리공단, 의료보험통계연보 각 년도

- 건당진료비는 수가의 인상과 진료의 강도와 관계되는데, 1982년 전년대비 증가율이 18.1%로 크게 증가하였는데, 이때 수가도 11.06% 증가하였음. 1988년에도 전년대비 11.9%로 크게 증가하였는데 수가인상률은 11.05%로 비슷하였음. 또한 1996년에도 진료비가 전년도대비 21.7% 증가하였고 당해 연도 수가인상률은 11.82%였음(표 Ⅱ-5-4 및 Ⅱ-5-5 참조)

〈표 II-5-5〉 연도별 수가인상률(1980~1996)

인상 연월	증가율(%)	누적지수(%)	연도	조정된 수가인상율(%)
1977.7	-	100.0	1977	-
1979.1	20.75	120.75	1979	26.32
1980.5	11.14	134.20	1980	16.42
1981.6	19.38	160.21	1981	17.88
1982.6	16.60	186.80	1982	11.06
1983.1	7.10	200.06	1983	6.33
1984	4.00	208.06	1984	4.00
1985.3	0.00	208.06	1985	3.16
1986.6	3.00	214.30	1986	3.00
1987	3.00	220.73	1987	3.00
1988.2	0.00	220.73	1988	11.05
1989.7	12.20	247.66	1989	10.06
1990.2	9.00	269.95	1990	7.16
1991.7	7.00	288.85	1991	7.50
1992.4	8.00	311.96	1992	6.65
1993.3	5.98	330.62	1993	5.16
1994.8	5.00	347.15	1994	5.33
1995.4	5.80	367.28	1995	5.86
1995.12	5.80	388.58	1996	11.82
1996	11.82	434.51	-	-

주 : 조정된 수가인상률은 수가인상연월의 기준을 매년 1월 1일로 한 것임
자료 : 국민건강보험공단(2009), 건강보험통계연보

○ 의료보험진료비는 또한 의료기관진료비와 약국진료비로 구분할 수 있음. 1980~1996년의 기간 동안 의료기관 진료비는 연평균 26.0%, 약국진료비는 약국의료보험이 시작된 1989년부터 1996년까지 연평균 103.3% 증가하였음(표 II-5-6 참조)

〈표 Ⅱ-5-6〉 연도별 의료기관 및 약국진료비 지출현황

연도	의료기관				약국			
	진료비 (억원)	연평균 증가율	진료건수 (천건)	연평균 증가율	진료비 (억원)	연평균 증가율	조제건수 (천건)	연평균 증가율
1980	1,838		16,444		–		–	
1981	2,637		22,291		–		–	
1982	4,009		28,810		–		–	
1983	5,748		38,036		–		–	
1984	7,326		46,203		–		–	
1985	8,623		50,434		–		–	
1986	9,079		50,789		–		–	
1987	10,782	(1980–96)	58,470	(1980–96)	–	(1989–96)	–	(1989–96)
1988	14,770		74,430		–		–	
1989	19,891	26.0	94,092	17.5	14	103.3	871	75.4
1990	29,197		129,033		224		12,446	
1991	31,770		130,110		239		11,159	
1992	37,261		146,254		269		12,173	
1993	43,440		161,591		463		20,042	
1994	48,710		171,170		936		38,068	
1995	59,797		194,926		1,665		59,657	
1996	74,407		216,623		2,008		44,475	

자료 : 의료보험연합회, 의료보험관리공단, 의료보험통계연보 각 년도

○ 의료기관진료비와 약국진료비의 증가요인에 대해 살펴보면(표 Ⅱ-5-7 참조)

〈표 Ⅱ-5-7〉 입원진료비, 외래진료비 증가율에 대한 기여도 (단위 : %)

연도	의료기관진료비				약국진료비			
	연평균 증가율	기여율			연평균 증가율	기여율		
		적용인구	수진율	건당 진료비		적용인구	수진율	건당 진료비
1980 ~ 1996	26.0	43.0	30.2	26.9	103.3	31.5	20.3	48.3

주 : 기여도는 각각의 진료비증가율을 100으로 봤을 때의 비율임
약국진료비는 1989~1996년 동안의 연평균증가율임

자료 : 의료보험연합회, 의료보험관리공단, 의료보험통계연보 각 년도

- 의료기관진료비 증가에는, 적용인구 기여율이 43.0%로 가장 컸고, 수진율 기여율이 30.2%, 건당진료비 기여율이 26.9% 순이었음
- 약국진료비의 증가에서는, 건당진료비 기여율이 48.3%로 가장 컸고, 적용인구 기여율이 31.5%, 수진율 기여율이 20.3% 순이었음

5.3. 의료보험 통합기의 보험재정 파탄(1997~2003년까지)

5.3.1. 개요

○ 의료보험의 통합은 1998년 10월을 기점으로 지역의보조합 227개와 공교의료보험관리공단이 먼저 통합되어 국민의료보험관리공단으로 1차 조직 통합되었고, 이후 2000년 7월 1일부터 139개의 직장의보조합도 국민의료보험관리공단으로 통합되어 단일보험자인 국민건강보험공단으로 출범하게 되었음

○ 따라서 의료보험의 통합이 재정에 미친 영향에 대해 분석하기 위해서는 1차 조직통합이 이루어진 1998년 전년인 1997년부터 재정을 통합한 2003년까지의 기간을 살펴볼 필요가 있음

○ 1997년 12월 지역의료보험의 통합을 위한 국민의료보험법이 정기국회를 통과함에 따라 앞으로 직장조합도 통합이 예상되자 직장조합을 위시한 보험자들은 적립금을 소진하기 바빠 당기 재정은 계속 적자를 나타내었음(표 II-5-8 참조)

- 직장조합이 1997년부터 당기수지의 적자를 기록하기 시작하였으며, 공교도 1997년 및 1998년의 적자 규모는 상당한 규모가 되었음
- 지역의 경우 1997년에는 흑자였으나, 1998년에 1,572억원, 227개 지역조합의 재정을 통합한 직후인 1999년에 3,283억원, 2000년에는 2,989억원의 적자를 보였음
- 물론 직장조합의 적자는 1997년 말에 우리나라가 IMF 구제금융 신청으로 대규모의 구조조정 등으로 보험료 부과가 원활치 못했던 것도 한 원인이 될 수 있음
- 이러한 조합의 적립금소진이 가장 먼저 지적해야 할 통합의 문제점임

〈표 Ⅱ-5-8〉 **의료보험 유형별 재정현황(1997~2000)** (단위 : 억원, %)

<table>
<tr><th colspan="2">구분/연도</th><th>1997</th><th>1998</th><th>1999</th><th>2000</th></tr>
<tr><td rowspan="2">지역</td><td>당기차액</td><td>123</td><td>▲1,572</td><td>▲3,283</td><td>▲2,989</td></tr>
<tr><td>누적적립금</td><td>8,850</td><td>7,278</td><td>3,995</td><td>364</td></tr>
<tr><td rowspan="2">공교</td><td>당기차액</td><td>▲1,667</td><td>▲3,203</td><td>356</td><td rowspan="4">▲7,101
8,825(적립금)</td></tr>
<tr><td>누적적립금</td><td>3,972</td><td>769</td><td>1,125</td></tr>
<tr><td rowspan="2">직장</td><td>당기차액</td><td>▲2,276</td><td>▲3,874</td><td>▲5,764</td></tr>
<tr><td>누적적립금</td><td>25,029</td><td>22,312</td><td>17,305</td></tr>
<tr><td rowspan="2">총계</td><td>당기차액</td><td>▲3,820</td><td>▲8,649</td><td>▲8,691</td><td>▲10,090</td></tr>
<tr><td>누적적립금</td><td>37,851</td><td>30,359</td><td>22,425</td><td>9,189</td></tr>
</table>

주 : 적립금은 시재액 기준임
자료 : 김병익(2001a), 건강보험재정 위기의 원인, 재구성

○ 당기적자의 발생으로 누적적립금은 1997년 3조 7,851억원에서 감소하기 시작하여 2001년에는 1조 8,109억원의 적립금 부족이라는 건강보험 초유의 재정파탄을 초래함(표 Ⅱ-5-9 참조)
  - 2001년 적립금 소진으로 진료비 지불을 제때에 할 수 없어 무려 5조 816억원을 금융권으로부터 차입하여 겨우 진료비를 지불할 수 있게 되었음
  - 누적적립금이 건강보험 사상 최고로 쌓였던 시기는 1995년으로서 무려 4조 1,200억원에 달하여 그 해의 보험급여비 4조 209억원을 지불하고도 여유가 있을 정도였음
  - 1995년 이후의 적립금 소진은 진료일수 증가를 위시한 보험급여의 확충에 원인이 있었음. 따라서 1997년 이후 적립금 소진은 보장성 확대와도 관련이 있음
  - 그런데 139개 직장조합의 재정을 통합하였던 2000년도에는 금융위기가 어느 정도 진정되었음에도 불구하고 적자규모는 전년에 비해 더욱 늘어났음을 볼 때 건강보험통합이 재정위기를 초래하는 한 원인이 되었다고 볼 수 있음(다른 요인은 의약분업의 강행임)

○ 2000년 7월 2차 조직통합으로 국민건강보험공단이 출범하였고, 직후 2001년에 엄청난 재정파탄에 이르렀음
  - 2001년 보험료 수입의 전년대비 증가율은 23.2%인 반면에, 보험급여비 지출의 전년대비 증가율은 46.6%에 달하였음

〈표 Ⅱ-5-9〉 연도별 건강보험 재정현황(1997~2003) (단위 : 억원, %)

구분		1997	1998	1999	2000	2001	2002	2003
수입	계	73,004	78,508	86,923	95,294	116,423	138,903	168,231
	보험료	47,941	50,063	61,054	71,846	88,516	106,466	131,807
	(증가율)	(-)	(4.9)	(22.0)	(17.7)	(23.2)	(20.3)	(23.8)
	국고지원금	9,954	10,760	11,656	15,527	26,250	25,747	27,792
	담배부담금	-	-	-	-	-	4,392	6,446
	기타	15,109	17,685	14,213	7,921	1,657	2,298	2,186
지출	계	76,823	87,157	95,614	105,384	140,511	146,510	157,437
	보험급여비	58,131	68,070	78,406	90,321	132,447	138,993	149,522
	(증가율)	(-)	(17.1)	(15.2)	(15.2)	(46.6)	(4.9)	(7.6)
	관리운영비	6,638	6,972	6,795	7,503	7,101	6,568	7,085
	기타	12,054	12,115	10,413	7,560	963	949	830
당기차액		▴3,819	▴8,649	▴8,691	▴10,090	▴24,088	▴7,607	10,794
누적적립금		37,851	30,359	22,425	9,189	▴18,109	▴25,716	▴14,922
차입금			-	-	-	50,816	118,731	134,542

주 : 현금흐름기준으로 결산기준시 수치와 차이가 있음
자료 : 보건복지부 보도자료(2010.11.22), 내부자료(2010)

- 사상 초유의 재정 적자 발생으로, 국민건강보험공단은 2001년에 이어 2002년에는 무려 11조 8,731억원을, 2003년에는 13조 4,542억원을 차입하였음

○ 이러한 재정파탄의 발생으로, 2001년에는 보험재정 안정대책을 시행하여(표 Ⅱ-3-11 참조)

- 진료와 관련되어 진료비의 심사를 강화하고, 진찰료와 처방료를 통합하고 이에 대해 1일 진료환자수에 따라 차등수가제를 실시하는 등의 조치를 하였고,
- 급여와 관련하여서는 신경차단술, 물리치료, 한방관절술 강내 침술급여기준 강화와 일반의약품 및 소화기관용약제(약 1,400종)를 급여 제한하였음

○ 그리고 의약분업을 위해 1999년 11월 11일 약가를 인하한 것을 제외하고, 의료보험제도 하에서 처음으로 2002년 4월 1일 건강보험수가를 인하하였음(2.9% 인하)

○ 또한, 2002년 7월 1일 국민건강보험재정건전화특별법을 제정하여 급여비 지출을 억제하기 위한 노력을 기함과 동시에 국민건강보험법을 개정하여 재정의 구분계리기한을 2003년 6월 30일까지로 연장함

- 통제 기전의 효과로 2001년 대비 2002년의 보험급여비 증가율은 4.9%의 수준에서 그쳤지만, 당기수지는 여전히 적자상태였음

○ 이후 2003년에 들어서 당기수지가 겨우 흑자로 돌아서자, 7월에 구분계리하였던 직장과 지역재정을 통합하여 명실상부하게 건강보험통합이 이루어짐

5.3.2. 건강보험진료비 증가 요인분석

○ 건강보험통합이 단계적으로 진행된 1997~2003년의 기간 동안에는 총 진료비가 연평균 15.2% 증가하였고, 총 진료건수도 이와 비슷하게 14.3% 증가하였음(표 Ⅱ-5-10 참조)

- 건강보험진료비는 통합 직전인 1999년에 전년대비 17.5%로 크게 증가하였고, 2000년에는 증가율이 12.3%로 감소하였는데 이는 의약분업을 반대한 의료계의 파업으로 진료비지출이 줄어들었기 때문으로 추측됨
- 2001년에는 다시 전년대비 35.6% 크게 증가하였고, 2002년에는 전년도대비 7.0%의 증가에 그쳤으며, 2003년도에는 전년 대비 7.7% 증가하였음
  - 2002, 2003년의 전년대비 진료비 증가율이 갑자기 낮아진 것은 2001년의 재정파탄에 따라 2002년에 제정된 재정건전화특별법에 의한 급여비억제정책의 효과라 하겠음
- 진료건수는 1999년부터 2001년까지 크게 증가하였음
  - 2000년도에 의료계의 파업이 있었음에도 불구하고 진료건수가 전년도 대비 20.5%가 증가한 것은 의약분업에 따라 종래 약국을 이용하던 환자들이 먼저 병의원을 방문하여 처방을 받아야 했기 때문이라 할 수 있음

〈표 Ⅱ-5-10〉 연도별 건강보험진료비 지출현황(1997~2003)

<table>
<tr><th rowspan="2">연도</th><th colspan="4">건강보험진료비</th><th colspan="4">진료건수</th></tr>
<tr><th>금액(천원)</th><th>증가율</th><th colspan="2">연평균 증가율</th><th>건</th><th>증가율</th><th colspan="2">연평균 증가율</th></tr>
<tr><td>1997</td><td>8,803,894,793</td><td>-</td><td rowspan="5">(1997-01)
18.8</td><td rowspan="7">(1997-03)
15.2</td><td>280,522,105</td><td>-</td><td rowspan="5">(1997-01)
19.5</td><td rowspan="7">(1997-03)
14.3</td></tr>
<tr><td>1998</td><td>9,964,955,253</td><td>13.2</td><td>289,626,065</td><td>3.3</td></tr>
<tr><td>1999</td><td>11,705,694,586</td><td>17.5</td><td>343,639,632</td><td>18.7</td></tr>
<tr><td>2000</td><td>13,140,959,342</td><td>12.3</td><td>414,005,011</td><td>20.5</td></tr>
<tr><td>2001</td><td>17,819,469,989</td><td>35.6</td><td>571,178,753</td><td>38.0</td></tr>
<tr><td>2002</td><td>19,060,635,812</td><td>7.0</td><td rowspan="2">(2001-03)
8.7</td><td>610,340,838</td><td>6.9</td><td rowspan="2">(2001-03)
4.6</td></tr>
<tr><td>2003</td><td>20,533,558,655</td><td>7.7</td><td>624,488,627</td><td>2.3</td></tr>
</table>

자료 : 건강보험심사평가원, 건강보험 심사통계지표, 2000~2003

○ 건강보험진료비 증가를 〈표 Ⅱ-5-11〉에서 적용인구와 평균진료비라는 두 가지 요인의 기여율을 분석하여 보면, 연평균적용인구는 1989년 전국민의료보험이 달성되고 난 이후에는 크게 증가하지 않아 기여율이 낮고(5.3%) 대부분이 평균진료비의 증가가 진료비 증가를 유도하였음(기여율 94.7%)

〈표 Ⅱ-5-11〉 건강보험진료비 증가요인분석①(1997~2003)

연도	연평균적용인구				적용인구 1인당 평균 건강보험진료비			
	명	증가율	연평균 증가율	기여율	원	증가율	연평균 증가율	기여율
1997	44,925,068	-			195,968	-		
1998	44,472,127	-1.0			224,072	14.3		
1999	45,183,951	1.6			259,068	15.6		
2000	45,895,749	1.6	0.8	5.3	286,322	10.5	14.3	94.7
2001	46,379,161	1.1			384,213	34.2		
2002	46,659,476	0.6			408,505	6.3		
2003	47,102,786	1.0			435,931	6.7		

자료 : 건강보험심사평가원, 건강보험 심사통계지표, 2000~2003

○ 그리고 건강보험진료비를 건당진료비와 수진율로 다시 나누어 〈표 Ⅱ-5-12〉에서 증가요인을 분석하여 보면, 같은 기간 동안 수진율은 연평균 13.4% 증가하였고, 건당진료비는 0.8% 증가하여 수진율의 기여율이 89.5%로 압도적이라 할 수 있음

〈표 Ⅱ-5-12〉 건강보험진료비 증가요인분석②(1997~2003)

연도	연간 평균적용인구				수진율				건당진료비			
	천명	증가율	연평균 증가율	기여율	건	증가율	연평균 증가율	기여율	원	증가율	연평균 증가율	기여율
1997	44,925	-			6.24	-			31,384	-		
1998	44,472	-1.0			6.51	4.3			34,406	9.6		
1999	45,183	1.6			7.61	16.8			34,064	-1.0		
2000	45,895	1.6	0.8	5.3	9.02	18.6	13.4	89.5	31,741	-6.8	0.8	5.2
2001	46,379	1.1			12.32	36.5			31,198	-1.7		
2002	46,659	0.6			13.08	6.2			31,229	0.1		
2003	47,102	1.0			13.26	1.4			32,881	5.3		

자료 : 건강보험심사평가원, 건강보험 심사통계지표, 2000~2003

– 즉, 건강보험통합 및 의약분업 기간 중에 보험진료비 증가는 주로 수진율이 압도하였다고 하겠음. 이것은 의약분업으로 인하여 종래 약국에서 임의조제로 1차 진료를 대신하던 환자들이 병원이나 의원에서 처방전을 받아 약국에서 약을 조제받기 때문에 나타난 결과라 하겠음

○ 건강보험진료비를 의료기관 진료비와 약국진료비로 구분하여 보면, 의료기관 진료비는 1997~2003년 동안 연평균 9.9% 증가하였고, 약국진료비는 69.3% 증가하여 약국진료비가 더 많이 증가하였음을 알 수 있음(표 Ⅱ-5-13 참조)

– 의료기관 진료비는 1998년과 1999년에 각각 전년도대비 13.2%, 17.3%로 크게 증가하였고, 2001년도에도 11.6%로 크게 증가하였음

· 앞서 언급하였듯이 2000년 통합 당시에는 의료계의 파업으로 의료기관 진료비의 증가율이 작았음

– 약국진료비는 2000~2001년 각각 전년 대비 288.8%, 260.9%로 엄청나게 증가하였음

· 약국진료비의 증가율은 의약분업으로 인하여 종래 병원 외래를 이용하던 환자와 의원을 찾던 환자들도 반드시 조제를 위하여 약국을 방문해야 하기 때문에 나타난 결과라 하겠음

· 약국진료비에서의 이러한 급격한 지출의 증가가 2001년 재정파탄의 주요 요인으로 작용하였음

〈표 Ⅱ-5-13〉 의료기관 및 약국진료비 지출현황(1997~2003)

연도	의료기관						약국					
	진료비(억원)	증가율	연평균 증가율	진료건수(천건)	증가율	연평균 증가율	진료비(억원)	증가율	연평균 증가율	조제건수(천건)	증가율	연평균 증가율
1997	85,727	–		229,143	–		2,312	–		51,379	–	
1998	97,039	13.2		232,394	1.4		2,610	12.9		57,232	11.4	
1999	113,797	17.3		271,956	17.0		3,260	24.9		71,683	25.3	
2000	118,734	4.3	9.9	294,740	8.4	8.2	12,675	288.8	69.3	119,265	66.4	30.8
2001	132,452	11.6		326,362	10.7		45,743	260.9		244,817	105.3	
2002	140,042	5.7		352,430	8.0		50,565	10.5		257,910	5.4	
2003	150,982	7.8		367,149	4.1		54,354	7.5		257,340	–0.2	

자료 : 건강보험심사평가원, 건강보험 심사통계지표, 2000~2003

○ 의료기관 진료비와 약국진료비 증가에서 기여율을 분석하여 보면 〈표 Ⅱ-5-14〉와 같음

〈표 Ⅱ-5-14〉 의료기관 및 약국진료비 증가에의 기여율(1997~2003) (단위 : %)

<table>
<tr><th rowspan="3">연도</th><th colspan="4">의료기관진료비</th><th colspan="4">약국진료비</th></tr>
<tr><th rowspan="2">증가율</th><th colspan="3">기여율</th><th rowspan="2">증가율</th><th colspan="3">기여율</th></tr>
<tr><th>적용인구</th><th>수진율</th><th>건당진료비</th><th>적용인구</th><th>수진율</th><th>건당진료비</th></tr>
<tr><td>1997
~
2003</td><td>9.9</td><td>8.1</td><td>75.5</td><td>16.4</td><td>69.3</td><td>1.3</td><td>49.7</td><td>49.0</td></tr>
</table>

자료 : 건강보험심사평가원, 건강보험 심사통계지표, 2000~2003

- 의료기관 진료비 증가에는 수진율 증가가 75.5%로 기여율이 월등히 높았고, 건당진료비 증가가 16.4%, 적용인구 증가가 8.1% 순이었음
  - ·이것은 의약분업으로 종래 약국을 찾던 환자가 의료기관을 거쳐야 하는 관계로 수진율이 높아졌으며
  - ·또 한편에서는 건강보험통합 후 수진율 관리가 제대로 이루어지지 못한 것도 한 요인이 되었다고 하겠음
- 약제비 증가에서는 역시 수진율 증가가 49.7%로 가장 기여율이 높았지만, 건당진료비가 49.0%로 비슷하게 높았고, 적용인구 증가가 1.3% 순이었음
  - ·수진율의 기여율이 높은 것은 종래 병원 외래나 의원을 이용하던 환자도 반드시 약국에서 조제를 받아야 하기 때문이며,
  - ·건당진료비의 기여율이 높은 것은 의약분업을 시행하면서 기술료가 한 가지 추가되었으며(의약품 관리료), 다른 기술료도 인상되었을 뿐만 아니라 의약분업 이후 고가약 처방이 증가하여 약품비가 높아진데도 원인을 찾을 수 있음

○ 의료기관 진료비를 입원과 외래로 구분하여 보면, 입원진료비는 1997~2003년 동안 연평균 10.2% 증가하였고, 외래진료비는 9.7% 증가하여 입원진료비가 더 많이 증가하였음을 알 수 있음(표 Ⅱ-5-15 참조)

- 입원진료비는 1998년과 1999년에 각각 12.2%, 14.7% 증가하였고, 2001년 11.8% 증가하였다가 2003년에도 16.6%로 전년대비 가장 크게 증가하였음
- 외래진료비는 1998년과 1999년에 각각 13.8%, 18.7% 증가하였고, 2001년 11.5% 증가하였음
  - ·1998~2001년 사이에는 입원진료비와 비교하여 외래진료비가 더 높게 증가하

였는데 이것은 의약분업의 효과라 할 수 있음

〈표 Ⅱ-5-15〉 입원과 외래진료비 지출현황(1997~2003)

연도	입원진료비						외래진료비					
	진료비(억원)	증가율	연평균 증가율	진료건수(천건)	증가율	연평균 증가율	진료비(억원)	증가율	연평균 증가율	진료건수(천건)	증가율	연평균 증가율
1997	30,483			3,839			55,245			225,304		
1998	34,195	12.2		3,881	1.1		62,845	13.8		228,513	1.4	
1999	39,216	14.7		4,305	10.9		74,581	18.7		267,652	17.1	
2000	39,700	1.2	10.2	4,348	1.0	5.7	79,035	6.0	9.7	290,391	8.5	8.21
2001	44,369	11.8		4,639	6.7		88,083	11.5		321,723	10.8	
2002	46,787	5.5		4,836	4.3		93,255	5.9		347,594	8.0	
2003	54,528	16.6		5,361	10.9		96,454	3.4		361,788	4.1	

자료 : 건강보험심사평가원, 건강보험 심사통계지표, 2000~2003

○ 입원과 외래진료비 증가에 대한 기여율을 분석해 보면(표 Ⅱ-5-16 참조),

– 입원진료비 증가에는 수진율의 기여율이 49.4%로 가장 높았지만, 건당진료비 기여율도 42.6%로 비슷하게 높았고, 적용인구 기여율은 8.0%로 적었음

· 이는 의약분업을 시행하기 위해 수차례 수가를 인상한 것에서 원인을 찾을 수 있음

– 외래진료비 증가에서는 수진율 증가가 77.1%로 월등히 기여율이 높았고, 건당진료비가 14.7%, 적용인구 증가가 8.3% 순이었음

· 외래에서 수진율의 기여율이 높은 것은 의약분업 효과로 종래 약국을 1차로 찾던 환자들이 병원 외래나 의원에 와서 처방전을 받아야만 전문의약품을 구입할 수 있게 됨에 따른 결과라 할 수 있음

〈표 Ⅱ-5-16〉 입원 및 외래진료비 증가에의 기여율(1997~2003) (단위 : %)

연도	입원진료비				외래진료비			
	증가율	기여율			증가율	기여율		
		적용인구	수진율	건당진료비		적용인구	수진율	건당진료비
1997 ~ 2003	10.2	8.0	49.4	42.6	9.7	8.3	77.1	14.7

자료 : 건강보험심사평가원, 건강보험 심사통계지표, 2000~2003

5.3.3. 2001년 재정파탄 원인분석

○ 2001년 건보재정 파탄은 건강보험통합과 의약분업의 실시가 어울려서 일어났음

- 건강보험통합은 1998년 10월 지역의료보험조합의 통합된 이후 1999년부터 조합들이 보험료 인상을 기피(보험료를 올려 적립금을 쌓아도 통합재정에 흡수될 것이기 때문에)하여 자연 증가되는 보험급여비를 적립금에서 소진시켜 재정여유를 바닥으로 만들었음
  - ·그리하여 통합 이후에는 자연 증가되는 보험급여비도 재정적자를 심화시켜 재정파탄의 길을 열게 되었음
- 여기에 더하여 의약분업제도를 실시하여 의약분업으로 추가되는 재정 또한 고스란히 재정파탄으로 연결되었음
  - ·의약분업으로 종래 약국을 이용하던 환자들은 병원 외래나 의원을 방문하여야 했고, 병원 외래나 의원을 찾던 환자들은 약국을 찾아야만 했기 때문에 의료 이용률이 증가할 수밖에 없었음
  - ·또한 의약분업을 하게 되면 병의원 의사들이 유통마진을 챙길 수 없기 때문에 처방량이 줄어들 것이라는 전제를 하였지만 의사의 처방행태는 종전과 차이가 없어지는 등으로 의약분업이 추가 재정소요를 늘려 건보재정파탄을 이끌게 만들었음

○ 의약분업이 정착되고 난 2004년 이후의 건강보험 재정불안정은 전적으로 보장성강화 정책이나 수가인상 등의 요인과 함께 건강보험통합의 여파의 결과라 할 수 있음

1) 법정 준비금의 소진

○ 2001년도의 건강보험 재정파탄은 이미 1997년부터 예고되기 시작하였음. 그럼에도 불구하고 당시의 김대중 정부에서 건강보험통합과 의약분업을 추진하던 실세들[77]은 재정의 적신호는 무시하고 통합과 의약분업이 가져다 줄 꿈에만 심취되어 소위 '의료개혁'을 단행하여 재정파탄을 자초하였음

- 그들은 건강보험을 통합하면 보험료의 인상 없이도 부자 조합의 재정을 활용하여 보험급여를 높일 수 있다[78]는 달콤한 꿈에 심취되었으며

---

77) 당시에는 정부 관료들이 끌려다니는 꼴로 일을 하였기 때문에 정부보다 추진 실세라는 용어를 사용함

78) 김용익, 한겨레신문 한겨레포럼, 1994년 11월 18일자와 1994년 12월 4일 행정쇄신위원회 발제문에서 언급

- 의약품 유통과정의 비리가 연간 약 1조 5천억원이 되는데[79] 의약분업으로 이러한 비리를 척결한다면 의약분업이 보험재정을 그만큼 줄일 수 있을 것으로 오판하였음

○ 한편, 1994년 의료보장개혁위원회는 건강보험통합에 반대하면서 적립금을 활용하여 보장성을 제고하기로 하고 적립금 확보율을 1년치 보험급여비의 100%에서 50%로 낮추도록 하였음

- 그 이전에 직장 근로자의 보험료 부과 하한선을 3%에서 2%로 낮추는 보험법의 개정을 통하여 적립금이 많이 쌓인 조합의 적립금 소진을 허락하였음

○ 이러한 사정에서 1998년 지역의료보험조합을 공교공단과 통합하자 적립금이 쌓인 직장보험조합들은 보험료를 인상하지 않고 적립금을 소진하기 시작함으로서 재정불안정을 예고하였음

○ 지불준비적립금이 보험급여비의 50%에 못 미쳐 재정위기가 시작된 연도를 건강보험 유형별로 살펴보면(표 Ⅱ-5-17 참조)

- 지역보험조합의 경우 1995년에도 적립금 보유율이 47.85%로 법정 50%보다 약간 낮은 수준이었으나 이후 빠른 속도로 감소하여 1998년 10월 공교와의 통합 때에 21.31%로 낮아졌으며 통합 직후 1999년에는 10%수준까지 하락하였음
- 공교공단의 경우 1995년까지는 100%를 상회하는 보유율 유지하다가, 1997년에 금융위기의 발생으로 54.08%까지 하락하였고 1998년 1차 조직통합 이후 준비금 비율은 급격히 감소하여 8.28%로 낮아져 이미 재정위기가 닥쳐왔음
- 직장조합은 그나마 가장 적립금이 많아 1997년까지 적립금 보유율이 100%를 상회하였음. 그러나 직장조합도 1998년부터 보험료 인상을 기피하고 적립금을 소진하여 1999년에 57.64%로 겨우 50% 이상을 유지하였음
- 보험전체의 적립금은 1998년에 44.02%로 이미 재정의 적신호를 보내고 있었지만 이러한 적신호를 감지한 사람은 불행하게도 의료개혁을 추진하던 인사들 가운데는 없었음

○ 이러한 과정을 보면 건강보험통합을 단계적으로 추진하는 과정에서 지역, 공교 및 직장조합 모두 적립금을 소진하는 도덕적 해이 현상이 있었음을 확인할 수 있음

- 즉, 당해 연도의 재정 지출에 대응하여 재정 수입을 확충해야 함에도 불구하고 통합이 되면 적립금을 빼앗긴다는 생각에서 재정건전화보다는 적립금을 탕진하는 행태를 보임으로서, 보험재정의 부실화를 야기하였음

---

79) 김용익교수가 1998년 11월 21일 참여연대 개혁통신에 올린 글에서 언급

– 만약, 통합을 추진하지 않았다면 이 같은 도적적 해이 현상은 발생하지 않았을 것이고, 보험재정의 부실화도 피할 수 있었을 것임

〈표 II-5-17〉 보험자별 급여비 지출과 준비금 보유현황(1995~2000) (단위 : 억원, %)

<table>
<tr><th colspan="2">구분/연도</th><th>1995</th><th>1996</th><th>1997</th><th>1998</th><th>1999</th><th>2000</th></tr>
<tr><td rowspan="3">지역</td><td>급여비</td><td>20,248</td><td>25,652</td><td>29,583</td><td>34,155</td><td>39,542</td><td>45,256</td></tr>
<tr><td>적립금</td><td>9,688</td><td>8,141</td><td>8,850</td><td>7,278</td><td>3,995</td><td>364</td></tr>
<tr><td>보유율</td><td>47.85</td><td>31.74</td><td>29.92</td><td>21.31</td><td>10.10</td><td>0.80</td></tr>
<tr><td rowspan="3">공교</td><td>급여비</td><td>5,026</td><td>6,520</td><td>7,344</td><td>9,274</td><td>9,917</td><td rowspan="5">47,600(급)
8,825(적)</td></tr>
<tr><td>적립금</td><td>7,015</td><td>5,804</td><td>3,972</td><td>769</td><td>1,125</td></tr>
<tr><td>보유율</td><td>139.57</td><td>89.02</td><td>54.08</td><td>8.28</td><td>11.34</td></tr>
<tr><td rowspan="3">직장</td><td>급여비</td><td>15,402</td><td>19,499</td><td>22,179</td><td>25,537</td><td>30,020</td></tr>
<tr><td>적립금</td><td>24,497</td><td>26,075</td><td>25,029</td><td>22,312</td><td>17,305</td></tr>
<tr><td>보유율</td><td>159.05</td><td>133.72</td><td>112.84</td><td>87.37</td><td>57.64</td><td>18.54</td></tr>
<tr><td rowspan="3">총계</td><td>급여비</td><td>40,676</td><td>51,671</td><td>59,106</td><td>68,966</td><td>79,479</td><td>92,856</td></tr>
<tr><td>적립금</td><td>41,200</td><td>40,020</td><td>37,851</td><td>30,359</td><td>22,425</td><td>9,189</td></tr>
<tr><td>보유율</td><td>101.29</td><td>77.45</td><td>64.04</td><td>44.02</td><td>28.21</td><td>9.89</td></tr>
</table>

주 : 적립금은 시재액 기준임
자료 : 국민건강보험공단 건강보험통계연보(2001), 보건복지부 · 국민건강보험공단 내부자료(2010)

○ 의약분업 및 건보통합을 앞두고 건보재정이 심상치 않자 1999년 10월 25일「의료보험재정안정 종합대책」을 수립하였는데, 2000년에 2,744억원의 재정적자만 발생하고, 2001년에는 재정안정이 가능할 것이라는 장밋빛 전망에 기대어 재정 대책의 수립은 도외시함(이규식 외, 2012)

– 복지부 실무자들은「의료보험재정안정 종합대책」을 수립하는 작업을 하면서 9월경에 의약분업을 하지 않더라도, 인구고령화, 수진증가, 의료기술발전 등에 따른 보험재정 자연증가분으로 인한 향후 4년간의 재정적자규모를 2000년 1조 7,338억원, 2001년 2조 4,967억원 등으로 추계하여 보고하자 당시 복지부 차흥봉 장관은 이러한 재정추계발표가 건보통합 및 의약분업 추진을 반대하는 여론이 조성될 것을 우려하여 재정적자 규모를 빼고 다시 작성하도록 지시하여 재정위기를 일찍 감지할 수 없도록 하였음[80]

○ 2000년 2월 22일「경제장관 간담회」회의자료에서 처음으로 의약분업이 실시되면 연

80) 감사원, 국민건강보험 재정운용실태특별감사(2001.4.9–5.9) 결과보고서

간 1조 5,000억원의 추가 재정부담만 발생하는 것으로 보고
- 이것은 정부가 의약분업을 실시하면 보험재정이 더 소요된다는 첫 인정이었음
- 그러나 추가 재정 소요는 대수롭지 않게 생각하여 재정파탄을 우려한 기색이 전혀 없었음(이규식 외, 2012)

○ 정부가 의약분업 이후 재정파탄의 심각성을 깨닫게 된 것은 2001년 3월 9일자로 조선일보가 재정파탄의 우려를 보도한 직후임. 정부는 3월 16일에 와서야 의약분업 이외에 자연증가 등으로 보험재정 적자가 2001년도에 3조 9,714억원이 발생할 것으로 발표하고 대책 마련을 서두름(이규식 외, 2012)
- 1999년부터 보험재정의 지표가 악화되기 시작하였으나, 정부가 이를 문제점으로 인식한 것은 2001년 3월 9일 조선일보 보도가 나간 후라는 점은 당시 건강보험통합과 의약분업을 추진하던 인사주도 세력들이 얼마나 건보재정을 안일하게 생각하였는지 알게 함

2) 의약분업으로 인한 급여비 지출의 폭증[81)]

○ 인구 증가, 인구고령화, 소득증가에 따른 의료욕구의 증대, 의료공급의 확충, 의료기술의 발전 등으로 보험급여비는 별 다른 급여 확대정책을 사용하지 않아도 자연적으로 증가하게 되어있음
- 그런데 1994년 의료보장개혁위원회의 활동 이후 보험급여의 범위와 수준이 확대됨에 따라 의료이용량이 늘어나 보험급여비가 증가하여 적립금이 소진되어 갔던 것임

○ 이와 같은 상황에서 건보통합과 의약분업을 추진하던 인사실세들은 건보통합과 의약분업이 갖고 올 긍정적 효과만 믿고 재정에 대한 고민 없이 2000년 7월 건보통합과 의약분업을 강행하여 재정파탄을 자초하게 되었음[82)]

○ 우리가 도입한 의약분업제도는 당연히 의료이용을 높이고 보험재정에 부담을 줄 수밖에 없도록 고안되었던 것임

---

81) 일부에서는 의약분업으로 가계가 종전까지 약국에 지출하던 약품비가 절약되었기 때문에 증가한 급여비 지출에서 가계의 의약품비 지출 감소분을 빼내어야 한다는 주장을 함. 그러나 이규식 외(2012), 의약분업의 역사와 평가 연구서의 136쪽, 〈표 Ⅱ-2-29〉는 도시가구의 의약품비 지출이 1999년 4/4분기 이후 계속 증가하고 있음을 보여줌. 이것은 의약분업이 보험급여비만 증가시키고 가계 의약품비 지출은 줄이지 못하였음을 입증하고 있음

82) 1998년 당시 보사연의 정우진 연구위원은 의약분업을 실시하면 보험재정이 최소 8천억원에서 1조 9천억원의 재정이 추가로 소요될 것으로 추산하여 발표하였음에도 불구하고 추진 실세들은 건보재정에 대하여 고민하기보다는 오히려 정우진 연구위원의 대외활동을 금지시키는 조치만 취하였음

- 의원과 약국의 참여를 보장하기 위하여 직능분업이 아닌 기관분업을 하였기 때문에 병원 외래를 찾는 환자도 약국을 한번 더 들르게 하여 이용률을 높였던 점
- 그리고 1989년 10월 약국의료보험을 실시할 때 제도화된 기술료(4종)의 가격을 의약분업을 실시하면서 인상하였고, 2001년에는 의약품관리료(1일당으로 산정)를 신설하여 조제료 부담을 증가시켰음
- 의사들에 대해서는 처방료를 신설(2001년에 보험재정 파탄으로 진찰료에 합침)하여 진료비 부담을 높였음

○ 의약분업제도로 인한 보험급여비의 증가를 〈표 Ⅱ-5-18〉에서 살펴보면
- 2000년도에는 의약분업에 반발한 의사들의 파업으로 일시적으로 급여비가 감소하였으나, 파업종료[83]가 가까워진 10월부터 월 평균 급여비가 다시 증가하였으며, 11월에는 전월보다 약 1,500억원의 의료기관 외래진료비가 증가하고, 약국의 처방조제는 전월에 비하여 2배 이상 증가하게 되었음
- 2001년에 들어서면서 매달 1조원 수준의 급여비가 지급되고 있어, 의약분업 시행 전에 비해 월 평균 3,300억원 정도 급여비가 증가한 셈임
- 약국 급여비(처방 + 직접) 점유율은 2000년 상반기 2.78%의 낮은 수준에서 의약분업 시행 직후 2000년 하반기에 15.97%로 증가하고, 2001년에는 37.84%로 크게 늘어났음
  · 의약분업의 시행에 따라 처방조제 급여비가 급증했기 때문임
  · 2000년 대비 2001년 직접조제 급여비가 162억원 감소했으나, 처방조제 급여비가 2,646억원 가까이 증가해 순 증가분은 2조 4,840억원에 달했음
- 의약분업 시행 이후 진료형태별 급여비 점유율도 크게 변화해 2000년 상반기 외래 비중은 58.98%에서 2001년 67.33%로 8.35% 증가하였고, 입원은 38.23%에서 39.48%로 1.25% 증가하여 외래의 비중이 더 크게 증가하였음
- 이는 의약분업의 시행으로 외래진료로 끝내던 환자들이 약국을 경유해야 하고, 약국을 직접 이용하던 환자들은 외래진료를 거쳐야 하기 때문에 외래와 약국 급여비가 증가하였을 것임

---

83) 의약분업으로 인한 의료계의 파업은 2000년 6월 20일에서 26일까지 한 차례, 그리고 같은 해 8월 1일부터 11월 28일까지 두 차례에 걸쳐 일어났음. 1차 파업 때는 많은 의원급 의료기관이 참여하였으며, 2차 파업 때는 의원급은 물론 수련병원의 전공의들이 참여하여 대란을 일으켰음. 그러나 파업이 지속되자 의원들은 생업을 위하여 현업으로 복귀하는 사례가 많았으며, 끝까지 저항한 집단은 전공의들이었음. 전공의들이 복귀하는 것으로 의료파업은 공식적으로 종료되었음. 그리하여 10월부터는 사실상 의약분업이 상당범위에서 실행되었음

○ 이처럼 의약분업을 전후해 진료형태별 급여비와 그 점유율의 변동이 심했던 것은 수가 인상에 의한 내원일당진료비의 증가, 환자수의 증가, 급여율 증가에서 그 원인을 찾을 수 있음

〈표 Ⅱ-5-18〉 월별 급여비 지출현황(2000~2001)

월	보험급여비(백만원)							
	2000년				2001년			
	의료기관		약국		의료기관		약국	
	입원	외래	처방	직접	입원	외래	처방	직접
1	214,982	363,982	76	17,497	269,371	497,879	282,782	2,055
2	292,700	422,947	51	19,131	288,814	425,400	241,018	682
3	263,918	416,566	117	20,086	267,331	472,200	221,298	554
4	263,960	392,195	77	18,817	246,265	376,031	173,851	492
5	255,512	371,806	82	17,194	329,913	614,200	443,998	604
6	232,391	382,846	76	17,844	272,380	448,748	267,784	409
7	274,837	436,173	96	18,435	322,555	673,858	285,520	489
8	339,495	445,319	115	17,713	284,683	432,706	316,805	341
9	233,398	308,451	2,472	10,446	271,239	465,762	286,618	334
10	229,001	335,837	133,904	5,125	351,086	514,261	288,219	247
11	274,092	485,402	306,540	4,488	317,543	553,294	275,986	401
12	287,683	528,191	292,250	2,643	314,755	556,529	298,196	389
소계	3,161,969	4,889,715	735,856	169,419	3,535,935	6,030,868	3,382,075	6,997
총계	8,959,959				12,955,875			
월평균	746,413				1,079,656			
1~6월 비중	38.23	58.98	0.01	2.77	39.48	67.33	37.76	0.08
7~12월 비중	32.95	51.07	14.79	1.18				
1~6월 증가율	1.57	1.20	0.00	0.39	-	-	-	-
6~12월 증가율	3.62	5.51	295.81	-27.26				
월평균 증가율	2.68	3.44	111.79	-15.79	1.43	1.02	0.48	-14.04

자료 : 건강보험심사평가원, 건강보험 심사통계지표, 2000~2001

① 진료수가의 인상

○ 진료수가는 1995년 이후 2001년까지 모두 10차례 인상되었음(표 II-5-19 참조)

- 인상된 수가가 적용되는 범위를 감안한 실질 인상률을 기준으로 수가지수를 추정해 보면 1998년까지는 물가지수보다 낮은 수준을 유지하였음
- 하지만 의약분업을 시행하기 위해 1999년 11월 이후 2000년 9월까지 네 차례 진료수가를 인상함으로써 같은 기간 동안 수가지수를 119.3에서 144.3으로 21포인트나 증가시켰음
- 그런데 2001년 1월 1일부로 보험수가를 또 7.08% 인상하여 결과적으로 의약분업을 위하여, 의료계를 달래기 위하여 다섯 차례나 수가를 인상하였다고 볼 수 있음
- 수가 인상의 적정성은 판단하기 어려우나 이미 1997년부터 재정위기가 시작되었음에도 불구하고 의약분업을 단행하기 위해 진료수가를 급속하게 인상한 것도 재정위기를 악화시킨 또 하나의 요인으로 작용하였음

〈표 II-5-19〉 연도별 수가인상률(1995~2000)

인상시기	1995		1997		1998	1999	2000		
	4.1	12.10	1.6	9.1	7.1	11.15	4.1	7.1	9.1
인상률(%)	5.80	11.82	5.00	9.00	3.50	9.00	6.00	9.20	6.50
적용범위(%)	63.4		61.4		57.9	56.8	66.3		
실질인상률(%)	3.68	7.49	3.07	5.53	2.03	5.11	3.98	6.10	4.31
수가지수	100	107.5	110.8	116.9	119.3	125.4	130.4	138.3	144.3
물가지수	100		109.6		117.8	118.8			

주 : 2001년 1월 1일부로 7.08%의 수가가 인상됨
자료 : 김병익(2001a), 건강보험재정 위기의 원인

○ 정부는 의약분업 시행에 앞서 1999년 11월 의약품 가격을 30% 인하하고 수가를 9% 인상했음

- 이에 따라 내원일당 보험진료비는 97,712원에서 95,684원으로 감소했고 외래환자의 내원일당 보험진료비는 15,399원에서 14,677원으로 감소하였음(표 II-5-20 참조)
- 그리고 약품비의 비중은 입원의 경우 28.4%에서 20.3%로, 외래의 경우 35%수준에서 25.8%로 줄어들었음

○ 또한 정부는 의사 파업을 종식시키고 의약분업을 시행하기 위해, 2000년 3차례에 걸쳐 수가 인상을 하였고, 그 누적 인상률은 23.3%에 달하였음

- 그 인상효과가 나타난 2000년 11월 이후의 약제비를 제외한 내원일당 진료비를 분석해 보면 외래의 경우 29% 증가하였으나, 입원의 경우에는 오히려 3.2% 감소했음을 알 수 있음(표 Ⅱ-5-20 참조)
- 이처럼 외래에 편중된 수가 인상이 의약분업 시행 이후 외래환자수의 급증과 더불어 보험급여비 지출의 급증요인으로 작용하였음

〈표 Ⅱ-5-20〉 수가 인상에 따른 내원일당 건강보험 진료비 변동 (단위 : 원(%))

진료형태	부담	1999*	1999. 11. 조정 실거래가**	2000. 11. ~ 2001. 1.	
				금액	증가율
입원	계	97,712 (100.0)	95,684 (100.0)	93,207	-2.6%
	진료비	69,962 (71.6)	76,259 (79.7)	73,782	-3.2%
	약품비	27,750 (28.4)	19,425 (20.3)	19,425	0%
외래	계	15,399 (100.0)	14,677 (100.0)	14,788	0.7%
	진료비	9,994 (64.9)	10,893 (74.2)	14,049	29.0%
	약품비	5,405 (35.1)	3,784 (25.8)	739	-80.5%

주 : 입원진료비중 약품비 비중은 28.4%, 외래진료비중 약품비 비중 35.1%
** 약제비는 30% 인하, 수가는 9% 인상
자료 : 국민건강보험공단(1999), 건강보험통계연보 및 내부자료
* 의료보험연합회, 1997년 의료보험진료내역 경향조사

〈표 Ⅱ-5-21〉 의약분업 전후 내원일당 보험진료비 변동 (단위 : 원(%))

진료형태	부담	1999	2000. 11. ~ 2001. 1.	
			진료비	증가율(%)
입원	계	97,712 (100.0)	93,207 (100.0)	-4.6
	보험자	77,761 (79.6)	74,295 (79.7)	-4.5
	환자	19,951 (20.4)	18,912 (20.3)	-5.2
외래	계	15,399 (100.0)	14,788 (100.0)	-4.0
	보험자	9,193 (59.7)	9,788 (66.2)	6.5
	환자	6,206 (40.3)	5,000 (33.8)	-19.4
약국	계	3,111 (100.0)	10,591 (100.0)	240.4
	보험자	1,946 (62.6)	7,815 (73.8)	301.6
	환자	1,165 (37.4)	2,777 (26.2)	138.4

자료 : 국민건강보험공단(1999), 건강보험통계연보 및 내부자료

○ 이러한 수가조정의 결과로 의약분업 실시 전에는 보험자의 경우 외래 내원일당 9,193원 또는 약국내원일당 1,946원 중 한쪽만을 부담했었으나, 의약분업의 시행, 수가인상, 그리고 급여율의 상향조정에 따라 방문당 외래 9,788원과 약국 7,815원을 합친 17,603원을 부담하게 되었음(표 Ⅱ-5-21 참조)

- 이는 곧 외래를 거쳐 약국을 이용하는 환자들의 1인당 급여비가 1만원 가까이 늘어났음을 보여주는 것임
- 더욱이 이런 환자가 월평균 3,200만명 이상 증가했음을 감안하면 월 평균 3,200억원 전후의 급여비를 증가시킨 것으로 추정할 수 있음

○ 이와 같이 정부는 2000년 의사 파업을 종식시키고 의약분업을 시행하기 위해 세 차례 수가를 인상했고, 2001년 1월에는 상대가치수가제를 적용하면서 수가를 7.08% 인상했음

- 2000년 4월, 7월 및 9월에 각각 6%, 9.2%, 6.5% 인상하였는데, 이는 반년동안의 누적 인상률이 23.3%에 달하는 급격한 조치였음. 1999년 지불준비적립금이 급여비의 24.5%에 불과한 재정위기 상황이었음에도 9개월 사이에 수가를 32%나 인상했던 것임
- 그리고 수가를 이처럼 급격하게 인상하면서 수입 확충을 위한 어떠한 대책도 세우지를 않았음[84]. 오로지 의약분업의 시행에 매달렸던 정부는 보험재정의 안정성을 무시하는 실책을 범했던 것임

〈표 Ⅱ-5-22〉 의약분업 시행 여부에 따른 2000년 보험급여비 비교 (단위 : 억원)

진료 형태	실적치(A)*	의약분업 비시행시 추계치(B)	A - B (증가율, %)
입원	31,441	30,682	759(2.5)
외래	47,973	44,493	3,480(7.8)
약국	8,479	2,456	6,023(245.2)
총계	87,893	77,631	10,262(13.2)

자료 : 김병익(2002a), 의료보험 재정파탄 : 원인과 대책

○ 2000년에 의약분업을 시행하지 않고 수가 조정과 의사 파업이 없었다는 가정 아래 추계된 2000년 보험급여비는 7조 7,631억원 수준이었음(표 Ⅱ-5-22 참조). 이에 비해

84) 수가를 인상하면서 보험료를 인상하거나 정부 재정지원을 늘려야 했었는데 아무런 조치를 취하지 않은 것은 건보통합과 의약분업에 대한 국민들의 저항을 우려하여 보험재정증가를 애써 외면하였던 것임

의사 파업과 세 차례에 걸친 수가 인상이 있었던 2000년에 실제로 지출된 보험급여비는 8조 7,893억원이었음. 그 차액은 1조 262억원으로 약국 보험급여비에서 6천억원, 외래 보험급여비에서 3천 5백억원, 그리고 입원급여비에서 7백억원이 증가한 것으로 가늠됨

② 환자수의 증가

○ 의약분업의 시행으로 약국과 외래환자수가 급격히 증가하여 보험급여비 증가를 부채질하였음(표 Ⅱ-5-23 참조). 이것은 의약분업이 기관분업으로 됨에 따라 불가피하게 발생된 현상임

〈표 Ⅱ-5-23〉 의약분업 전후 월평균 내원환자수 변동 (단위 : 천명, %)

진료형태	의약분업 시행전		의약분업 시행후		
	1999(a)	2000	2000	2001(b)	b-a
입원 환자수	3,278	3,322	3,506	3,521	
지수	100.0	101.3	107.0	107.4	
분업대상	48,397 (100.0)	48,405 (100.0)	49,875 (100.0)	46,083 (100.0)	
외래 환자수(A)	39,818 (82.3)	39,826 (82.3)	47,930 (96.1)	45,724 (99.2)	5,906
지수	100.0	100.0	120.4	114.8	
약국직접조제	8,579 (17.7)	8,579 (17.7)	1,945 (3.9)	359 (0.8)	
약국 환자수	8,582 (100.0)	9,024 (100.0)	41,324 (100.0)	32,808 (100.0)	24,226
지수	100.0	105.2	481.5	382.3	
처방조제(B)	3 (0.0)	445 (4.9)	39,379 (95.3)	32,449 (98.9)	
직접조제	8,579 (100.0)	8,579 (100.0)	1,945 (4.7)	359 (1.1)	
약국경유율(B/A)	0.0	1.1	82.2	71.0	

자료 : 김병익(2002a), 의료보험 재정파탄 : 원인과 대책

– 약국에서 직접 임의조제를 받던 환자수는 의약분업으로 줄었으나, 병의원에서 외래진료를 거쳐 약국에서 처방조제를 받은 환자가 대폭 늘어나 약국 이용 환자수가 의약분업 이전에 비하여 월평균 2,400만명 가까이 증가했음

– 그리고 의약분업 시행 전에 약국에서 임의조제로 전문의약품을 구매하던 환자들은

병의원의 외래를 찾아야 했기 때문에 병의원을 찾는 환자수도 의약분업 시행 전과 비교할 때 월평균 590만명 정도 늘어났음

③ 급여율의 변동

○ 의약분업 시행 이후 입원의 급여율 변동은 거의 없었으나, 약국에서의 처방조제 급여율은 1999년에 비해 3~4% 향상되었으며, 외래의 급여율은 의약분업 시행전 60% 수준이던 것이 2001년에 68% 가까이 높아졌음

○ 이처럼 외래이용과 약국 처방조제시 급여율이 향상된 것은 의약분업의 시행과 수가인상에 따라 늘어난 환자 부담을 덜어주기 위함임. 그럼에도 불구하고 환자들은 외래를 거쳐 약국을 이용해야 하기 때문에 2중으로 비용을 부담해야 하는 관계로 환자 부담이 의약분업전에 비해 늘어날 수밖에 없는 구조가 되었음

3) 보험료 수입의 확충 미흡

○ 이것은 건강보험통합이 결과한 당연한 귀결이라 할 수 있음. 통합을 추진하던 실세들은 건보통합을 하면 보험료를 인상하지 않고, 국고지원을 늘리지 않아도 보험급여를 획기적으로 늘릴 수 있다고 주장하거나 지역의료보험료를 1/2로 줄일 수 있다고 주장[85]하였는데 통합과 함께 보험료를 인상한다는 것은 종래까지의 자신들의 주장이 거짓 선동이었다는 것을 스스로 증명해야 하기 때문에 보험료 인상도 국고지원의 확충도 하지 못하여 재정파탄을 초래하였음

① 급여비 대비 보험료 수입의 확충 미흡

○ 수입의 대부분을 차지하고 있는 보험료수입이 계속 증가했지만, 그 증가율이 보험급여비 증가율을 따라가지 못했음(표 Ⅱ-5-24 참조)
  - 1997~2001년 연평균 보험료수입 증가율은 16.1%임에 반해, 보험급여비 지출 증가율은 22.1%로 더 높았음
  - 급여비 지출을 줄일 수 없다면 수입을 확충해 수지균형을 이루었어야 했었으나 그렇지 못했음

○ 직장조합의 재정을 보면,
  - 외환위기에 처해 있던 1998년에 피보험자수가 전년의 584만명에서 512만명으로 12% 이상 줄어들면서 보험료 수입이 전년에 비해 3.5% 감소하였음

85) 이 내용은 건강보험통합 제Ⅰ편 통합백서에서 상세히 기술되어 있음

- 통합하기 직전인 1999년 급여비는 전년에 비해 17.6% 증가했으나, 보험료 수입은 12.7% 증가에 그쳤음
- 또한, 2000년 7월 통합되기 직전에는 직장가입자의 평균보험료율이 3.8%였으나 통합과 동시에 보험료 부과기준을 총 보수로 변경하면서 2.8%의 동일 보험료율을 적용하게 됨에 따라 일부 직장가입자의 보험료가 인하되었음
- 이로 인해 2000년의 보험료 수입은 전년에 비해 18.7% 증가에 머무를 수밖에 없었음

〈표 Ⅱ-5-24〉 보험자별 보험료수입과 급여비지출의 증가추세(1997~2001) (단위 : 억원, %)

구분/연도		1997	1998	1999	2000	2001
지역	보험료	20,234	24,035	27,267	30,999	36,154
	증가율	–	18.8	13.4	13.7	16.6
	보험급여비	29,583	34,155	39,542	45,256	62,835
	증가율	–	15.5	15.8	14.5	38.8
공교	보험료	5,563	6,326	10,774	11,592	12,834
	증가율	–	13.7	70.3	7.6	10.7
	보험급여비	7,343	9,274	9,917	11,428	15,601
	증가율	–	26.3	6.9	15.2	36.5
직장	보험료	22,990	22,189	25,014	29,696	39,573
	증가율	–	-3.5	12.7	18.7	33.3
	보험급여비	22,179	25,537	30,020	36,171	53,118
	증가율	–	15.1	17.6	20.5	46.9
총계	보험료	48,787	52,550	63,056	72,288	88,562
	증가율	–	7.7	20.0	14.6	22.5
	연평균증가율	16.1				
	보험급여비	59,105	68,966	79,479	92,856	131,554
	증가율	–	16.7	15.2	16.8	41.7
	연평균증가율	22.1				

주 : 1) 결산 기준이므로 현금흐름 기준시 수치(표 Ⅱ-5-9)와 차이가 있음
2) 1997~1998 급여비는 고유목적사업준비금 상계전 금액이며, 건강진단비(보건예방사업비)가 포함된 금액

자료 : 국민건강보험공단(2001), 건강보험통계연보

○ 공교공단의 재정을 보면

- 1998년 준비금이 급여비의 8% 수준까지 급락하는 재정위기를 경험하면서 다음해에 보험료를 대폭 인상하였음. 이에 따라 1999년 보험료 수입은 전년에 비해 무려 70.3%나 증가해 재정흑자를 기록함으로써 준비금 보유율은 9% 수준까지 끌어올릴 수 있었음
- 그러나 2000년 7월 보험료 부과기준을 총 보수로 변경하면서 보험료율을 5.6%에서 3.4%로 낮춘 결과, 1999년과 비교할 때 보험료 수입은 7.6% 증가에 그쳐 15.2% 증가한 급여비를 충당할 수 없어 적자가 발생했고, 그에 따라 2000년 말 준비금은 4% 수준으로 낮아졌던 것임

○ 1995년 이래 계속 재정위기에 빠져있던 지역조합의 경우

- 1998년까지 매년 12~15% 수준으로, 그리고 통합 직후인 1999년 5월에 보험료를 13.4% 인상했으며[86], 2000년에는 13.7%, 재정파탄이 난 2001년에도 무려 16.6%를 인상하였으나 보험급여비의 증가가 더욱 빨라 재정위기에서 벗어날 수가 없었음

② 보험료 징수율의 저하

○ 지역조합의 통합으로 보험료 징수율이 저하되어 재정위기는 더욱 악화되었음

- 분립체계에서 재정운영의 책임을 지고 있던 개별 조합은 징수율을 높이기 위한 노력을 게을리 할 수 없었기에, 1996년 이전 누적징수율이 97% 이상으로 유지될 수 있었던 것임
- 그러나 통합을 앞둔 1997년과 1998년 1/4~3/4분기에는 각각 95.8%와 91.3%로 계속 하락하는 양상을 보임(표 Ⅱ-5-25 참조)
- 그 이유는 통합 후 재정운영을 책임질 필요가 없는 지역조합이 징수율을 제고시키려는 노력이 약화되는 도덕적 해이 현상과 더불어 1997년 말 불어 닥친 외환위기가 상승작용을 일으켰기 때문임(김병익, 2001a)
- 그리고 통합 직후인 1998년 4/4분기의 누적징수율은 85% 수준으로 통합 직전과 비교해도 6% 포인트 이상 감소하였음
  - 징수율이 급감한 주된 이유는 통합 직후의 행정적인 혼란에 있었던 것으로 지적됨
  - 물론 재정운영에 책임이 없는 지역사무소의 징수율 제고 노력의 약화도 일부 작

86) 지역의료보험 통합 이후인 1999년 보험료를 24.6% 인상키로 하였음(정부는 과표소득의 변동에 따른 인상율을 제외하고 18.4%로 발표)

용하였을 것임

· 아울러 건강보험이 통합되면 보험료 부담이 크게 낮아지리라는 지역가입자들의 기대와는 달리 세대당 평균 보험료가 소폭 인하에 그침에 따라 나타난 불만도 징수율을 떨어뜨리는데 기여하였을 것임

〈표 Ⅱ-5-25〉 통합 전후의 지역보험료 징수율 (단위 : 억원, %)

구분/연도	1995	1996	1997	1998		1999	2000
				1 ~ 9	10 ~ 12		
부과액	13,240	15,764	20,234	17,916	6,119	27,267	30,999
누적징수액	12,846	15,313	19,383	16,358	5,183	25,266	27,761
징수율	97.0	97.1	95.8	91.3	84.7	92.7	89.6

자료 : 국민건강보험공단(2001), 건강보험통계연보

5.3.4. 평가

○ 2001년 건강보험 재정파탄은 건강보험통합이 주도하고 의약분업이 뒷받침한 정책 실패의 결과였음

○ 1998년 10월 지역의료보험조합을 통합한 그때부터 정치권의 분위기가 통합으로 기울게 됨에 따라

- 재정수입측면에서 보험료의 인상을 통한 적정한 수입원 확보에 모든 조합들이 나서지 않음에 따라 수입은 겨우 당해 연도의 보험급여비의 자연증가분 충당에도 부족하여 적립금을 소진하기 시작하였음
- 특히, 건강보험을 통합하면 지역의료보험은 보험료를 1/2 수준으로 대폭 낮출 수 있다는 정치권의 묘한 논리로 재정적자가 뻔히 보이는 지역보험까지도 보험료 인상을 주저하여 재정파탄의 불씨를 키웠음
- 그리고 건강보험을 통합하면 보험료 인상 없이도, 그리고 국고지원의 증가 없이도 보장성을 획기적으로 높일 수 있다는 통합주도세력들의 평소 주장으로 국고지원도 증가시키지 않아 1999년 이후 건강보험재정은 급속도로 악화되어갔음
- 그럼에도 불구하고 당시 복지부 장관은 건보재정 악화를 공표하면 건보통합과 의약분업을 추진하는데 장애가 발생할 것을 두려워하여 재정수지 추계조차 하지 못하도록 하여 재정 악화는 심화되어도 어느 누가 이 문제를 해결할 정책처방을 내놓지 못했음

○ 이러한 상황에서 의약분업을 건강보험과 같이 추진함에 따라 종래 약국만을 찾던 환자들은 병의원을 거쳐야 하고, 병의원을 다니던 환자는 약국을 거쳐야 함에 따라 불편함은 고사하고 진료비 지출이 2중으로 들어가게 되어 건강보험 급여비는 급속도로 악화될 수밖에 없었음

- 의약분업을 하게 되면 약의 마진이 없어져 병의원에서 처방이 줄어들 것으로 기대하였으나 의사들의 진료행태는 변화가 없어 약 사용도 줄지 않았으며
- 오히려 의사들이 종래에는 치료비 부담 때문에 환자가 줄어들 것을 우려하여 꺼리던 고가의 오리지널 의약품 처방이 의약분업 이후 늘어나 재정압박을 증가시켰음
- 또한 정부는 의약분업을 추진하기 위하여 약사들에게는 의약품관리료라는 기술료를 신설해주고 조제 관련 각종 기술료를 인상해 주었으며
- 그리고 의약분업에 선행하여 1999년에 실시한 의약품 실거래가상환제는 종래 병의원이 갖던 의약품 유통마진을 도매상이나 제약회사로 넘겨주어 유통마진의 교차보조 기능마저 빼앗는 결과가 되었음. 정부는 교차보조가 끊긴 병의원을 달래기 위하여 의료수가를 1999년에 한 차례, 2000년에 세 차례, 그리고 2001년에 한 차례, 도합 다섯 차례에 걸쳐 인상함으로써 재정파탄의 불을 결정적으로 점화시켰음

○ 건강보험은 단기보험이기 때문에 매년 지출과 수입이 균형을 이루어야 함. 지출이 늘어나는 만큼 수입을 확충하거나, 수입 확충이 어렵다면 지출을 줄여야 수지 균형을 맞출 수 있는 것임. 그렇지 못하면 재정적자가 불가피하고, 지속적인 재정적자는 준비금을 잠식해 재정위기를 더욱 악화시키게 됨. 지금까지 살펴본 바와 같이 건강보험통합을 앞두고 보험재정은 계속 악화되는 추세였음. 그 주된 이유는 보험료 수입을 적정수준으로 확충하지 못했기 때문이라 할 수 있음

- 특히, 직장의 경우 통합에 앞서 보험료율 인상은 차치하고 준비금을 소진하는 바람직하지 못한 행태를 보였음
- 지역의 경우에도 통합 당시 보험료를 적기에 적정수준으로 인상하지 못하였을 뿐 아니라 징수율마저 저하되었음

○ 이처럼 단계적 통합 추진으로 보험자의 도덕적 해이가 나타나 보험재정이 부실해지고 있었음에도, 건강보험의 보장성을 강화하기 위해 급여범위와 수준은 계속 확대되었고 더욱이 의약분업의 시행을 위해 수가를 일시에 대폭 인상하여 재정위기는 더욱 악화되었음

- 이와 같은 보험급여 확대로 매년 당기 적자를 기록하여 2000년에는 누적적립금이 9천억원 규모가 되어 법정 적립금인 보험급여의 50%인 4조 5천억원에 훨씬 못 미

치는 재정위기 상황을 노출시켰음

〈표 Ⅱ-5-26〉 2001년 건강보험 재정적자의 요인별 추정액

재정 증가의 원인	건강보험공단 추정액	김병익 연구결과
의약분업	2조 3,000억원	3조 7,900억원
- 기존 병의원 이용환자의 약국 이용	9,200억원	2조 4,400억원
- 약국 이용환자의 병의원 이용	6,800억원	
- 의약분업 후 투약일수 증가, 고가약 처방증가 등	7,000억원	
- 의약분업 관련 수가인상	-	1조 3,500억원
왜곡된 의료구조 해소를 위한 수가 현실화	9,000억원	5,900억원
- 2000.9.1 수가 6.5% 인상	4,300억원	(의약분업에 포함)
- 2001.1.1 수가 7.08% 인상	4,700억원	5,900억원
수진율 증가 등 자연증가	9,000억원	5,200억원
정액상한선 상향 등 본인부담수준 조정	3,350억원	9,700억원
계	4조 4,350억원	5조 8,700억원

자료 : 국민건강보험공단 · 건강보험심사평가원(2001), 건강보험재정전망 및 요양급여 변화추이
김병익(2001b), 시나리오별 보험급여비 추계(미발표자료)

○ 이렇게 건강보험의 재정파탄이 초래된 원인은 제도적인 원인과 기술적인 원인으로 나누어 볼 수 있음(이규식, 2001). 먼저 제도적인 원인을 보면

첫째, 의료보험의 통합을 단계적으로 단행함에 따라 보험조합의 적립금을 소진한 것임

- 이는 특히 1997~2000년 직장조합에서 심각하게 이루어졌음(표 Ⅱ-5-17 참조)
- 의약분업과 함께 의료계의 파업으로 2000년도에는 의약분업이 보험재정에 큰 영향을 주지 못하였기 때문에 2000년도의 재정위기는 주로 통합의 여파라 할 수 있음
- 의약분업으로 의료파업이 일어난 6월, 9월, 10월은 전년 대비 보험급여비의 감소를 보임(1999년 대비 2000년의 급여비는 15%의 증가로 예년 수준에 미치지 못함). 이러한 시기에 의약분업을 강행함으로써 재정지출이 급증하게 됨

둘째, 2001년의 재정위기는 건보통합과 함께 의약분업이 주원인임

- 의약분업으로 약국 이용자들이 병원외래나 의원에서 처방전을 받아야 하기 때문에 추가비용이 본격적으로 소요되었음
- 의약분업으로 병의원이 종래 갖던 유통마진을 없애고 이를 수가인상으로 보상하

였으나 마진은 사라지지 않고 의약품 도매상이나 제약회사로 이전되어 의료비만 증가됨(종래는 저수가를 의약품마진이 지탱해 주었으나 의약분업은 이러한 기전을 없앰에 따라 수가인상으로 대처하여 의료비를 증가시킴)

셋째, 의료보험을 통합하면 보험료부담이 줄어들고, 보험급여는 확대될 것이라는 잘못된 기대를 국민들에게 심어 주었기 때문에 보험료를 인상치 못하였음. 정부는 통합을 감행하기 위하여 통합이 바람직하다는 점만을 부각하다 자기 최면에 걸림(2000년의 경우 지역보험은 총선으로 보험료를 인상치 못함)

넷째, 의약분업 역시 약의 사용을 줄여 재정지출을 감소시킬 것이라는 잘못된 기대를 국민에게 심어주었기 때문에 수가를 인상하면서도 재정에 대한 대책은 세우지 못하였음

– 이런 과정에서 보험급여를 계속 확대하고, 수가도 인상하면서 보험료는 적기에 적정 수준으로 인상하지 못하였고 보험료 징수율도 통합 전에 비해 하락하여 재정파탄을 초래하게 되었음

○ 다음으로는 기술적인 측면으로,

첫째 보험료의 수입에 비하여 보험급여비의 증가율이 높았다는 것임

· 급여비의 증가를 촉진시킨데는 적용인구의 증가와 함께 노인인구비율의 증가를 들 수 있음

· 또한 급여범위를 확대하였음

둘째, 보험재정 수입의 측면에서 제약요인들이 있었음

· 지역의보의 통합 전에는 조합단위로 보험료를 조정함에 따라 인상률보다 실질적인 보험료 부과액의 증가율이 더 높았으나 통합 직후인 1999년에는 부과액이 오히려 낮아졌음. 이것은 통합의 역효과임

· 보험료 부과의 객관성 상실에 대한 주민들의 저항(1999년 5월 17일에서 6월 5일까지 68만여건의 대규모 민원 발생)으로 보험료를 조정해 줌에 따른 결과임

5.4. 건강보험통합 이후의 재정불안정(2004~2010년)

5.4.1. 개요

○ 건강보험통합 이후의 재정추이를 보면, 2005년까지 재정이 안정되는 경향을 보이다가 2006년부터 다시 당기적자가 발생하기 시작하여 2007년까지 당기적자를 보이다가, 2008년 다시 흑자로 돌아서는 것 같았으나 2009년 다시 적자로 돌아서서 2010년에는

1조 2,994억원의 적자를 시현하고 있음(표 Ⅱ-5-27 참조)

〈표 Ⅱ-5-27〉 연도별 건강보험 재정현황(2004~2010) (단위 : 억원)

구분		2004	2005	2006	2007	2008	2009	2010
수입	계	185,722	203,325	223,876	252,697	289,079	311,817	335,605
	보험료	148,745	163,864	182,567	212,530	244,384	259,352	281,650
	(증가율)	(12.9)	(10.2)	(11.4)	(16.4)	(15.0)	(6.1)	(8.6)
	국고지원금	28,567	27,695	28,698	27,042	30,540	37,838	39,123
	담배부담금	6,263	9,253	9,664	9,676	10,239	10,262	10,630
	기 타	2,147	2,513	2,947	3,449	3,916	4,365	4,202
지출	계	170,043	191,537	224,623	255,544	275,412	311,849	348,599
	급여비	161,311	182,622	214,893	245,614	264,948	301,461	336,835
	(증가율)	(7.9)	(13.2)	(17.7)	(14.3)	(7.9)	(13.8)	(11.7)
	관리운영비	7,901	8,535	8,966	9,734	9,841	9,724	11,764
	기 타	831	380	764	196	623	664	
당기수지		15,679	11,788	▲747	▲2,847	13,667	▲32	▲12,994
누적적립금		757	12,545	11,798	8,951	22,618	22,586	9,752
차입금		44,705						

주 : 현금흐름기준으로 결산기준시 수치와 차이가 있음
자료 : 보건복지부 보도자료(2011.11.15), 내부자료(2010.11)

5.4.2. 건강보험진료비 증가 요인분석

○ 통합 이후 2004년부터 2010년까지 건강보험진료비는 연평균 11.8% 증가하였음(표 Ⅱ-5-28 참조)
  - 전년대비 증가율을 보면, 2005년부터 보장성 강화정책의 실시로 10.9% 증가하였고 2006년에는 15.2%로 더 크게 증가하였다가 2008년에는 금융위기의 여파로 다소 낮은 8.6%의 증가율을 보임. 그러나 2009년 다시 12.5%로 증가하였고 2010년에는 10.7%였음
  - 2008년 한해를 제외하고는 모두 10%를 상회하는 높은 수준으로 증가하였음을 알 수 있음

○ 진료건수도 2004~2010년간 연평균 11.1%로 건강보험진료비 증가율과 비슷하게 증가하였음(표 Ⅱ-5-28 참조)
  - 총 진료건수는 2005년도에 전년대비 22.6%가 증가하여 가장 크게 증가하였고,

2006년도에 낮아졌으나 2007~2008년 다시 약 15% 수준으로 높아졌다가 2009년, 2010년에는 다시 낮아졌음

〈표 II-5-28〉 건강보험진료비 지출현황(2004~2010)

연도	건강보험진료비			진료건수		
	금액(천원)	증가율	연평균 증가율	건	증가율	연평균 증가율
2004	22,355,887,341	-		652,326,398		
2005	24,796,775,728	10.9		799,644,387	22.6	
2006	28,557,969,399	15.2		842,502,969	5.4	
2007	32,258,974,677	13.0	11.8	967,735,494	14.9	11.1
2008	35,036,562,324	8.6		1,119,331,557	15.7	
2009	39,429,565,295	12.5		1,200,339,187	7.2	
2010	43,657,027,651	10.7		1,229,558,689	2.4	

자료 : 건강보험심사평가원(2010), 진료비 통계지표

○ 건강보험진료비를 연평균적용인구와 적용인구 1인당 평균진료비로 나누어 기여율을 분석하면, 연평균적용인구의 기여율은 4.6%로 작았고, 1인당 평균진료비의 기여율이 95.4%로 매우 높았음(표 II-5-29 참조)

〈표 II-5-29〉 건강보험진료비 증가요인분석①(2004~2010)

연도	연평균적용인구				적용인구 1인당 평균진료비			
	명	증가율	연평균증가율	기여율	원	증가율	연평균 증가율	기여율
2004	47,371,992				471,922	-		
2005	47,392,052	0.04			523,226	10.9		
2006	47,409,600	0.04			602,367	15.1		
2007	47,819,674	0.9	0.5	4.6	674,596	12.0	11.2	95.4
2008	48,159,718	0.7			727,508	7.8		
2009	48,613,534	0.9			811,082	11.5		
2010	48,906,795	0.6			892,658	10.1		

자료 : 건강보험심사평가원(2010), 진료비통계지표

○ 건강보험진료비를 수진율과 건당진료비로 다시 나누어보면, 2004~2010년 동안 수진율은 10.6% 증가하여 90.4% 기여하였고, 건당진료비는 0.6% 증가하여 5.1% 기여하여 수진율의 증가가 주요 요인이었음을 알 수 있음(표 Ⅱ-5-30 참조)

〈표 Ⅱ-5-30〉 건강보험진료비 증가요인분석②(2004~2010)

연도	연간 평균적용인구				수진율				건당진료비			
	천명	증가율	연평균	기여율	건	증가율	연평균	기여율	원	증가율	연평균	기여율
2004	47,371	–			13.77	–			34,271	–		
2005	47,392	0.04			16.87	22.5			31,010	-9.5		
2006	47,409	0.04			17.77	5.3			33,897	9.3		
2007	47,819	0.9	0.5	4.6	20.24	13.9	10.6	90.4	33,334	-1.7	0.6	5.1
2008	48,159	0.7			23.24	14.9			31,301	-6.1		
2009	48,613	0.9			24.69	6.2			32,849	4.9		
2010	48,906	0.6			25.14	1.8			35,506	8.1		

자료 : 건강보험심사평가원(2010), 진료비통계지표

○ 총 진료비를 의료기관진료비와 약국진료비로 구분하여 보면, 의료기관진료비는 2004~2010년 연평균 12.1% 증가하였고 약국진료비는 10.9%로 의료기관 진료비가 조금 더 많이 증가하였음(표 Ⅱ-5-31 참조)

〈표 Ⅱ-5-31〉 의료기관 및 약국진료비 지출현황(2004~2010)

연도	의료기관				약국			
	진료비(억원)	연평균 증가율	진료건수(천건)	연평균 증가율	진료비(억원)	연평균 증가율	조제건수(천건)	연평균 증가율
2004	161,882		382,456		61,676		269,869	
2005	177,634		400,525		70,333		399,119	
2006	205,222		426,087		80,357		416,415	
2007	233,738	12.1	547,252	12.2	88,850	10.9	420,483	9.5
2008	254,755		694,144		95,610		425,187	
2009	287,224		744,143		107,071		456,195	
2010	321,622		764,247		114,947		465,310	

자료 : 건강보험심사평가원(2010), 진료비통계지표

○ 의료기관과 약국진료비 증가에의 기여율을 분석하여 보면(표 Ⅱ-5-32 참조),
  - 의료기관진료비 증가에는 수진율 증가 기여율이 96.4%로 가장 높았고, 적용인구 증가 기여율이 4.4%, 건당진료비 증가 기여율은 -0.8% 순이었음

· 건당진료비의 기여율이 마이너스 값을 보인 것은 이 기간 중에 건당진료비 증가율이 마이너스이기 때문임

– 약국진료비 증가에도 역시 수진율 증가 기여율이 82.9%로 가장 높았고, 건당진료비 증가 기여율이 12.1%, 적용인구증가 기여율은 5.0% 순이었음

〈표 II-5-32〉 의료기관 및 약국진료비 증가율에 대한 기여도(2004~2010) (단위 : %)

연도	의료기관				약국			
	연평균 증가율	기여율			연평균 증가율	기여율		
		적용인구	수진율	건당진료비		적용인구	수진율	건당진료비
2004 2005 2006 2007 2008 2009 2010	12.1	4.4	96.4	-0.8	10.9	5.0	82.9	12.1

주 : 기여도는 각각의 진료비증가율을 100으로 봤을 때의 비율임
자료 : 건강보험심사평가원(2010), 진료비통계지표

○ 의료기관진료비를 입원과 외래진료비로 구분하여 보면(표 II-5-33 참조), 입원진료비는 연평균 16.1% 증가하였고 외래는 9.5% 증가하여 입원진료비가 더 많이 증가하였음을 알 수 있음

〈표 II-5-33〉 입원 및 외래진료비 증가율에 대한 기여도(2004~2010) (단위 : %)

연도	입원				외래			
	연평균 증가율	기여율			연평균 증가율	기여율		
		적용인구	수진율	건당진료비		적용인구	수진율	건당진료비
2004 2005 2006 2007 2008 2009 2010	16.1	3.4	65.3	31.3	9.5	5.5	119.8	-20.2

주 : 기여도는 각각의 진료비증가율을 100으로 봤을 때의 비율임
자료 : 건강보험심사평가원(2010), 진료비통계지표

- 입원진료비 증가에는 수진율 증가가 65.3%로 크게 기여하였고, 건당진료비 증가가 31.3%, 적용인구 증가가 3.4% 순이었음
- 외래진료비 증가에는 수진율 증가 기여율이 119.8%로 월등히 높았고, 적용인구 증가가 5.5%, 건당진료비 증가가 -20.2% 순이었음

5.4.3. 평가

○ 통합 이후 진료비 증가율이 높았던 연도는 2005년 10.9%, 2006년 15.2%, 2007년 13.0%로 이 시기의 특징을 살펴보면(표 Ⅱ-5-28 참조)
- 2004년 7월에는 본인부담상한제(6개월 300만원)를 도입하였음
- 2005년도에는 차입금을 모두 상환하고 당기수지가 흑자로 돌아서는 등 건강보험 재정이 안정기에 들어서자, 정치적인 목적으로 분별없이 보험급여를 확대하여 재정 지출이 증가하게 되었음. 보험급여 확대내용은 〈표 Ⅱ-5-34〉와 같으며, 보험급여 확대로 인해 2005년 당해 연도에 1,935억원의 지출이 발생됨
- 2006년에 확대된 보험급여로 인하여 5,291억원이 소요되었으며, 2005년의 급여 확대로 인한 지출 6,613억원과 합하면 1조 1,904억원이 소요되었음

○ 이러한 보험급여의 확대에 따라, 의료이용량도 증가하게 되었는데 해당 연도의 수진율 변화를 보면 2005년 22.5%, 2006년 5.3%, 2007년 13.9%, 2008년 14.9%로 2006년을 제외하면 평균 15%의 높은 수준의 증가율을 나타내었음(표 Ⅱ-5-30 참조)

○ 이상의 결과를 보았을 때, 건강보험 진료비의 증가는 수진율 증가가 주된 요인이라 할 수 있음
- 수진율이 증가하게 된 요인은 다음의 몇 가지로 해석할 수 있겠음

  첫째, 진료비 지불제도가 행위별수가제도를 택하면서 수가수준이 의료공급자들을 만족시킬 정도가 되지 못함에 따라 방문 1회에 진료를 끝내기 보다는 재진을 유도하거나 다 수진을 유도하는데서 요인을 찾을 수 있음. 특히 박리다매형 공급행태가 수진율 증가를 부채질하고 있음

  둘째, 인구구조가 고령화되는데 대한 대책의 미흡을 들 수 있음. 고령사회에 대비하여 건강증진과 같은 대책이 미약하여 건강이 약화되면 의료이용을 늘릴 수밖에 없게 되었음. 노인들의 의료이용은 노인 인구구성비에 비하여 약 3배에 이름

  셋째, 국민소득의 증가로 의료욕구가 꾸준히 증가하고 본인 책임의식은 약화되어 나타난 현상임

넷째, 현재의 보건의료정책의 패러다임이 건강관리보다는 의료서비스 공급 위주로 되어 있어 수진율을 늘리게 함. 건강수준의 향상을 의료이용으로 대처하려는 정책 패러다임은, 보건소마저 진료 기능에 치중케 하여 일반 국민들이 건강관리를 의료이용으로 하고자 하는 사회적 현상을 야기하고, 이것이 수진율을 부채질 함

다섯째, 건강형평성 향상을 의료이용도로 해결하고자 하는 학자들의 주장도 수진율 증가에 기여하고 있음. 최근 의료이용도에 관한 집중도 지수를 보면 마이너스 값으로 저소득층이 더 많이 이용함에도 불구하고 건강수준과 비교하여 저소득층의 이용이 낮다는 식의 형평성 중시 학자들의 주장들(이용재, 2010)이 수진율을 부추기고 있음

여섯째, 건강보험 보장성 강화를 위한 급여 확대 정책이 수진율의 증가를 부채질하고 있음. 보장성 제고에서 질병별 부담만을 중시하여 암이나 희귀난치성 질환의 본인부담을 낮춤에 따라 완치될 수 없는 질병에 무한 수진이 이루어지는 문제도 있음

5.4.4. 보장성 강화정책의 문제

1) 건강보험 보장성 강화정책 현황

○ 2004~2006년간의 건강보험 보장성 강화 내용을 보면, 주로 암 등 고액중증질환 본인부담 인하, 본인부담액상한제 실시, MRI 보험적용 확대, 6세 미만 아동의 본인부담 인하, PET검사, 식대 보험 적용, 희귀난치성 환자 본인부담 경감 등을 포함하고 있음 (표 Ⅱ-5-34 참조)

〈표 Ⅱ-5-34〉 2004~2006 건강보험 급여확대 내용

시행일자		급여확대 항목	예상지출(억원)		실제지출(억원)	
			2005	2006	2005	2006
'04	7.1	본인부담상한제 시행	1,327		623	
	8.9	항암제 투여기간확대(6차 → 9차)	954		-	
		선천성 면역결핍환자의 주사제 급여확대	27		-	
		만성 B형 간염환자 약제 투여 기준 확대	347		-	
	계				623	

'05	1.1	MRI 보험급여 확대	2,290		392	1,006
		자연분만시 본인부담 면제	210		262	305
		정신질환 외래 본인부담 경감	226		135	194
		미숙아 지원(본인부담 면제)	120		97	–
		연골무형성증 급여기준 확대	11		–	–
		인도사이아닌그린 검사 보험급여	14		1	4
		희귀난치성 질환 외래 본인부담 경감	24		12	40
	1.15	두내강내 신경자극기	28		35	34
		미주신경자극기	6		7	4
		인공와우 보험급여	115		103	43
		조혈모세포 수집용키트 보험급여	23		1	2
	2.	성장호르몬 주사제 급여확대	13			0.1
	4.22	장애인보장구(전동휠체어 등) 급여확대	145			247
	5.10	만성신부전환자 조혈제 급여기준 완화	62		12	30
		골다공증 치료제 급여기간 연장(90 → 180)	388		32	164
	7.1	1차 급여기준 개선			100	197
	9.15	2차 급여기준 개선				
	8.1	100/100 보험급여(1차)			100	–
	9.1	의약분업 예외경감(장애인 등)	146		28	199
	9.1	암 보장성 강화	5,700		585	3,773
		뇌혈관, 심장질환자 본인부담경감(1차)			32	–
	10.17	희귀난치성질환 약제 급여확대	165		5	20
	11.1	중증류마티스관절염엔브렐주사제급여확대	46		–	46
	12.15	만성 B형 간염치료제 급여기준 확대	196		–	77
	계				1,935	6,613
'06	1.1	특정암 검사 본인부담 경감		192	–	450
		간장, 췌장, 폐 등 장기이식시 적출술		50	–	66
		희귀난치질환 확대(9종)		12	–	–
		소이, 무이 보험급여		15	–	3
		만 6세미만 입원아동 본인부담 면제		1,100	–	643
		뇌혈관, 심장질환자 본인부담경감(2차)			–	491
		100/100 보험급여(2차)			–	1,199
	6.1	입원환자 식대 보험급여		5,000	–	2,086
		PET 검사		630	–	218
		내시경 수술 치료재료		430	–	135
	11.	가정에서 산소치료 보험급여		100	–	0.3
		출산요양비 인상(7.1만원 → 25만원)		3	–	–
	계					5,291

자료 : 국민건강보험공단(2009), 우리나라 건강보험 보장성 개선 정책에 대한 평가

○ 이처럼 2004년 이후 활발히 진행된 보장성 확대 정책에 있어서 이에 대한 장기적 방향과 단기적 결정들이 지향하는 목표 등에 대해 일관된 설명이 이루어지지 않았다고 볼 수 있음. 이는 추진과정에서 건강보험이 무엇을 우선적으로 보장해야 하는지에 대해 숙고하기보다는 단기적인 정치적 상황에 좌우되어 주요 결정들이 이루어졌기 때문일 것임(윤희숙 외, 2010)

○ 대표적인 예로 2004년에는 비의료적 영역에서의 선택사항인 식대, 차액병실료 등을 우선적 보장 대상으로 제시함으로써, 필수적인 진료가 보장되지 않아 의료비 부담이 과도한 계층을 구제한다는 목적과 괴리를 보였음. 이는 대통령 선거 당시 제시되었던 수치적 목표인 보장성 70% 목표를 쉽게 달성하기 위한 조치라는 비판에 직면한 바 있음

- 더구나 시행 이후 재정적 효과와 각계로부터의 반대에 직면하여 식대보장률을 다시 낮추고, 6세미만 아동의 입원본인부담을 다시 상향 조정하는 등의 행태로 단기적인 정치적 상황에 따라 정책이 표류하고 있다는 비판을 피하기 어려운 상황이 이어진 바 있음(윤희숙 외, 2010)

○ 2007~2009년 급여확대 내용을 살펴보면(표 Ⅱ-5-35 참조),

- 2007에는 중증환자 부담경감, 본인부담액 상한선 인하, 장애인 임산부 진료활성화, 정신질환에 의한 자살시도 및 본인 경과실 교통사고 환자 건강보험 적용 등의 급여확대가 이루어졌음
- 2008년에는 방사선 옥소치료실, 산전진찰 바우처 제도, 희귀난치질환 특정기호 확대 등의 급여확대가 이루어진 반면, 입원환자 식대 보장률을 다시 낮추고 6세미만 아동의 입원 본인부담률을 상향 조정, 장제비 폐지 등의 급여축소도 이루어짐
- 2009년에 희귀난치성 질환자 본인부담 경감과 아동 치아 홈메우기, 한방물리치료 보험급여, 암환자 본인부담 경감 등의 급여확대와, 본인부담 상한제의 소득수준별 차등화 제도, 종합전문병원 외래 본인부담률 인상 등의 조치가 함께 이루어졌음

〈표 Ⅱ-5-35〉 2007~2009 건강보험 급여확대 내용

시행일자		급여확대 항목
2007	6.1	중증환자 부담경감(희귀난치성 환자 지원, 화상진료 및 전문재활치료 활성화)
		장애인임산부 진료 활성화
		정신질환에 의한 자살시도 및 본인 경과실 교통사고 환자 건강보험 적용
		6세미만 아동의 외래진료부담 경감 등 본인부담액 제도 변경
	7.1	본인부담액 상한선 인하(6개월 300만원 → 200만원)
2008	1.1	6세미만 아동의 입원 법정본인부담률 10%로 조정(이전 0%). 단, 신생아는 본인부담 면제
		입원환자 식대 본인부담률 50%로 조정(이전 20%)
		장제비 폐지
	5.1	방사선 옥소치료실
	6.1	희귀난치질환 특정기호 확대
	12.15	산전진찰 바우처 제도 도입 실시(20만원 지원)
2009	1.1	소득수준별 본인부담 상한제 실시(소득 50% 이하 계층 200만원, 소득 50~80% 계층 300만원, 상위 20% 계층 400만원)
	7.1	희귀난치성 질환자(138개 질환) 입원과 외래 본인부담 경감(10% → 20%)
		종합전문병원 외래 본인부담률 인상(50% → 60%)
	12.1	아동 충치예방을 위한 치아 홈메우기(6~14세 아동 대상)
		한방물리치료 보험급여 적용(온냉경락요법)
		암환자의 입원 및 외래 본인부담 경감(10% → 5%)

자료 : 국민건강보험공단(2009), 건강주요통계

○ 2010~2011년의 보장성강화 확대계획을 보면(표 Ⅱ-5-36 참조),

- 2010년에는 척추 및 관절질환에 대한 MRI 보험적용, 장애인 보장구 적용, 심장질환, 뇌혈관 질환 본인부담 경감, 중증화상 본인부담률 경감, 항암제 보험급여, 치료재료 급여 전환, 희귀난치 치료제 보험 적용, 출산진료비 지원 확대 등의 보험급여 확대로 6,510억원의 예산이 책정되었음
- 2011년에는 폐 계면활성제 급여, 항암제 보험급여 확대, 출산진료비 지원 확대, 최신 방사선 치료기법 급여화, 당뇨환자 급여 확대, 최신 암수술 급여화 등이 시행 1~7월간 시행예정이었고, 10월부터 장루, 요루환자 재료대 지원, 골다공증 치료제 급여확대 등이 시행예정에 있으며 이를 위한 예산으로 3,139억원이 책정되었음

○ 2009년 이후부터의 보장성 강화정책은, 수치목표에 중점을 두기 보다는 중증질환 고액부담자에 대한 고려가 주종을 이룬다는 점에서 과거의 정책보다는 일관성이 높아졌

다고 할 수 있겠음

- 그러나 치과, 한방 등의 내용이 다수 포함되어 있어 요양기간 유형에 따른 정치적 안배일 가능성이 있고,
- 또한 공개된 절차와 원칙 없이 특정부처의 특정부서가 건강보험 급여내용을 폐쇄적으로 결정짓는 구조에서는 이해집단의 주장들이 보다 용이하게 반영될 소지가 있을 것임. 따라서 급여확대라는 정책결정과정의 정당성에 대해 문제가 제기됨(윤희숙 외, 2010)

〈표 Ⅱ-5-36〉 2010~2011 건강보험 급여확대 계획

시행일자		급여확대 항목	예산(연간)
2010	1월	심장질환 · 뇌혈관질환 본인부담 경감(10% → 5%)	300억원
		결핵환자 본인부담률 경감(20, 30~60% → 10%)	200억원
		치료재료 급여 전환	1,000억원
	4월	임신 출산 진료비 지원 확대(20만원 → 30만원)	600억원
	7월	중증화상 본인부담률 경감(20, 30~60% → 5%)	80억원
	10월	항암제 보험급여	2,200억원
	10월	희귀난치 치료제 보험 적용	830억원
	10월	MRI 보험급여 확대(척추, 관절)	900억원
	10월	장애인 보장구(전동스쿠터) 및 소모품 보험적용	400억원
	계		6,510억원
2011	1월	폐 계면활성제 급여 인정	29억원
		항암제 보험급여 확대(넥사바정)	359억원
	2월	항암제 보험급여 확대(다발성골수종치료제 : 벨케이드)	
	4월	출산진료비 지원 확대(30만원 → 40만원)	600억원
		최신 방사선 치료기법 급여화(양성자 치료)	437억원
	7월	최신 방사선 치료기법 급여화(세기변조 방사선 치료)	
		당뇨환자 급여 확대	510억원
		최신 암수술 급여화	-
	10월	장루, 요루환자 재료대 요양비 지원	51억원
		골다공증 치료제 급여 확대(급여기간 및 급여대상)	1,333억원
	계		3,139억원

자료 : 보건복지부, 2010년 건강보험 보장성 확대 계획/2011년 건강보험 보장성 확대 계획

2) 건강보험 보장성 현황

○ 정형선 외(2010)의 연구결과에 따른 2000~2009년 건강보험보장률 추이를 보면(표 Ⅱ-5-37 참조),

〈표 Ⅱ-5-37〉 2000~2009 건강보험보장률 추이 (단위 : 십억원, %)

구분		전체		일반요양기관[a]		일반의료기관[b]	
		소계	비중	소계	비중	소계	비중
2000	합계	18,857	100.0	14,598	100.0	12,442	100.0
	보험자부담	8,991	47.7	7,960	53.2	7,112	57.2
2001	합계	23,645	100.0	19,249	100.0	13,859	100.0
	보험자부담	13,116	55.5	11,826	61.4	8,417	60.7
2002	합계	25,342	100.0	20,538	100.0	14,620	100.0
	보험자부담	13,618	53.7	12,265	59.7	8,636	59.1
2003	합계	28,361	100.0	22,911	100.0	16,390	100.0
	보험자부담	14,977	52.8	13,511	59.0	9,554	58.3
2004	합계	31,155	100.0	25,097	100.0	17,828	100.0
	보험자부담	16,386	52.6	14,803	59.0	10,314	57.8
2005	합계	34,941	100.0	28,124	100.0	20,112	100.0
	보험자부담	18,317	52.4	16,612	59.1	11,520	57.3
2006	합계	39,152	100.0	31,719	100.0	22,763	100.0
	보험자부담	21,393	54.6	19,531	61.6	13,696	60.2
2007	합계	43,731	100.0	35,959	100.0	26,141	100.0
	보험자부담	24,524	56.1	22,545	62.7	16,118	61.7
2008	합계	46,860	100.0	38,824	100.0	28,221	100.0
	보험자부담	26,374	56.3	24,379	62.8	17,533	62.1
2009	합계	52,265	100.0	43,551	100.0	32,043	100.0
	보험자부담	29,938	57.3	27,703	63.6	20,006	62.4

주 : a) 병원, 의원, 약국
b) 병원, 의원
자료 : 정형선 외(2010), 건강보험 보장성 지표 개발 연구

- 연도별로는 2001년 이후 전체 건강보험보장률은 52.0% 내외, 일반요양기관의 경우 59.0% 내외, 일반의료기관의 경우 57.0% 내외 수준이었으나 2005년부터 실시된 보장성강화 정책으로 2006년부터 전체 건강보험보장률은 56.0% 내외로 증가하

였고, 일반요양기관은 62.0% 내외, 일반의료기관은 61~62.0% 내외로 증가하였음
- 2009년 전체요양기관에 대한 건강보험보장률은 57.3%, 일반요양기관(병원, 의원, 약국)은 63.6%, 일반의료기관(병원 및 의원)은 62.4% 수준이었음

○ 현재 국가 간의 의료보장성을 비교하기 위한 일반적인 지표는, 국민의료비 중 공공재원의 비율임
- 우리나라의 1980~2009년간의 국민의료비 대비 공공재원의 비율을 살펴보면(표 Ⅱ-5-38 참조), 1980년에는 21.6% 수준이었으나 보험적용 대상자의 지속적인 확대로 1985년에 30%에 들어섰고 1990년대 중반 보험급여 확대 정책이 시행됨에 따라 증가하여 1999년 50.2%에 달하였으나 2000년에는 48.7%로 약간 줄어 들었음
- 2001년에 54.9%로 급상승하였는데, 이는 의약분업의 시행과 동시에 의약품에 대한 건강보험의 급여수준이 높아졌기 때문임. 건강보험재정 긴축정책의 영향으로 2002년 약간 하향세를 보이다가 2005년부터 다시 상승세로 돌아서 2009년 58.2% 수준임

〈표 Ⅱ-5-38〉 1980~2009 국민의료비 대비 공공재원의 비율 (단위 : %)

연도	공공재원	민간재원	계
1980	21.6	78.4	100.0
1985	31.5	65.8	100.0
1990	38.4	61.6	100.0
1995	38.5	61.5	100.0
2000	48.7	51.3	100.0
2001	54.9	45.1	100.0
2002	53.7	46.3	100.0
2003	52.4	47.6	100.0
2004	52.6	47.4	100.0
2005	52.9	47.1	100.0
2006	55.3	44.7	100.0
2007	55.8	44.2	100.0
2008	55.9	44.1	100.0
2009	58.2	41.8	100.0

자료 : 정형선 외(2010), 건강보험 보장성 지표 개발 연구

○ 우리나라의 국민의료비 중 공공재원의 비율을 다른 OECD국가들과 비교하여 보면, 2009년 OECD 평균이 71.9%인 것에 반해 우리나라는 58.2%로 매우 낮은 수준임

- 요양기관별로 살펴보면, 병원 공공재원비율은 OECD 평균이 88.5%, 우리나라가 61.6%로 더 낮았고, 의원 공공재원비율 역시 OECD 평균이 77.5%, 우리나라가 64.4%로 더 낮았으며, 반대로 약국 공공재원비율은 OECD 평균이 61.8%, 우리나라가 69.1%로 더 높았음
- 기능별로 살펴보면, 입원 공공재원 비율은 OECD 평균이 86.6%, 우리나라가 64.4%로 더 낮았고, 외래 공공재원 비율은 OECD 평균이 78.2%, 우리나라가 61.9%로 역시 낮았으며, 의약품의 경우 OECD 평균이 60.3%, 우리나라가 59.3%로 우리나라가 낮았으나 그 차이는 가장 적었음

3) 건강보험 보장성 확대정책의 문제점과 원인

○ 정부는 건강보험제도 도입 이후 현재까지 꾸준히 보장성 강화정책을 시행하였고, 2005년도부터는 구체적인 보장성 강화 계획을 수립 · 실천하고 있으나, 건강보험의 보장률은 여전히 낮은 수준임

〈표 Ⅱ-5-39〉 전체 요양기관 건강보험 보장률 분석(1995~2009)

연도	1995	1996	1997	1998	1999	2000	2001	2002	2003	2004	2005	2006	2007	2008	2009
보장률(%)	37.6	40.7	43.5	48.0	49.2	47.7	55.5	53.7	52.8	52.6	52.4	54.6	56.1	56.3	57.3
전년대비 증가수치		3.10	2.80	4.50	1.20	−1.50	7.80	−1.80	−0.90	−0.20	−0.20	2.20	1.50	0.20	1.00
총 의료비 (십억원)	10,716	12,520	13,558	14,064	16,180	18,857	23,645	25,342	28,361	31,155	34,941	39,152	43,731	46,860	52,265
- 공공재정	4,033	5,092	5,900	6,755	7,967	8,991	13,116	13,618	14,977	16,386	18,317	21,393	24,524	26,374	29,938
- 본인부담	6,684	7,428	7,659	7,309	8,213	9,866	10,529	11,724	13,384	14,769	16,624	17,795	19,207	20,486	22,327
보장률 1% 대비 총의료비 (십억원)	285	308	312	293	329	395	426	472	537	592	667	717	780	832	912
보장률 1% 대비 공공재정 (십억원)	107	125	136	141	162	188	236	254	284	312	350	392	437	468	522
보장률 1% 대비 본인부담 (십억원)	178	183	176	152	167	207	190	218	253	281	317	326	342	364	390

자료 : 정형선 외, 건강보험 보장성 지표 개발 연구(2010)에서 재구성

- 이처럼 해마다 보장성 강화를 위해 많은 예산을 투입함에도 불구하고, 2005년 이후 건강보험 보장성 증가율은 투입 예산 대비 미미한 수준이며(표 Ⅱ-5-39 참조),
- 이렇게 많은 예산 투입에도 불구하고 의료보장/건강보험 보장률이 낮은 이유는 왜곡된 급여구조 때문임
- 즉, 비급여 본인부담률의 증가로 국민이 체감하는 의료비에 대한 부담감은 더 큰 실정임

○ 이처럼 비급여 본인부담률이 증가하는 것은, 언급된 선택진료제, 상급병실료에 대부분이 기인함(표 Ⅱ-5-40 및 Ⅱ-5-41 참조)
- 건강보험 환자 진료비실태조사(2010) 결과에 따르면 2008년도와 동일하게 2009년도에도 주요 비급여 항목으로 선택진료료, 병실차액, 초음파순이었음
- 특히, 입원의 경우 선택진료료, 병실차액, 치료재료대가 가장 높은 비중을 차지하였고, 외래에서는 선택진료료, 초음파 검사료 순이었음
- 또한 병원과 의원 부분에서는 급여와 비급여 진료비가 모두 감소하는 추세를 보였지만, 상급종합병원에서는 급여 및 비급여 진료비가 지속적으로 증가하고 있는 양상을 보여 대학병원 쏠림 현상이 가속화되고 있는 것으로 판단되었음
- 결과적으로, 건강보험의 보장성이 충분치 못한 문제점의 상당부분은 이렇게 사실상 강제적이라 할 수 있는 '선택적 서비스' 영역이 차지하고 있음

〈표 Ⅱ-5-40〉 2009년 비급여 항목별 구성비(전체)

종별	병실차액	선택진료	식대	주사료	처치및수술료	검사료	치료재료대	MRI	초음파	기타
계	15.7	26.6	0.2	8.1	7.5	7.0	7.6	5.2	9.7	12.1
상급종합	17.1	31.0	0.2	8.1	8.2	6.6	8.0	4.1	9.9	6.4
종합병원	11.0	11.8	0.3	6.3	3.0	9.3	9.1	14.9	14.4	19.6
병원	18.5	0.7	0.7	9.6	5.6	12.3	6.1	13.4	9.3	23.7
-일반	12.8	0.7	0.7	9.6	5.6	12.3	6.1	13.4	9.3	23.7
-요양	58.4	-	0.5	2.6	0.9	-	0.3	-	0.1	37.2
-정신	59.9	0.9	19.2	1.8	-	1.1	-	-	-	17.2
의원	5.6	0.8	-	26.1	12.0	15.2	5.7	3.8	9.6	21.0
치과병원	-	33.6	-	-	-	-	-	-	-	66.4
치과의원	-	14.1	-	-	-	-	-	-	-	85.9
한방병원	3.8	0.0	-	-	6.2	4.6	0.2	-	-	85.2
한의원	-	-	-	-	5.6	-	-	-	-	94.4

자료 : 국민건강보험공단(2010a), 2009년 건강보험환자 진료비 실태조사

〈표 Ⅱ-5-41〉 2009년 비급여 항목별 구성비(입원/외래)

종별	병실 차액	선택 진료	식대	주사료	처치및 수술료	검사료	치료 재료대	MRI	초음파	기타
입원	23.2	28.3	0.3	7.4	9.0	4.7	9.7	3.3	6.5	7.2
외래	–	23.4	1.6	9.5	11.3	1.2	0.2	8.6	15.7	28.5

자료 : 국민건강보험공단(2010a), 2009년 건강보험환자 진료비 실태조사

○ 그러나 정책적으로 이를 해결하는 방식이 보험급여로의 적용이라고 판단하기는 어려움. 기준병실이 아닌 고급병실 이용을 건강보험으로 보장하는 것은 '선택적이어야 하는 항목을 실제로 선택사항으로 만드는' 원칙적인 해결방식이 아닌, '실제로 선택의 여지가 없는 선택적 항목들을 급여로 포함시킴으로써 아예 필수적 지출로 인정해버리는' 방식이라 할 수 있음

○ 반면, 현실적으로 선택이 가능하도록 제도를 개선하기 위해서는 원칙적인 해결방법인 수가체계 전반에 대한 검토가 수반되어야 할 것임(윤희숙 외, 2010)
  - 차액 병실료의 경우 이를 부담할 의사가 없는 환자 비율만큼의 기준병실을 확보하는 것이 해결책이지만, '기준병실료만으로는 비용보전이 되지 않을 정도로 가격체계가 왜곡되어 있고, 이에 대한 교차보조수단으로서 상급병실 확보가 불가피하다는' 공급자 측의 주장을 암묵적으로 수긍해 왔음
  - 이의 해결을 위해서는 현재의 수가 수준을 엄밀히 검토한 후, 적절하다고 판단될 경우에는 기준 병실 비중을 수요에 맞도록 증가시키고, 선택진료제 또한 개선해야 할 것이고, 수가 수준이 부적절하게 낮다면 실제로 여지가 존재하도록 환경을 조성하고 이것이 지속가능하도록 가격체계를 조정하는 것이 필요함
  - 만약, 기준병실 비중을 필요한 만큼 증가시키기 위해 수가상승이 불가피하다 하더라도 이 경우 소득수준에 따라 보험료를 추가적으로 부담하게 되기 때문에, 소득과 상관없이 상급병실료 부담 위험을 져야 하는 현재보다는 사회안전망의 기능이 개선되는 것이라 할 수 있음

○ 결론적으로, 왜곡된 급여구조의 개혁 없이는 건강보험의 보장성 강화정책은 결국 밑 빠진 독에 물 붓기 격이라 할 수 있음. 따라서, 건강보험 보장률의 강화나 적어도 현 수준의 유지를 위해서는, 보장성 강화정책도 중요하지만 무엇보다 비급여 진료항목에 대한 효율적인 관리가 선행되어야 할 것임

5.4.5. 소결

○ 기간별 진료비 지출 추이를 보면, 제도 또는 정책의 변화에 따라 진료비 지출이 증감한 것을 알 수 있음(그림 Ⅱ-5-1 참조)

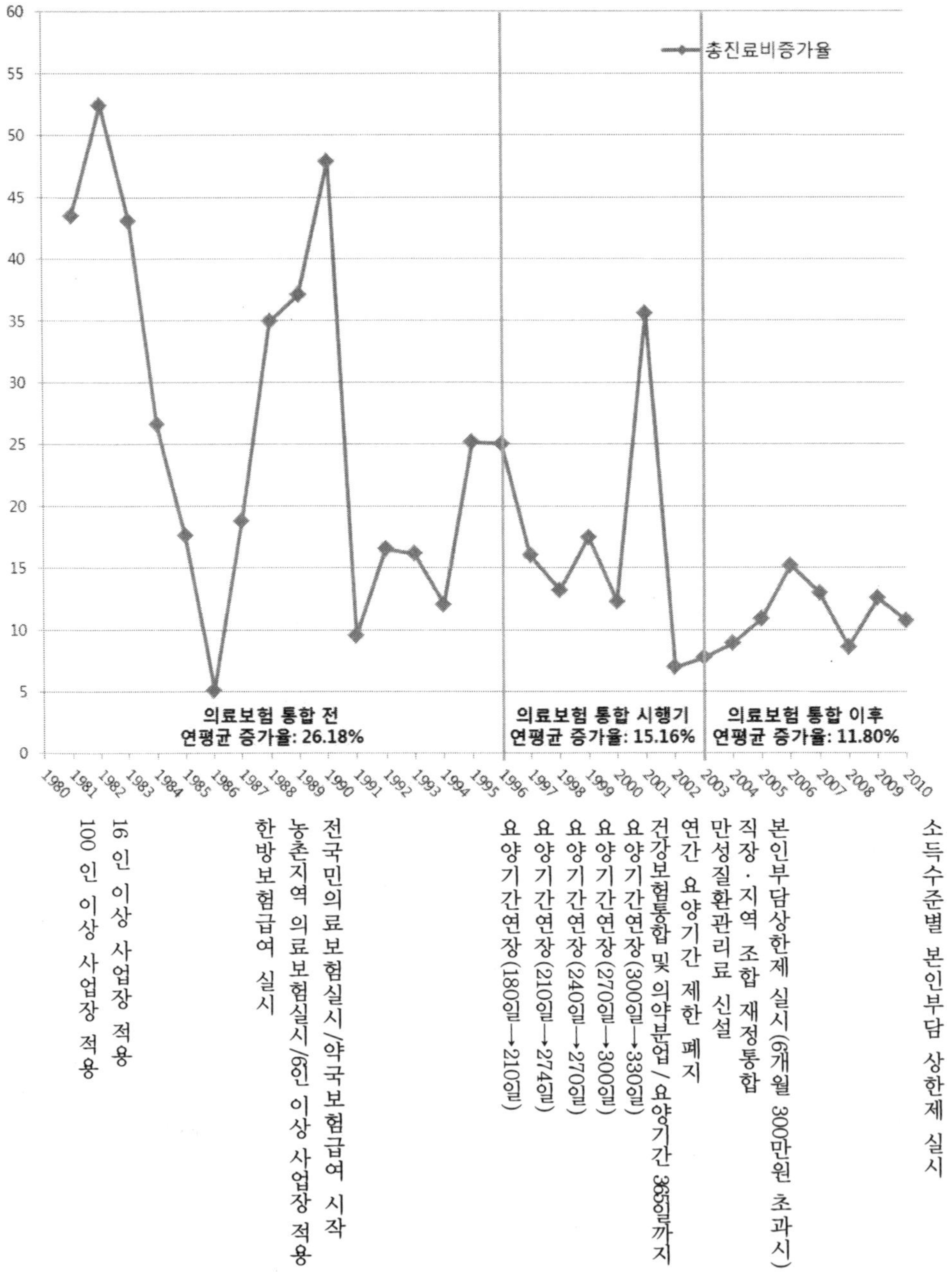

〈그림 Ⅱ-5-1〉 진료비 지출 추이

○ 건강보험진료비를 분석함에 있어서, 2000년 건강보험통합이라는 제도변화에 초점을 두어 다음의 세 기간으로 나누어 살펴보았음
 - 첫째는, 1980년부터 1996년까지로 통합 전기임
 - 둘째는, 1997년부터 2003년까지로 통합 시행기임
 - 셋째는, 2004년부터 2010년까지로 통합 후기임

○ 세 기간 동안의 건강보험진료비 지출 추이를 보면(표 Ⅱ-5-42 참조)
 - 통합 전기인 1980~1996년에는 연평균 26.2%의 높은 증가율을 보였는데, 때는 주로 적용인구의 확대가 일어난 시기로서 이로 인해, 진료비지출이 높아졌음
 - 다음으로 의료보험 통합기인 1997~2003년의 기간에는 연평균 15.2% 증가하였음
 - 통합 이후인 2004~2010년에는 건강보험진료비가 연평균 11.8% 증가하였음

〈표 Ⅱ-5-42〉 건강보험진료비 지출현황(1980~2010)

연도	총 진료비		총 진료건수	
	금액(천원)	연평균 증가율(%)	건	연평균 증가율(%)
1980	183,866,580	26.2	16,444,591	18.7
1996	7,590,483,002		256,255,467	
1997	8,803,894,793	15.2	280,522,105	14.3
2003	20,533,558,655		624,488,627	
2004	22,355,887,341	11.8	652,326,398	11.1
2010	43,657,027,651		1,229,558,689	

자료 : 건강보험심사평가원, 진료비통계지표, 2000~2003, 2010

○ 1980~1996년까지는 의료보험의 확대기로써 적용인구의 증가, 요양급여일수의 증가 등으로 높은 증가율을 보였고, 1997~2003년까지는 건강보험통합 및 의약분업의 영향 등으로 높은 증가율을 보였음. 그러나 통합이 끝나고 어느 정도 안정이 되어야 할 2004~2010년간에도 진료비가 크게 증가하고 있음을 알 수 있음

○ 1994년 의료보장개혁위원회 이후 건강보험통합을 단행한 2000년 7월까지 보험급여를 확대하였음
 - 이와 같은 보험급여 확대로 매년 당기 적자를 기록하여 2000년에는 누적적립금이 9천억원 규모가 되어 법정 적립금인 보험급여의 50%인 4조 5천억원에 훨씬 못 미치는 재정위기 상황을 노출시켰음

○ 이후 2001년도의 재정파탄을 수습하기 위하여 〈표 Ⅱ-3-11〉에서와 같은 급여지출을

줄이기 위한 정책이 추진되어 왔음

- 건강보험진료비의 증가 추세를 보면 2001년도에는 의약분업과 건강보험통합의 영향으로 대폭 증가하고 2002년도에는 2001년 5월에 발표한 건강보험재정안정화 대책과 2002년 2월의 수가 2.7% 인하에 힘입어 건강보험진료비가 6.97%의 증가에 그쳤음
- 강력한 급여통제 정책을 시행하였음에도 불구하고 2003년 7.7%, 2004년 8.9%의 진료비가 해마다 증가하였음. 이는 관리상의 문제로, 즉 통합의 부작용으로 인한 관리상의 문제 때문에 발생한 것이라 할 수 있음

○ 건강보험진료비 지출을 적용인구, 수진율과 건당진료비로 구분하여 기여율을 분석하여 보면(표 Ⅱ-5-43 및 Ⅱ-5-44 참조),

〈표 Ⅱ-5-43〉 건강보험진료비 증가요인분석①(1980~2010)

연도	연평균적용인구			적용인구 1인당 평균진료비		
	명	연평균 증가율(%)	기여율(%)	원	연평균 증가율(%)	기여율(%)
1980 1996	9,226,365 44,603,316	10.4	41.9	19,928 170,178	13.3	58.1
1997 2003	44,925,068 47,102,786	0.8	5.3	195,968 435,931	14.3	94.7
2004 2010	47,371,992 48,906,795	0.5	4.6	471,922 89,2658	11.2	95.4

자료 : 건강보험심사평가원, 진료비통계지표, 2000~2003, 2010

〈표 Ⅱ-5-44〉 건강보험진료비 증가요인분석②(1980~2010)

연도	연간 평균적용인구			수진율			건당진료비		
	천명	연평균 증가율(%)	기여율(%)	건	연평균 증가율(%)	기여율(%)	원	연평균 증가율(%)	기여율(%)
1980 1996	9,226 44,603	10.4	41.9	1.78 5.74	7.6	31.8	11,181 29,621	6.3	26.3
1997 2003	44,925 47,102	0.8	5.3	6.24 13.26	13.4	89.5	31,384 32,881	0.8	5.2
2004 2010	47,371 48,906	0.5	4.6	13.77 25.14	10.6	90.4	34,271 35,506	0.6	5.1

자료 : 건강보험심사평가원, 진료비통계지표, 2000~2003, 2010

- 1980~1996년 기간 중에는 적용인구의 증가가 보험진료비 증가를 주도하였으며, 그 이후에는 수진율의 증가가 보험진료비 증가를 주도하였음을 알 수 있으며, 수진율의 기여도가 해마다 증가하는 추세임

5.5. 건강보험통합과 의약분업이 보험재정에 미친 영향

1) 분석의 전제

○ 건강보험통합과 의약분업을 실시하기 직전인 1999년의 보험재정지출은 9조 5,614억원이었음. 건보통합과 의약분업을 단행한 2000년에는 의료계의 파업 등으로 보험재정지출이 10조 5,384억원으로 전년 대비 10.2%의 증가하여 그 이전 3년(1996-1999)간의 평균 증가율 14.3%에서 크게 벗어나지 않았음

○ 2001년부터 본격적으로 의약분업 및 건강보험통합의 영향으로 건강보험 재정이 급격히 증가하여 재정파탄을 맞게 됨
- 2001년도의 재정지출 증가는 전년 대비 3조 5,127억원이었으며, 증가율은 33.3%였음
- 보험급여비 증가로 따지면 전년 대비 4조 2,126억원이었으며, 증가율로는 46.5%에 이르렀음

○ 이 증가를 놓고 당시 건강보험공단과 김병익교수(작고)는 〈표 Ⅱ-5-26〉에서 각기 증가 요인에서 차이를 두었음
- 이 적자액이 2001년 한 해 동안의 적자로 끝났으면 건보통합과 의약분업의 재정 파급효과는 〈표 Ⅱ-5-45〉의 금액으로 끝났겠지만, 그 이후에는 〈표 Ⅱ-5-46〉에서와 같이 전년도에 비하여 재정지출이 매년 증가하고 있어 건보통합 및 의약분업이 재정에 끼친 악영향이 누적되고 있음을 알 수 있음

〈표 Ⅱ-5-45〉 2001년 재정적자 요인별 추정액(요약)

구분	건보공단	김병익교수
의약분업만(최소치)	2조 3,000억원	3조 7,900억원
수가인상 포함(최대치)	3조 2,000억원	4조 3,800억원

자료 : 〈표 Ⅱ-5-26〉을 요약정리

○ 따라서 건보통합 및 의약분업이 보험재정에 미친 영향은 누적적으로 집계되어야 함

○ 보험재정의 증가 원인에는 다양한 요소가 혼재되어 있기 때문에 건강보험통합과 의약분업의 실시에 따른 영향을 따로 분리하여 추계한다는 것은 사실상 불가능함
  - 앞의 〈표 Ⅱ-5-44〉에서 알 수 있듯이, 1997~2010년 기간 동안의 보험진료비 지출증가에 있어서 가장 큰 요인은 수진율의 증가(기여율 90.0%)였음
  - 수진율 증가의 원인에는 여러 가지가 있으나, 의약분업 실시로 환자들이 처방전을 받기 위해 외래방문이 크게 증가하게 되었다는 것과, 건강보험통합 이후 급여 관리가 제대로 되지 못한 점, 상대가치수가 도입 시 급여항목수의 증가 등으로 공급자 유인수요가 상대적으로 용이하게 되었다는 점이 있음
  - 즉 수진율의 증가는 인구고령화, 보장성 강화정책 등으로 인한 결과이기도 하지만 건보통합 및 의약분업에 따른 결과로서 나타나는 비중이 큼

○ 수진율 증가가 보험재정의 증가에 기여한 정도가 90%이지만, 수진율 증가에는 노인인구의 의료이용 증가, 보장성 강화 정책에 따른 보험재정 증가 등의 요소가 혼재하여 있음. 따라서 수진율 기여도 90%를 모두 건강보험통합과 의약분업 때문이라 단정짓기에는 무리가 있음
  - 따라서 먼저 건강보험 보장성강화 정책으로 인한 보험재정 증가는 2005년부터 별도로 〈표 Ⅱ -5-46〉에 표시하여 건강보험통합과 의약분업의 영향에서 제외시키도록 하였음

2) 추계 모형

○ 수진율 증가에서 보장성 강화를 제외한 나머지는 요인은 노인 인구의 이용증가, 수진율의 자연증가(의료기술 증가 등에 기인), 공급자 유인수요 때문임
  - 보장성 강화를 제외한 다른 요인은 건강보험통합과 의약분업의 영향을 받을 수밖에 없음
  - 노인 의료비의 증가에도 물론 건보통합과 의약분업 실시가 영향을 미쳤지만, 여기에서는 노인의료비 증가 요인을 건보통합과 의약분업에서 고려하지 않는 경우와 노인의료비 비중(약 33%)을 감안한 경우의 두 가지 시나리오로 건보통합과 의약분업에 따른 비용을 산출해 보고자 함
  - 먼저 노인의료비를 제외하고, 수진율의 자연증가, 공급자 유인수요에 따른 효과를 감안할 때, 최소 수진증가기여율의 1/3(30%) 정도를 의약분업과 건보통합효과로

간주할 수 있음. 그리고 노인 의료비 비중 33%를 감안한 수진의 자연증가, 공급자 유인수요의 효과는 최소한 수진증가기여율의 1/2(45%) 정도를 건보통합과 의약분업의 효과로 간주할 수 있음

○ 따라서 건보통합 및 의약분업이 보험재정에 미친 영향을 누적적으로 분석하기 위해서는 수진율 증가 기여율(90%)을 반영하여 다음 세 가지 시나리오로 나누어 분석하기로 함
 - 시나리오 1 : 2001년 이후 보험재정 지출증가에 전혀 영향을 미치지 않았다는 가정(재정지출 증가추세를 반영하지 않는 경우) : 최소 누적 파급액 = 23-32조
 - 시나리오 2 : 보험재정 지출증가에 수진율 기여도 1/3을 반영하는 경우(재정지출 증가 추세 30%를 반영) : 최소 누적 파급액 + 16.8조
 - 시나리오 3 : 보험재정 지출증가에 수진율 기여도 1/2을 반영하는 경우(재정지출 증가추세 45%를 반영) : 최소 누적 파급액 + 22.4조
 - 건보통합 및 의약분업에 따른 영향 누적액(C)은 아래 식으로 산출할 수 있음
   · 누적액(C)= ∑ 〔∑(전년대비 지출증가액 * 지출증가추세(0%, 30%, 45%))〕 + (2001년 적자발생액 * 기간)

○ 시나리오 1 : 보험재정 지출증가 추세를 전혀 반영하지 않는 경우
 - 보험재정 지출증가 추세를 반영하지 않는다는 것은, 수진율 증가 등에 따른 보험재정의 증가를 전혀 고려하지 않고, 단지 건보통합과 의약분업의 실시로 나타난 2001년의 재정적자액만 누적되었을 경우를 나타내는 것임
 - 건보통합 및 의약분업에 따른 영향 누적액(C)은 아래 식으로 산출할 수 있음
   · 누적액(C)=∑[∑(전년대비 지출증가액 × 0%)] + (2001년 적자액 * 기간)
   · 즉, 2001년의 2조 3천억원의 10년치 누적액 23조 원이 됨
 - 건보통합 및 의약분업에 따른 영향 누적액(C)을 쉽게 이해하기 위해서 도표로 나타내면 〈그림 Ⅱ-5-2〉와 같음

○ 시나리오 2 : 보험재정 지출증가 추세를 30% 반영하는 경우(그림 Ⅱ-5-3 참조)
 - 여기에서는 건보통합 및 의약분업으로 인한 수진율의 증가추세를 반영하기 위하여, 보험재정 지출증가 추세(보장성강화로 증가한 재정은 제외시킨 후)의 30%를 건보통합 및 의약분업에 따른 지출액 증가로 간주하였음
 - 보험재정 지출증가 추세의 30%를 반영한다는 것은, 노인인구가 사용하는 의료비 외에 순수한 수진증가, 공급자 유인수요에 따른 효과를 감안하여 수진증가기여율의 1/3(30%)를 의약분업과 건보통합에 따른 파급효과로 간주하는 것임

- 건보통합 및 의약분업에 따른 영향 누적액(C)은 아래 식으로 산출할 수 있음
  - 누적액(C)=∑[∑(전년대비 지출증가액 × 30%)] + (2001년 적자액 * 기간)

○ 시나리오 3 : 보험재정 지출증가 추세를 45% 반영하는 경우(그림 Ⅱ-5-4 참조)

- 마지막으로 보험재정 지출증가 추세의 45%를 건보통합 및 의약분업에 따른 지출액에 포함하였음(보장성 강화 비용은 제외시킨 후)
- 보험재정 지출증가 추세의 45%를 반영한다는 것은, 노인인구 의료비 비중이 33% 수준이므로, 나머지 순수한 수진의 자연증가, 공급자 유인수요를 감안하여 수진증가기여율 90%의 1/2(45%)을 의약분업과 건보통합효과로 간주하는 것임
- 건보통합 및 의약분업에 따른 영향 누적액(C)은 아래 식으로 산출할 수 있음
  - 누적액(C)=∑[∑(전년대비 지출증가액 × 45%)] + (2001년 적자액 * 기간)

3) 시나리오 별 추계 결과(표 Ⅱ-5-46 참조)

〈표 Ⅱ-5-46〉 보험재정 증가액 (단위 : 억원)

연도	전년 대비 지출증가액	보장성 강화정책 지출누적액	총 보험재정 지출액	건보통합 및 의약분업으로 인한 재정 영향액		
				2001년 당해 발생액의 누적액	재정지출 30% 반영시 누적 추가액[4]	재정지출 45% 반영시 누적 추가액[5]
2001	35,127		140,511	23,000	-	-
2002	5,999		146,510	23,000	1,800	2,700
2003	10,927		157,437	23,000	5,078	7,617
2004	12,606		170,043	23,000	8,860	13,290
2005	8,494	13,000	191,537	23,000	11,408	17,112
2006	23,086	23,000	224,623	23,000	18,334	27,501
2007	23,921	30,000	255,544	23,000	25,510	38,265
2008	14,868	35,000	275,412	23,000	29,971	44,956
2009	30,337	41,100	311,849	23,000	39,072	58,602
2010	30,240	47,610	348,599	23,000	48,144	72,216
합계		189,710 (8.5)	2,222,065 (100.0)	230,000 (10.3)	188,176 (8.4)	282,265 (12.7)

주: 1) 2005년 이후부터 보장성 강화정책에 따른 금액은 제외하였음
2) 보장성 강화정책에 따른 지출액은, 연도별 실소요액이 아닌 예산금액임
3) 재정증가 추세를 반영하지 않은 금액임
4) ∑(전년대비 지출증가액 * 재정증가 추세 반영률(30%))
5) ∑(전년대비 지출증가액 * 재정증가 추세 반영률(45%))

○ 시나리오 1 : 보험재정 지출증가 추세에 건보통합 및 의약분업의 영향을 전혀 고려하지 않은 경우

- 건보공단의 2001년 재정적자 요인 추계에서 최소치인(수가인상 미반영) 2조 3,000억원의 금액이 2001-2010년까지 10년간 누적될 때 최소 23조원이 될 것으로 추정됨

○ 시나리오 2 : 보험재정 지출증가 추세를 30% 반영하는 경우

- 분석 결과, 건보통합 및 의약분업으로 인한 지출누적액은 추세 미반영시의 23조원과 지출추세 30%를 반영한 18.8조원을 합한 총 41.8조원에 달함

○ 시나리오 3 : 보험재정 지출증가 추세를 45% 반영하는 경우

- 분석 결과, 건보통합 및 의약분업으로 인한 지출누적액은 추세 미반영시의 23조원과 지출추세 45%를 반영한 28.2조원을 합한 총 51.2조원에 달함

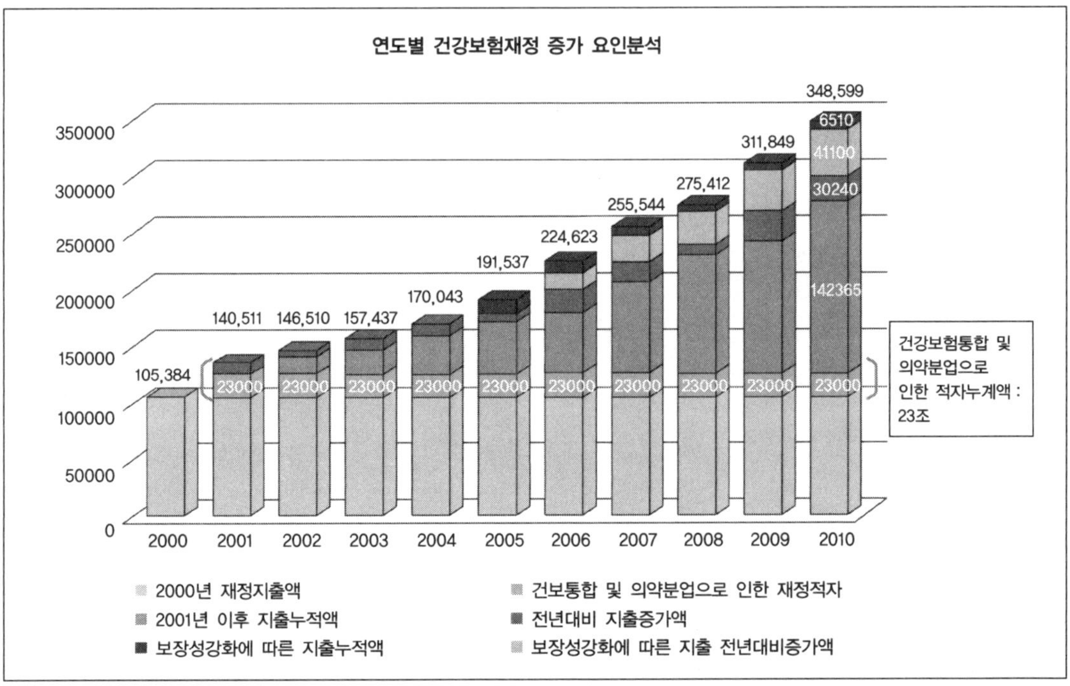

〈그림 Ⅱ-5-2〉 건보통합 및 의약분업 이후의 보험재정 증가 추세(재정지출 증가 추세 미반영)

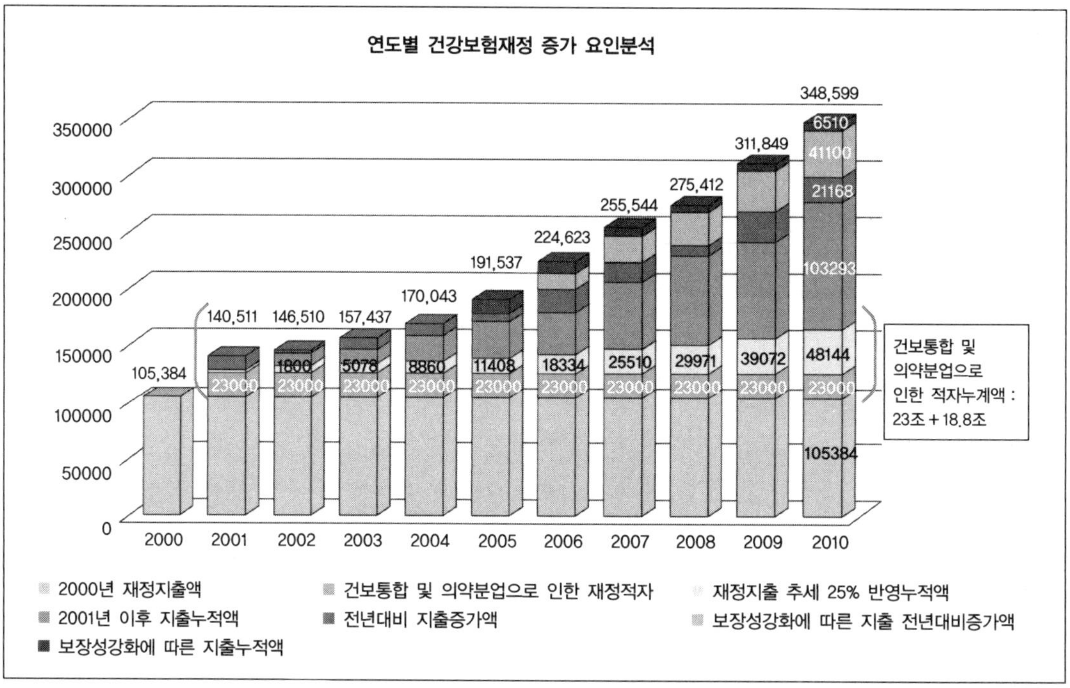

〈그림 Ⅱ-5-3〉 건보통합 및 의약분업 이후의 보험재정 증가 추세(재정지출 증가추세 30% 반영)

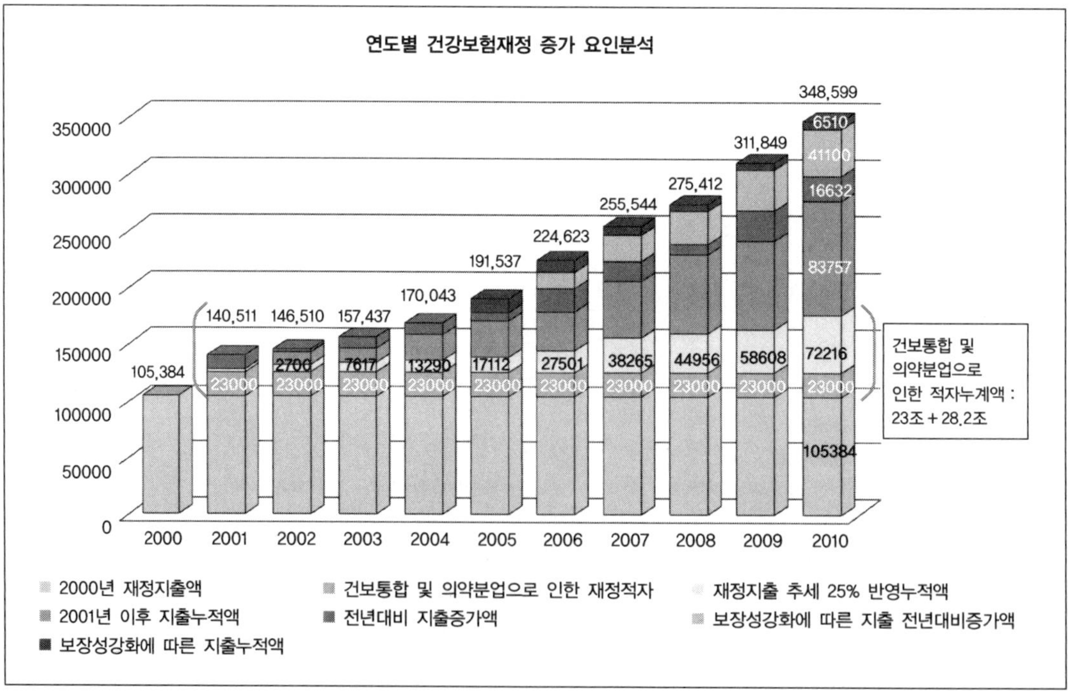

〈그림 Ⅱ-5-4〉 건보통합 및 의약분업 이후의 보험재정 증가 추세(재정지출 증가 추세 45% 반영)

○ 이상에서 살펴본 바와 같이, 건보통합과 의약분업의 실시에 따른 재정 지출은 2001년의 재정파탄에 그 효과가 그친 것이 아니라 지금까지도 효과가 파급되고 있음을 알 수 있음
- 지속적으로 누계된 지출액을 따져보면, 지출 증가 추세를 미반영 하였을 경우 최소 23조원에 이르고 지출증가 추세를 반영할 경우 최소 42~51조원에 이를 것으로 추정할 수 있음(표 Ⅱ-5-47 참조)

〈표 Ⅱ-5-47〉 건보통합 및 의약분업의 재정파급효과 (단위 : 조원)

구분	2001년 발생액의 누적액	지출증가 추세 반영률		파급액 합계	
		30%	45%	30%	45%
최소 파급액	23.0	18.8	28.2	41.8	51.2

주 : 공단연구(2001) 결과를 토대로 경상가격으로 추계한 금액임. 2010년 현재가격으로 추정한다면 금액은 더욱 커질 것임

4) 고찰

○ 2001년부터 2010년까지 실 누적지출액이 222.2조원임
- 누적지출의 8.5%가 보장성 강화에 의하여, 10.3%는 시나리오 1에 따른 건보통합과 의약분업의 영향으로, 18.7%는 시나리오 2에 따른 영향으로, 23.1%는 시나리오 3에 의거할 때의 재정지출 영향 정도임
- 이를 2010년 당해 연도에 한정시킬 경우, 13.6%가 보장성 강화에 의하여, 6.6%가 시나리오 1에 의하여, 20.4%가 시나리오 2에, 27.3%가 시나리오 3에 의한 지출이라 할 수 있음
- 종합하면 시나리오 2나 3에 의한 추계가 비현실적으로 과장한 것은 아니라 할 수 있겠음

○ 일부에서는 의약분업을 실시함에 따른 과거 약국에서 직접 구입하던 의약품비의 절감, 임의조제의 근절에 따른 건강수준 향상, 항생제 사용의 억제 등의 긍정적 효과를 감안해야 하지 않느냐는 주장을 하기도 하지만 여기서는 다음과 같은 이유로 제외시켰음
- 이미 언급한 바와 같이 별도로 발간한 『의약분업의 역사와 평가』에서 보면 의약분업 이후 가계가 직접 지출하는 의약품비 지출이 줄지 않고 있는 점
- 항생제의 사용 감소나 의약품 사용의 절감 효과가 거의 나타나지 않고 있는 점
- 다만 임의조제는 많이 없어져 긍정적 효과가 있지만 기관분업을 함에 따라 국민들이 병의원과 약국을 거쳐야만 조제가 가능한 불편성과 긍정적 효과가 상쇄될 수 있을 것임

제 III 편

건강보험의 개혁 방향

1. 왜 새로운 개혁인가?

2. 외국의 개혁 사례

3. 새로운 개혁 방향

1. 왜 새로운 개혁인가?

○ 2000년에 단행된 건강보험으로의 통합은 많은 문제점을 남기고 있지만 나름대로의 성과도 있었음

- 비록 무리하게 통합을 단행하였으나, 재원조달의 주요한 수단인 보험료 부과체계를 하나로 만들 수 있다면, Ham(1997)이 주장하는 수렴가설에 따라 재정통합을 통한 형평의 실현과 함께, 건강보험에서 효율을 달성할 수 있는 개혁이 가능하기 때문임
- 건강보험의 효율을 높이기 위해서 새로운 개혁을 단행해야 하는데 그 전제가 재정의 단일화(중앙기금의 마련)임. 즉, 2000년 건강보험통합을 통한 중앙기금 마련에 만족하지 않고, 3원화된 보험료 부과체계를 단일화하고 보험급여를 효율적으로 관리할 관리체계를 만든다면 우리의 건강보험제도는 세계적으로 손색없는 모형이 될 것임

○ 건강보험제도는 다음과 같은 네 가지 이유로 새로운 개혁 대안을 찾아야 함

첫째, 의료개혁을 명분으로 2000년 7월 단행한 건강보험통합은 나름대로의 성과는 있지만 당초 추구하고자 하였던 목적을 이루지 못하고 다른 부작용을 노출시켜 건강보험의 지속가능성을 어렵게 하고 있음

둘째, 2000년도에 의료개혁이란 명분을 내세웠지만 제도의 근본 틀은 서구 국가들이 제2차 세계대전 이후 복지국가를 추구하는 과정에서 만들어진 틀을 그대로 유지하였기 때문에 현재의 사회경제 현실과 부합하지 못하는 문제가 있음

셋째, 인구구조가 고령화되어 현재와 같은 임금세(payroll tax) 위주의 재원조달 구조를 유지할 경우, 건강보험의 지속가능성을 담보할 수 없음

넷째, 양극화의 심화로 현재의 의료보장 틀로는 저소득층의 의료보장과 제도의 지속가능성을 담보할 수 없음

1.1. 건강보험통합의 문제를 극복하는 새로운 개혁의 필요성

○ 먼저 건강보험통합이 개혁이라는 명분을 앞세웠지만 지나치게 이념(ideology)에 치우쳐 현실의 사실(fact)을 간과하여 목적을 이룰 수 없었음. 실패한 목적을 이루지 못한 내용은 전편에서 상세히 기술하였지만 여기에서 간략히 재론하기로 함

첫째, 건강보험을 통합한다면 소득재분배가 개선될 것이라 하였지만,

- 이 문제는 역시 이념에 치우쳐 현실의 소득구조를 외면한 구호에 불과하였음
- 지역가입자의 소득파악이 안 되는 현실에서 재분배를 논의하기는 당초부터 어려운 상황이었지만 이념에 빠지다 보니 소득재분배를 운운하게 되었음
- 다만, 직장가입자간의 재분배는 어느 정도 개선 효과가 있었음
- 그러다 소규모 사업장이 직장가입자로 편입되는 과정에서 종래 고소득 자영자에 속하였던 사람들(의사, 약사 등)이 사용자 신분의 직장가입자로 편입되면서 실제 소득보다 낮은 보험료를 부담하여 형평성을 상실하는 문제가 있음

둘째, 통합이 정부지원을 최소화시킨다는 주장은 2001년 보험재정 파탄을 통해 이미 잘못으로 판명되었음. 2001년 재정파탄 이후 정부 재정지원은 고착되었으며, 특별법으로 보험재정 수입의 20%를 일반재정(14%) 또는 건강증진기금(6%)에서 부담토록 규정하고 있음

- 이 문제 역시 이념에 치우친 결과임. 지역주민의 소득 파악이 어려워 재원조달에 한계가 있으면 정부 재정을 통하여 해결하는 것이 당연함에도 불구하고 국민연대원리라는 이념에 빠져 정부 재정중립을 강조하였음. 그러나 보험재정 파탄을 막기 위해서는 정부 재정지원은 불가피하였고, 결국 정부 재정지원을 법으로 규정까지 하여 재정파탄 문제를 해결하였음
- 이 문제에 대하여 혹자는 재정파탄이 의약분업의 결과라 주장하 우겨대지만 2001년의 건강보험재정 파탄은 1998년 10월의 지역의료보험 통합 이후 서서히 진행된 보험재정 위기를 외면하고 의약분업을 강행하여 발생하였기 때문에 통합의 파급효과가 더욱 지대하였음
- 설령 2001년 재정파탄의 원인이 의약분업에 있었다고 하더라도, 2001년의 재정파탄 이후에도 재정이 계속 불안정하였다는 것은 건강보험통합으로 재정관리에 취약성을 드러내어 재정위기를 초래한 결과라 할 수 있음
- 따라서 건보통합에 따른 보험재정 불안정으로 인하여 정부 재정지원이 불가피하였기 때문에 정부지원 최소화라는 목적은 완전히 실패하였음

· 통합을 대통령 선거공약으로 내세운 김대중대통령은 후보 시절 건강보험을 통합하면 절약되는 재정으로 과학기술 및 교육분야에 투자하여 미래의 성장동력으로 활용하겠다고 까지 하였지만 통합으로 재정 절감은 고사하고 정부재정이 더 지원되어야만 하는 정책 실패를 경험하였음

셋째, 건강보험을 통합하면 지역가입자의 보험료를 대폭 인하해 줄 수 있다는 주장도 잘못된 것으로 판명되었음

· 이 문제 역시 이념에 치우친 결과임. 통합하여 지역가입자의 보험료를 대폭 낮춘다면 근로자의 부담 증가는 필연적이 되어 근로자의 반대로 통합이 되지 못할 터인데 지역주민은 못 산다는 이념에 매몰되다 보니 지역주민의 보험료 대폭 인하와 같은 성립하기 어려운 목적이 대두된 것임

넷째, 통합이 되면 정부의 재정지원 없이도 보험급여를 획기적으로 개선하여 보장성을 높일 수 있다는 주장도 잘못된 것으로 판명이 났음

· 이 문제 역시 이념에 치우친 결과임. 보험급여를 개선하려면 재정이 튼튼해야 하는데 지역주민은 못 살아도 근로자들은 잘 살기 때문에 근로자의 재정으로 보험급여를 개선할 수 있다고 주장한 것은 사회연대성 원리라는 이념에 집착하여 현실(fact)을 무시한 결과임

· 통합을 이룬 2000년 직후, 재정파탄이 나게 됨에 따라 급여 확대가 아니라 오히려 급여 축소가 이루어졌음(일부 일반약은 처방을 하여도 자비부담으로 하는 등의 조치)

· 급여확대는 오히려 통합 이전인 1995년부터 본격적으로 이루어졌음

· 2006년 이후의 급여 확대는 통합으로 인한 결과가 아니라, 2002년부터 보험료를 인상하고, 국고지원을 법으로 정하고, 담배부담금에서 보험재정을 지원하는 등의 조치를 하여 보험재정이 다소 안정된 다음의 일이었음

· 1999년 대비 2009년 보험료율은 무려 42.1%를 인상시켰는데 반하여 보장률은 겨우 16.5%밖에 향상시키지 못하여 통합이 보장성을 제고시켰다는 주장을 하기보다는, 국민 부담을 늘린 만큼 보장성을 높이지 못한 문제를 지적하는 것이 타당함

다섯째, 통합이 관리운영의 효율화를 기하여 관리비를 낮출 수 있다는 주장은 다소 성과를 거두었음

· 통합 직후인 2001년부터 직원 수가 꾸준히 감소하고 있음

· 직원 적용인구 1인당 관리운영비는 통합 직후에 감소하였음

· 전체 관리운영비는 통합 직후에 다소 줄었으나, 2003년부터 다시 증가하여 통합

에 따른 관리운영비의 효율화는 한계가 있음을 나타냄

○ 다음으로 건강보험통합이 초래한 부작용은 다음과 같음

첫째, 단일보험료 부과체계 개발의 실패에 따른 제도의 위헌적인 운영

- 보험료 부과가 3원화되어 사회보험의 기본원칙에 부합되지 못하는 문제가 있음
- 앞에서 이미 언급한 바와 같이 건강보험 가입자를 직장근로자(근로소득 기준), 연간 종합소득 신고액이 500만원 이상인 지역가입세대, 연간 종합소득 신고액이 500만원 이하인 지역가입세대의 3개 그룹으로 나누어 각기 상이한 방법의 보험료 부과체계를 유지하여 재원조달에 형평성을 상실하고 있음
- 사회보험의 원리 가운데 하나는 국민연대에 있으며, 연대를 이루기 위한 재원조달 방안은 보험료를 소득으로 기준하던지, 건강을 기준으로 하던지 해야 하는데 지역가입자에 대해서는 그러한 원칙이 없고 소득이 발생되지 않는 재산이나 자동차와 같은 자산에 보험료를 부과하는 문제가 있음
- 소득이 없는 전세 세입자는 전세임대료가 오르면 보험료도 덩달아 올라 이들의 빈곤을 건강보험이 부채질하는 불합리한 일들이 벌어지고 있음
- 특히 지방에서 서울로 이사를 하게 되면 전세값이 대폭 올라 살기가 더욱 어려워지는데 보험료까지 오르는 문제가 있음

둘째, 단일보험료 부과체계 개발의 실패로 직장에서 지역으로 혹은 지역에서 직장으로 직역을 바꿀 때, 보험료의 변동이 극심하여 국민의 불신을 사고 있음

- 통합을 하면 전국적으로 단일 보험료를 부과하여 자격변동에 따른 보험료 변동 문제를 없애겠다고 하였으나, 이 역시 국민을 속이는 결과가 되었음
- 과거 고소득 자영자가 직장으로 편입되어 낮은 보험료를 내거나, 소득이 전혀 없고 집도 없는데도 불구하고 전세나 월세에도 보험료를 부과하여 민원을 초래하는 등의 문제가 있음(표 Ⅱ-4-11 참조)
- 직장가입자는 개인 단위로 보험료를 부과하는데 반하여 지역가입자는 세대 단위로 부과하여 형평성을 상실하고 있음

셋째, 급여구조를 변화시키고, 진료권을 폐지하여 대도시로 환자를 몰리도록 하였으며, 소위 대형 Big 5 병원의 비대화 등으로 의료기관의 양극화를 부채질하는 문제가 있음

넷째, 급여구조를 변화시켜 혼합진료를 부추김으로써 의료비 증가를 초래하고 있음

- 선택진료, 상급병실, 비급여문제 등으로 사회보험의 급여원칙(보편적이며 최소급여)에서 많이 벗어나 의료비 증가를 부채질하고 있음

- 즉, 보험제도내에서 고가의 의료서비스와 보험서비스를 병행 제공하는 혼합진료로 의료비 증가를 주도하는 요인의 하나로 작용하고 있음
- 혼합진료의 보편화는 보험료를 웬만큼 인상하여도 보장률을 향상시키지 못하는 문제가 있음 : 보험료율 인상에 비하여 보장률 향상이 크게 뒤떨어지고 있음
- 건강보험통합 이후 2010년까지 의약분업과 함께 보험재정지출을 누적적으로 증가시킨 금액은 최소 23조원에서 최대 55조원에 이르고 있음(보험료 인상률의 증가만큼 보장률이 향상되지 못한 비효율을 감안한다면 보험재정지출을 더욱 크게 늘렸을 것임)

다섯째, 단일보험자 관리운영체계로 보험급여 관리에 어려움이 많음

- 건강보험의 관리 규모가 커질수록 도덕적 해이의 관리가 어려워져 보험진료비의 증가를 억제하기 어려워짐. 이에 대한 적절한 대응책이 없으면 국민들의 부담이 늘어나는 문제가 있음
- 재정 관리 책임이 건강보험공단 이사장 1인에게 집중되면서, 재정 관리가 소홀해지는 문제가 있음
- 단일보험자인 건강보험공단의 책임자는 정치적으로 임명되는 문제가 있기 때문에 상대적으로 재정 관리에 관심이 떨어짐

여섯째, 모든 의료서비스를 정부와 건보공단이라는 단일 관리기구가 명령과 통제(command and control) 방식으로 관리함에 따라 비효율 문제가 발생하고 있음

- 정부의 획일적인 통제가 효율을 낳는 것이 아니라 비효율을 심화시킨다는 것은 대부분 국가가 경험한 것임
- 대표적인 통제정책이 요양기관 당연지정제로서 이 제도는 모든 의료기관을 건강보험의 요양기관으로 지정함에 따라 건강보험의 요양기관에서 제외되어야 할 한계 공급자를 보호하는 기능을 하여 소비자 보호를 외면하는 문제가 있음
- 네덜란드는 사회보험제도를 택한 국가이지만 의료관리를 영국의 NHS와 거의 유사하게 병원에는 예산할당제, 의사는 인두제 방식으로 정부가 철저히 통제하였으나, 비효율의 심화로 입원환자가 적체하는 등의 문제를 해결할 수가 없게 됨에 따라 2006년 경쟁을 도입하는 개혁을 단행하였음[87]
- 대부분 서구 국가들이 의료관리를 통제방식으로 하였지만 비효율 문제로 환자 입원대기가 심각하고, 의료비 증가 문제를 경험하여 1990년대 이후 개혁에 나서고 있음

---

87) 개혁은 1989년 Dekker위원회의 제안에 따라 시작하였으나, 개혁의 완성은 2006년에 이루었음. 2011년 현재 개혁의 성과는 매우 긍정적으로 평가되고 있음

1.2. 자본주의의 변화와 새로운 개혁의 필요성

○ 사회의료보험의 도입은 1883년 비스마르크에 의하여 독일에서 시작되었음
- 당시는 산업혁명 이후 자본주의 시장경제가 시작된 단계로서 자유방임 경제체제를 유지하여 정부는 경제에 개입을 하지 않던 시대였음
- 자유방임 경제로 빈부격차(당시는 유산 자본가와 무산 근로자 계층간)와 노동의 과잉공급으로 근로자들이 저임금에 시달릴 때임
- 이와 같은 사회상황을 이용하여 마르크스주의자들이 근로자들을 선동하여 체제 전복을 시도하고 있어 이를 방지할 필요성이 대두되었음
- 이에 비스마르크는 근로자 중심의 사회보험인 산재, 의료보험, 연금제도를 고안하여 실행하였음

○ 경제공황과 케인즈 경제학의 등장
- 자유방임 경제의 문제점인 빈부격차 및 경기변동이 1930년대 중반 경제공황으로 정점을 이룸
- 문제의 극복을 위하여 케인즈 경제학이 대두되어 경제에 대한 정부의 개입(혼합경제)과 함께 시장경쟁에 진입하기 어렵거나, 탈락 또는 밀려난 사람의 보호를 위한 사회보장제도를 고안 : 미국은 1935년 사회보장법 제정
- 영국에서는 케인즈학파에 속한 베버리지가 1942년 보고서를 통하여 의료를 기본권 개념으로 제시하고 1948년 유엔 인권선언에서 이를 확인함
  · 의료의 속성상 공공재가 될 수는 없으나, 인간의 기본권 개념으로 접근함에 따라 정부가 보장해주어야 할 「규범적 공공재」로 간주되어 전국민을 의료보장의 대상으로 하게 됨

○ 이러한 배경에 따라 제2차 세계대전이 끝난 이후 건강보험제도는 새로운 발전을 시작하게 되었음
- 영국과 같은 국가들은 조세에 의한 정부(지방정부 포함)의 재정으로 전국민의료보장을 시작하게 되었음(영국 1948년 7월 NHS 제도 시작)
- 독일과 같은 사회보험국가(NHI)는 근로자 가족 및 지역주민에게도 의료보험을 확대하였음

○ 우리가 현재 유지하고 있는 건강보험제도의 기본 틀은 서구 국가들이 제2차 세계대전 이후 복지국가를 형성하는 과정에서 고안된 것으로 당시 서구 사회는 다음과 같은 사

회경제적 환경을 간직하였음

- 인구가 1% 내외로 증가하여 고령화를 고민하지 않아도 될 때임
- 전후 복구 과정에서 미국의 마셜 플랜에 의한 원조, 그리고 NATO 창설에 따라 미국의 방위 우산 속에 들어감에 따라 방위비 부담 대신 복지비 지출을 늘릴 수 있을 때였음
- 경제성장이 지속적으로 이루어져 소위 경제의 황금시기(golden age)를 구가할 때임
- 의료기술이 급속적으로 발전하지 않아 의료비 증가를 걱정하지 않아도 되던 시기임

○ 그러나 서구 국가들도 1980년대 이후 복지국가의 위기가 시작되면서 제2차 세계대전 직후에 고안된 사회의료보험에 대하여 많은 개혁을 시작하였음

- 복지국가의 종언
  - 인구의 마이너스 증가 및 고령화로 경제의 활력 감소, 복지비 부담의 증가로 근로의욕저해, 1970년대 두 차례에 걸친 오일 쇼크로 경제의 장기침체(stagflation) 국면 진입
  - 1980년대 이후 서구사회는 복지제도 개혁에 착수
- 사회보장제도의 틀 변화
  - 의료보장에서 관리된 경쟁(managed competition)의 등장
  - 연금제도에서 완전적립방식(defined contribution)의 등장 : 재분배 기능의 상실
- 건강관리의 새로운 패러다임 등장
  - 급성질환의 완치와 완치 불가능한 만성병 시대로 진입하여 건강관리에 의료의 역할이 제한적임
  - 신공중보건으로서의 건강증진의 중요성이 강조
  - 만성질환 관리를 위한 다양한 접근전략이 대두

○ 우리나라도 1980년대 서구 국가들이 직면하였던 문제들에 직면하고 있어 건강보험제도를 개혁하여 새로운 대안을 마련하지 못하면 지속가능성을 담보할 수가 없음

- 의료기술이 급속히 증가하여 의료비 지출 역시 급속적으로 증가하고 있음
  - 특히, 우리나라와 같이 민간위주의 의료자원 구조와 혼합진료를 인정하는 급여구조에서 신의료기술의 급속적 팽창은 불가피하여 보험재정의 급속한 증가를 야기해 제도 유지가 어려워질 가능성이 높음
- 이러한 문제들의 혼재로 2005-2008년 3년간의 국민의료비 증가속도를 보면 연평균 0.27% 포인트 씩 증가하였으며, 2009년에는 한해 동안 무려 0.4% 포인트 증가하여 세계에서 의료비 증가율이 가장 빠른 국가가 되고 있음(표 Ⅲ-1-1 참조)

〈표 Ⅲ-1-1〉 GDP 대비 국민의료비 비중

연도	1980	1990	1995	2000	2005	2008	2009
비중(%)	4.0	4.2	4.0	4.8	5.7	6.5	6.9

자료 : 정형선(2011), 2009년 국민의료비 및 국민보건계정, 보건복지부 · 연세대 의료복지연구소

1.3. 인구고령화로 인한 새로운 개혁의 필요성

○ 고령인구는 〈표 Ⅲ-1-2〉에서 볼 수 있는 바와 같이 인구비율에 비하여 의료비 지출의 비율이 더욱 높은 문제가 있음

〈표 Ⅲ-1-2〉 노인인구와 의료비 비율

구분	1999	2000	2003	2005	2007	2009	2010
노인인구비율(%)	6.3	6.6	7.5	8.3	9.2	9.9	10.2
노인의료비 비율	17.0	17.5	21.2	24.4	28.2	31.4	32.2

자료 : 건강보험공단 통계연보(2011)

○ 재원을 부담할 젊은 인구층은 줄어드는데 반하여 의료비를 사용해야 할 노인인구층은 증가하고 있어 현재의 틀은 한계가 있음(표 Ⅲ-1-3 참조)

〈표 Ⅲ-1-3〉 인구구조 변화

연도	0-14세 (A)	15-64세 (B)	65세이상 (C)	20-49 (D)	D/C (명)	B/C (명)
2000	21.1	71.7	7.2	50.4	7.0	9.9
2010	16.2	72.9	11.0	47.7	4.4	6.6
2020	12.4	72.0	15.6	43.0	2.8	4.6
2025	11.8	68.3	19.9	39.3	2.0	3.4
2030	11.4	64.4	24.3	36.2	1.5	2.7

자료 : 통계청(2006), 장래인구추계

– 이러한 인구구조에서 재원조달을 임금세(payroll tax) 중심의 보험료에 의존할 경우, 장차 충분한 재원을 조달하기 어려워 건강보험의 지속가능성을 담보하기 어려움

- 임금세는 젊은층이 주로 부담하기 때문에 계층간의 갈등문제도 야기할 것임

○ 인구구조 측면에서 볼 때 건강보험의 틀을 바꾸지 않으면 21세기에 건강보험의 지속가능성을 예측할 수 없음

1.4. 양극화에 따른 새로운 개혁의 필요성

○ 우리 경제는 지난 10여년간 두 차례의 경제위기를 경험하면서 소득, 소비, 산업구조, 지역간 경제구조 등에서 심각한 양극화 문제가 제기되고 있음

○ 국세청 통계에 따르면 1999년부터 2009년까지 기간 중 종합소득 상위 20%의 평균소득은 55.2% 증가한 반면에 최하위 20%의 평균소득은 53.8% 감소한 것으로 집계되고 있음(NEAR 재단, 2011)

○ 이와 같은 양극화 현상은 건강보험에서 보장성 향상을 요구함
- 의료보험을 시작할 때부터 저보험료 정책이 유지됨에 따라 의료보험 급여수준에서 사회보험의 최소보장원칙(national minimum)에서 벗어나고 급여의 포괄성원리(comprehensiveness)에서 벗어나 2009년 현재 보장률이 57.3%에 불과하여 보장성 향상이 요구됨
- 특히, 보험료를 웬만큼 인상하여도 보장성 향상을 가로막기 때문에 건강보험 급여구조의 근본적인 개혁이 필요함

○ 한편, 의료분야에서의 양극화는 주로 의료기관 간에 일어나고 있음. 지역의료보험 통합과 함께 진료권을 폐지하고 2001년부터 비급여에 대한 규칙을 시행(요양급여기준에 관한 규칙)한 이후 2007년 7월 25일 신의료기술위원회가 발족될 때 까지 임의비급여가 용인됨에 따라 비급여서비스 제공이 유리한 대형병원이 비대해져 의료기관 간의 양극화가 심화되고 있음(이규식, 2011)
- 의료기관간의 양극화는 국민들로 하여금 서울의 대형병원을 찾도록 만들어 의료이용에 따른 간접비 지출을 늘리고, 대형병원의 높은 진료비를 부담하여 환자의 부담이 높아지는 문제가 있음

○ 반면, 국민들 간의 의료이용은 평준화되어 있음(소득계층이나 지역별로 의료이용에 따른 집중도계수의 값이 마이너스(–)로 나타남)

2. 외국의 개혁 사례

2.1. 네덜란드[88)]

○ 네덜란드에서는 강제적용방식의 사회의료보험법(ZFW, the Sickness Fund Act)이 1964년 10월 15일에 입법화되어, 1966년 1월 1일부터 전면적으로 실행되었음[89)]

- 2006년 의료개혁을 단행하기 이전까지 네덜란드의 의료보장제도에는 전 국민을 대상으로 하는 요양보험, 일정소득 이하의 사람을 적용하는 사회보험, 일정소득 이상의 사람을 적용하는 민영보험, 공무원이나 경찰을 대상으로 하는 특수보험의 네 가지 종류가 있었음(이규식, 2007)
- 그런데 네덜란드는 독일과는 달리 개혁안이 나오기 이전부터 보험료를 질병금고가 징수하는 것이 아니라 국세청이 징수하여 중앙기금으로 넘기면 중앙기금에서 질병금고로 예산을 배정하여 관리하는 방식의 재원조달의 중앙집중화가 이루어지고 있었으며, 의료공급체계는 영국의 NHS와 유사하게 정부가 강력하게 규제하는 방식이었음(Wynand & Schut, 2008)
  - · GP에게는 인두정액제로(전문의에게는 행위별수가로) 진료비를 지불하고 1982년에는 Health Care Price Act를 제정하여 의사 수가와 의사 수입을 통제할 수 있게 하였으며,
  - · 1983년도에는 병원에 대하여 예산 할당제를 도입하는 등의 조치가 이루어졌음

○ 네덜란드는 이와 같이 정부의 강력한 규제로 제도를 운영하였으나 비효율 문제가 끊이지 않고 제기되었음(이규식 외, 2008)

- 제도의 다양화로 인하여 재원조달상의 부조화와 형평성 문제가 제기되어왔음. 따라서 의료보장제도를 하나의 제도로 하여 전 국민을 보장하자는 논의가 오래전부터 있었음(Barthlomee & Maarse, 2006)

---

88) 이 절은 이규식 외(2008), 네덜란드의 의료개혁에 관한 연구, 사회보장 24(4):231-255에서 발췌하였음

89) 네덜란드는 1941년 나치 독일의 점령으로 질병금고령이 선포되면서 강제적인 사회보험이 실시되었으나, 여러 갈래로 흩어져 있었기 때문에 1964년 사회의료보험법을 제정하여 사회보험의 종류나 내용을 함께 묶었음

- 효율성을 제고할 유인이 결여되어 있었음. 진료비를 인두제 방식으로 지불받는 일반의는 환자들을 쉽게 병원으로 이송해 버리고, 병원은 예산이 할당되었기 때문에 효율을 제고시킬 인센티브가 없었음. 정부는 효율성을 높이려고 각종 규제방식을 동원하였으나 병원에서의 입원 대기문제나 의료의 질 문제가 더욱 악화되어 개혁에 대한 요구로 이어졌음
- 정부 통제 정책의 무력함도 문제점의 하나였음. 정부는 비용을 억제하기 위해 병상수의 감소, 병원 예산의 제한, 새로운 시설에 대한 투자 억제, 의사 소득의 통제 등의 정책을 시행하였으나 대부분의 정책이 제대로 작동되지 못하였음

○ 이에 네덜란드 정부는 1986년 말 Dekker 필립스 전자회사 회장을 위원장으로 하는 의료개혁위원회를 구성하여, 의료제도 및 의료보장제도가 갖는 문제점에 대한 개혁방안을 논의하였음(Maarse, 1997)
- 이 위원회는 Enthoven이 제시한 관리된 경쟁이론(managed competition)[90]을 받아들여 Dekker 개혁안을 제시하였음

1) Dekker 개혁안

○ Dekker 개혁안의 핵심사항은 크게 세 가지로 나누어 볼 수 있음(이규식, 2007)

첫째, 사회보험과 민영보험의 통합을 통해 전 국민에게 강제적인 단일의 동일 기본 보험급여(guaranteed health care package 또는 standard benefit package)를 제공하여 형평을 유지코자 하였다는 점임

- 이를 위해 국세청이 모든 국민에게 소득비례보험료를 징수하여 중앙기금으로 이전시키고(보험재정의 85%) 중앙기금은 위험률을 기준으로 질병금고에 배분하여 형평을 도모하였음
- 위험조정에 있어서 초기에는 연령과 성만 고려 대상이었으나, 1999년부터 지역, 고용 및 사회보장상태 등도 고려 대상으로 하였음(Schut & Doorslaer, 1999)

둘째, 의료소비자인 일반국민, 의료공급자, 그리고 보험자인 질병금고가 효율성을 제고시킬 수 있도록 인센티브를 제공하였다는 점임

---

90) 이 모형은 1972년과 1973년에 Fleming이 민간분야 내에서의 구조화된 경쟁(structured competition)이라 불리는 사회보험제도를 제안한 것이 시초이고, 1977년에는 Enthoven이 소비자 선택 건강보험제도를 행정부에 건의했음. Enthoven이 제안한 내용은 민간부문에서 규제된 경쟁(regulated competition)에 기초한 사회보험제도로, Fleming의 이론을 발전시켜 재원조달, 위험선택, 시장분할, 정보비용, 형평성 문제를 추가하여 정교화시킴. 이후 Enthoven은 관리된 경쟁이론으로 개념을 명확히 함(Enthoven, 1993)

· 의료소비자인 일반국민에게는 질병금고의 선택에 따른 보험료의 절감을, 의료공급자에게는 질 높은 서비스의 제공으로 경쟁력을 갖출 경우 보다 유리한 위치에서 가격 협상을 하여 수익을 높일 수 있도록 하는 인센티브를, 그리고 보험자에게는 경쟁을 통하여 보다 많은 가입자 확보를 통한 재정적인 번영을 보장하였음

셋째, 의료체계를 관리하는 원칙이 과거의 정부 통제나 규제중심 방식에서 관리된 경쟁[91]의 방식으로 전환하였다는 점임

· 정부는 의료서비스의 질에 대한 기준의 설정이나, 지역 간 혹은 계층 간의 서비스 접근에 대한 형평성 보장을 통한 국민연대를 이루는 일에 책임을 갖도록 그 역할이 한정되었음. 그리고 소비자와 공급자간의 경쟁이 아니라 보험자인 질병금고와 공급자간에 경쟁이 이루어지도록 하고, 후원자 기능을 정부가 맡도록 하였음

○ 이러한 Dekker 모형은 〈그림 Ⅲ-2-1〉과 같음

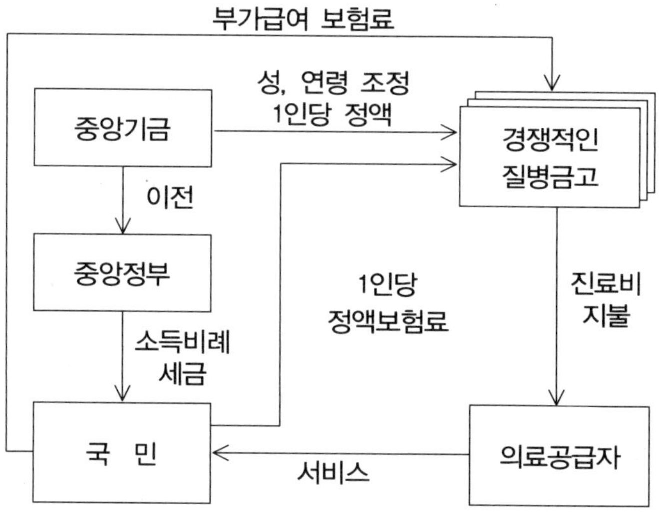

〈그림 Ⅲ-2-1〉 Dekker에 의한 네덜란드의 '관리된 경쟁모형'[92]

○ 그러나 『Dekker 보고서』가 제시한 관리된 경쟁모형은 1989년 정권교체로 인해 실행에 옮기지 못하고 제안된 내용의 일부가 1990년대에 실천에 옮겨졌음

– 그 내용을 보면 건강보험에서 소득비례보험료 외에 정액보험료가 부과되었고, 공급

91) 관리된 경쟁이란, 소비자와 공급자가 경쟁하는 일반 경쟁과는 달리 소비자를 대신하여 보험자가 공급자와 시장에서 경쟁하는 모형을 의미함

92) 이 모형은 2006년 신건강보험제도에서 그대로 채택되는데 질병금고 대신 보험회사, 그리고 재원조달에 지방정부가 보험재정의 5%를 중앙기금에 보조금으로 지원하고 있음

자와 보험자간의 단체계약제도가 폐지되어 경쟁의 기전이 마련되었으며, 중앙기금이 각 질병금고에 배정하는 위험조정기금이 발전을 하였음(Bartholomee & Maarse, 2006)

- 이러한 변화가 2006년부터 새로운 개혁을 할 수 있는 터전이 되었음(이규식, 2007)

2) 신(新)건강보험제도의 도입(2006)

가. 신건강보험제도의 개요

○ 네덜란드에서는 2006년 1월 신건강보험법이 발효되면서 건강보험의 개혁이 이루어졌음

- 신건강보험제도는 전 국민을 강제 적용하는 사회보험의 관리를 민영보험회사에 맡기고[93], 국민들이 민영보험회사를 선택할 수 있도록 하여 보험회사 간의 경쟁을 강화시켰음. 그리고 보험회사는 계약시스템을 도입하여 공급자간의 경쟁을 촉진하는 관리된 경쟁을 실현할 수 있도록 하였음
- 모든 국민은 의무적으로 민영보험사를 선택하여 가입해야 하고, 민영보험회사는 법에서 규정하는 표준적인 서비스를 반드시 제공해야 하며, 표준적 서비스 이외의 부가급여는 보험회사에 따라 추가보험료를 받고 제공하도록 하였음
- 그리고 장기요양서비스를 다루는 AWBZ는 그대로 존속시켜 의료보장의 틀을 〈그림 Ⅲ-2-2〉와 같이 만들었음

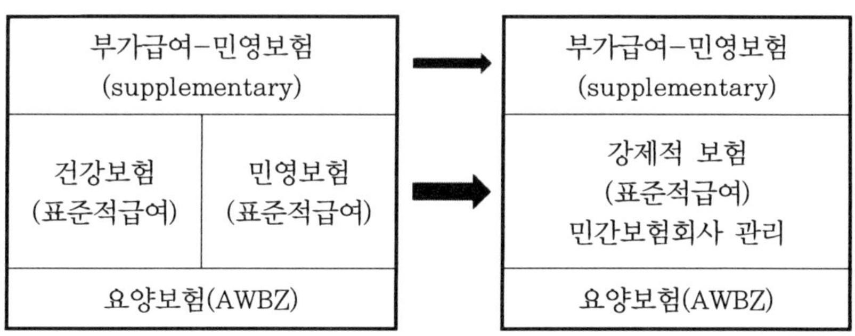

〈2005년까지〉 〈2006년 이후〉

〈그림 Ⅲ-2-2〉 2006년 제도개혁 전·후의 네덜란드 의료보장제도의 틀

93) 이것은 사회의료보험의 관리를 위탁 경영하는 일종의 외주(outsourcing) 방식이라 하겠음

○ 네덜란드 정부가 새로운 제도를 통하여 달성하고자 하는 정책적인 목적은 제도의 효율성, 혁신성, 그리고 소비자 지향의 의료제도의 확립이라고 할 수 있음(Barthlomee & Maarse, 2006). 즉, 의료소비자, 의료공급자, 보험자 간에 형성되어 있는 세 가지 다른 시장이 균형을 형성하도록 한 것임

나. 신건강보험제도의 기본적인 운영요소

○ 네덜란드 신건강보험제도 운영의 기본적인 요소는 다음과 같음

첫째, 보험자는 질병금고가 아닌 민영보험회사인데, 민영보험회사가 사회보험급여와 부가급여를 동시에 취급하며 보험료와 제공서비스 등으로 경쟁하게 되었음

- 보험자는 가입을 희망하는 모든 사람을 받아들여야 할 의무가 있으며 정액보험료를 성, 연령, 건강상태 등을 기준으로 차별화해서는 안 됨
- 피보험자가 선택한 보험회사에 대하여 의무가입기간은 1년이지만, 만약 보험회사가 정액보험료를 인상하게 되면 1년 만료 전이라도 보험자를 바꿀 수 있음

둘째, 건강보험의 재원은 소득비례보험료와 정액보험료, 부가급여에 대한 추가 보험료임

- 먼저 소득비례보험료는 보험재정의 50%에 해당하는데 모든 근로자는 소득의 6.5%를, 자영자와 연금소득자는 소득의 4.4%를 보험료로 납부하며(국세청에서 징수) 이는 중앙기금으로 이전됨
- 보험재정의 5%는 주정부가 보조금으로 중앙기금에 납부하는데 이는 위험조정기금으로 가입자의 수, 연령, 성, 지역 등을 기초하여 각 보험회사에 배분됨
- 보험회사는 모든 가입자로부터 정액보험료를 징수하는데 정액보험료의 비중은 전체 보험재정의 45%에 해당됨
- 마지막으로 보험회사는 가입자가 추가로 선택할 수 있는 부가급여에 대해서 추가보험료를 부과함

셋째, 적용대상자는 모든 네덜란드의 법적인 거주자에게 강제 가입을 규정하였으며, 외국인이라도 네덜란드에서 고용되어 임금세를 납부하는 사람이면 모두 강제 적용하였는데 군인과 양심적인 반대자는 적용에서 제외하였음(MHWS, 2006)

넷째, 건강보험법이 제공하는 급여는 필수의료로서 명백한 효과, 비용–효과성, 공적 재정의 필요성이 입증되어야 함(MHWS, 2006)

- 2006년 1월부터 제공하는 건강보험의 급여는 과거의 사회보험에서 제공되던 보험급여를 모두 포함시켰고, 그 외의 급여는 보충형 민영보험을 통해 제공하는

것으로 하였음

다섯째, 건강보험에서 제공하는 의료서비스는 보험회사와 공급자 간의 계약을 통해 제공됨

- 서비스 제공을 위한 계약은 원칙적으로 개별협상에 따르지만, 개별계약에 앞서 보험회사협회와 각 공급자협회가 협상을 통하여 정책적인 큰 가이드라인을 결정하고, 세부계약은 보험회사와 공급자간의 개별계약으로 이루어짐. 만약 단체계약을 하면 위법으로 간주됨(MHWS, 2005)
- 1차 진료의사는 보험회사와 인두가격과 방문당 가격을 계약하는데, 한명의 1차 의사가 여러 보험회사와의 계약이 가능함
- 병원은 보험회사와 개별적으로 계약을 하는데 병원과 보험회사의 계약내용에는 대기시간, 사후서비스 내용도 포함됨. 병원 진료비는 예산제와 DBCs(Diagnose Behandelings Combinaties = Diagnosis Treatment Combination)[94]로 나누어짐
- 의료기관에 대한 진료비 지불방법은 보험회사와 공급자 간에 결정됨. 그러나 통상 피보험자가 보험회사와 계약된 의사나 의료기관을 이용할 경우에는 제3자 지불방법(the third party payment)으로 지불하고, 비계약 의료기관을 이용할 경우에는 상환제(reimbursement)를 채택하여 환자들에게 불편성을 통하여 비계약 의료기관의 이용을 억제코자 함. 보험회사에 따라 제3자 지불방법과 상환제를 혼용하는 경우도 있음

다. 네덜란드 제도의 평가[95]

○ 많은 사람들이 보험회사를 변경하고 있어 보험회사 선택을 통한 경쟁이라는 당초의 목표는 달성되는 것 같음(보험회사 변경률; 2006년 18%, 2011년 6%)
  - 결과 4~5개의 대형 보험회사가 시장의 95%를 장악
  - 그러나 더 이상의 합병은 법으로 금지되어 있음

○ 보험회사의 보험료 인상이 매우 낮았으며, 특히 의료수가 인상률보다 낮았다는 것임 : 2011년에는 보험료 인상이 높아지고 있음

---

94) DBCs는 DRGs와 비슷한 체계로 병원에서의 진단 및 치료와 관련된 모든 활동, 그리고 전문의와의 의료상담 시작으로부터 병원에서 퇴원할 때까지 병원에서의 의료비를 나타냄

95) 이 항은 2011년 11월 4일, 대한병원협회에서 개최한 2011 Korea Healthcare Conference에서 Jeurissen P가 발표한 네덜란드 의료개혁에 대한 내용을 요약한 것임

- 이렇게 할 수밖에 없었던 것은 보험회사들이 피보험자 확보를 위한 치열한 경쟁을 벌여야 했기 때문이라는 것임
- 보험회사들은 재보험을 통하여 위험을 낮출 수 있었음
- 보험회사들이 간접비용을 낮추었음(5% 수준에서 2% 수준으로)

○ 의료비 증가율이 낮았음. 2011년에는 7~9%의 증가를 예상하지만 그 이전에는 상당히 낮은 수준을 견지하였음
- 보험회사는 청구건수가 상당히 증가하였음에도 불구하고 보험료 인상을 하지 않고 관리운영비를 절감하여 가입자의 부담을 줄였음

○ 여러 가지 혁신을 위한 기회를 마련하였음. 특히, 건강증진을 통한 의료비 절감 활동 등이 이루어졌음

○ 네덜란드 의료체계에 대한 외국 기관의 평가
- Brussels의 Health Consumer Powerhouse의 평가 : best in Europe
- 미국의 US Commonwealth Fund의 평가 : very well

라. 네덜란드 제도의 시사점

○ 인구고령화로 의료비 지출은 늘어나는데 저출산으로 재원조달 인구는 줄어들어 건강보험의 지속가능성이 위험한 우리나라에 다음과 같은 시사점을 주고 있음

첫째, 의료분야에서 통제정책만으로는 한계가 있음을 시사

둘째, 의료개혁은 급진적으로 단기간이 아니라, 점진적으로 추진하여야 성과를 얻을 수 있다는 점을 시사

셋째, 제도개혁을 원만하게 이루기 위해서는 이해관계자들에게 인센티브를 제공할 수 있는 구조를 만들어 개혁에 동참시켜야 함을 시사

넷째, 경쟁의 실현을 위해서는 반드시 가입자 간의 형평이 보장되어야 한다는 점임. 보험재정의 50%를 소득비례 보험료로 징수하여 중앙기금이 위험조정기금으로 사용되도록 함으로써 형평성 실현에 유의하였음

다섯째, 사회보험의 관리를 민영보험회사에 외주 형식으로 위탁하여 효율을 도모한다는 점임. 사회보험이라 하더라도 효율을 제고하기 위하여 관리를 외주방식으로 위탁 가능함을 시사

여섯째, 건강보험과 민영보험의 연계가 가능하도록 하였음. 네덜란드는 강제보험의 급여는 보편적인 서비스로 하고 보충적인 부가급여는 민영보험의 영역으로 하여,

의료보장의 영역을 개인책임으로 확장할 수 있는 제도를 만들었음. 강제로 가입하는 공적보험영역의 급여가 확대되면 그만큼 개인의 책임 의식이 엷어져, 의료이용도가 높아지고 국민 부담이 많아지는 문제가 있음. 따라서 표준적인 의료서비스 영역만 법정급여로 하고 그 이상의 영역은 민영보험에서 부가 급여로 하여 개인 책임으로 하는 것이, 국민 부담을 줄이면서 보장성을 높이는데 좋은 방법임

○ 그러나 네덜란드형의 관리된 경쟁모형으로 전환하기 위해서는 사전에 많은 준비가 필요하며, 준비 없이 네덜란드 모형을 당장 실천에 옮길 경우 부작용이 장점을 압도할 수 있음. 관리된 경쟁모형을 만들기 위해서 준비해야 할 내용은 다음과 같음

첫째, 모든 가입자들에 대하여 단일의 보험료 부과체계가 마련되어야 형평의 달성이 가능함

둘째, 요양기관 계약제가 도입되어 계약에 대하여 의료기관과 보험자 쌍방이 익숙해져야 함. 계약제를 택하더라도 단체계약이면 아무런 소용이 없기 때문에, 가격설정의 가이드라인은 단체계약으로 하되 보험환자를 보는 것은 개별계약으로 하여 경쟁이 실효성을 거두도록 해야 함

셋째, 계약을 위하여 산출물과 의료의 질을 평가할 적정한 방법이 고안되어야 함. 계약에 있어서 중요한 요소는 가격과 의료 질이며, 이러한 요소에 대한 적정한 측정방법이 고안되지 않고는 제대로 된 계약이 불가능함

넷째, 건강보험 관리의 governance 구조에 대한 연구가 필요함. 보험 관리를 하는 건강보험지사를 어떻게 경쟁시킬 수 있을지, 건강보험과 민영보험의 급여를 어떻게 연계시키는 것이 좋을지 등에 대하여 연구와 국민적인 공감대가 필요함

2.2. 독일

1) 독일 제도의 개요와 문제점

(1) 건강보험제도

○ 독일은 세계에서 처음으로 비스마르크에 의하여 질병금고에 의한 사회의료보험제도를 1883년에 도입하였음

○ 비스마르크 시대의 독일제도의 특징은 다음과 같음

- 근로자 중심의 보험제도로 가족이나 자영자들은 제외되었음

- 일정 소득 이상의 근로자들도 보험적용에서 제외하였음
- 상병수당 중심의 보험급여체계를 유지하였음
- 위험이 유사한 집단끼리 금고를 만들어 관리하는 방식이었음
- 사용자와 근로자의 보험료 부담은 1:2의 비율로 근로자들의 부담이 높았음

○ **질병금고**

- 질병금고는 지역, 회사 및 전국 단위로 설립되어 있음. 1913년 21,342개 조합이던 것이 1950년에 1,992개 조합으로 합병되었으며 2003년에는 319개로 합병되었음(표 Ⅲ-2-1 참조)
- 보험재정은 보험료가 대종(정규 소득자는 소득기초보험료)을 이루고 있으며 이외에 연금기금, 지방실업자 기구 및 복지조직에서의 이전금으로 구성
  - ·질병금고에 대한 국고지원은 없으며 연금수급자는 연금기금에서 보험료의 50%를 지원하고 있음
  - ·일정소득 수준 이상 되는 사람 가운데 임금 근로자는 민영보험으로 가더라도 사용자로부터 보험료의 50%는 지원받음
- 질병금고의 종류는 크게 두 가지로 분류
  - ·지역을 중심으로 하는 Primary Funds(RVO-Kassen)가 있음. 여기에 속하는 금고로는 지역주민을 주대상으로 하는 지역금고(AOK), 상시고용 1,000명이상의 기업 중심의 근로자 금고(BKK), 수공업자가 중심이 되는 길드금고(IKK), 농민금고(LKK)가 있음
  - ·전국 단위로 조직되는 Substitute Funds(Ersatz Kassen)가 있음. 이 금고들은 특정 직종을 중심으로 하는 특징이 있음. 여기에 속하는 질병금고들로는 White-collar Substitute Funds와 Technical Substitute Funds가 있음
  - ·White-collar Funds는 모든 White-collar에게 문호를 개방하고 있는데 반해 Technical funds는 회원 자격을 엄격히 제한하고 있음

○ 비스마르크 형 사회의료보험도 제2차 세계대전 이후에는 내용에서의 변화를 맞게 됨 : 그러나 근본적인 변화는 아님(표 Ⅲ-2-1 참조)

- 근로자 외에 가족이나 자영자에게도 보험이 확대되었음 : 전국민의료보장을 추구
- 보험급여에서 상병수당의 비중이 줄고, 서비스 급여가 주를 이루게 됨
- 사용자와 근로자의 보험료 부담 비율은 1:1로 변화되었음(1949년부터)

〈표 Ⅲ-2-1〉 독일 사회의료보험의 변화

구분	1885	1913	1925	1938	1950	1960	1987	1997	2003
	독일제국			서독			통일 후		
질병금고 수	18,776	21,342	7,777	4,625	1,992	2,028	1,182	476	319
금고당 피보험자	229	636	2,345	4,832	10,141	13,383	30,917	91,782	159,780
적용율(%)	10	35	51	–	–	83	88	88	88
보험료율(%)	2	3	6	–	6	8.4	12.6	13.5	14.3
보험료상한배율*	3.1	2.1	1.6	1.9	1.5	1.3	1.1	1.3	1.6
서비스급여비율(%)	37.0	–	50.0	–	–	80.0	88.9	92.3	92.3

주 : * 상한배율이란 적용자 평균소득에 대한 최고 부담자의 소득배수를 의미
자료 : Busse R and Riesberg A(2004), Health Care Systems in Transition, Germany, Copenhagen : WHO Europe Office

○ 보험급여는 장기돌봄서비스(long term care)를 제외하고는 대부분 제공되고 있으며, LTC는 1995년 요양보험제도(long-term care insurance)를 도입하여 급여를 제공. 서비스는 대부분 무료로 제공되며, 입원, 약제, 치과 등에 본인부담액이 존재하고 있으나 치과를 제외하고는 본인부담률이 낮음. 보험급여는 의료서비스를 모든 가입자에게 제대로 보장하기 위해 법정급여화되어 있으며, 이송비용, 해외에서의 치료도 급여에 포함

○ 피보험자들은 자신들의 직업, 지역에 따라 가입이 의무화되어 있으며 White collar substitute funds에게는 경쟁의식을 심어 주기 위해 질병금고의 선택권이 종래에도 부여되었음. 그러나 1993년 법 개정에 의하여 조합선택권 부여(1996년부터 발효토록 되었으나 실제는 1997년 1월부터 유효)가 확대되었음. 1997년부터는 지역금고(AOK), 직장금고(BKK), 수공업자금고(IKK)의 적용자에게도 White collar funds와 같이 조합 자유선택권을 부여하여 경쟁을 통한 관리에 유념하였음

○ 질병금고 간의 재정격차 문제를 해결하기 위하여 재정조정(위험구조조정)을 연방보험국(Federal Insurance Office) 주관 하에 1994년 1월부터 시작하였음. 조정 요소는 소득, 피부양자수, 성, 연령, 1인당 표준 급여비이며, 이는 실질적으로 소득비례보험료 부과와 같은 효과를 지녔으나, 2007년 이후의 개혁으로 중앙기금이 설치되어 질병금고간의 재정조정의 필요성이 없어짐

(2) 의료공급체계[96]

○ 독일은 공중보건, 의사서비스, 병원서비스로 구분됨

가. 공중보건서비스

○ 공중보건서비스의 내용
- 전염병의 감시
- 보고(health reporting)
- 병원, 외래 외과의사(ambulatory surgery), 외래 의사(ambulatory practice of physicians), 의사가 아닌 치료사들에 대한 감독
- 식품, 의약품에 대한 감독
- 환경위생업무
- 학생이나 기타 그룹의 신체검사
- 성병, 결핵을 위시한 전염병의 진단과 치료
- 지역사회 지향의 정신보건서비스 제공
- 보건교육과 건강증진
- 다른 공공기관과의 협력이나 지원

○ 서비스 제공자
- 350여개 보건소(78개 주정부, 나머지는 지자체에서 운영)

○ 건강보험에서 공중보건서비스 제공
- 1970년 이전에는 보건소에서 제공
  · 다만, antenatal care만 건강보험의 급여에 포함되었음
- 1970년 이후 Social Code Book의 규정이 바뀌어 많은 개인 예방서비스가 개업의사에 의하여 제공되도록 함(건강보험에서 상환)
  · 1971년부터 20세 이상의 여성과 45세 이상의 남성에 대하여 암검사 제공
  · 같은 해부터 4세 이하의 어린이에 대한 정규 건강검진(regular check-ups)이 포함(1989년에 6세까지, 1997년에는 성인까지 확대)
  · 1989년부터 12세 이하 어린이들에 대한 집단치과예방서비스, 1993년부터는 12 – 20세층에 대하여 개인치과예방서비스(individual dental preventive care)가 급여에 포함

96) 이 항은 주로 Busse R and Riesberg A(2004), Health Care Systems in Transition, Germany, Copenhagen : WHO Europe Office를 참고하여 발췌 요약함

 · 1989년부터 심혈관질환, 신장질환, 당뇨에 대한 검진과 같은 정규적인 건강검진이 급여에 포함
- 건강증진서비스가 1989년에 급여에 포함되었다가 1996년에 제외됨. 그러다 2000년에 수정된 형태로 다시 포함
- 2003년에는 기존의 암검진(cervic/genitals, breast, skin, rectum/colon, prostate)에서 colonoscopy도 급여로 확대

○ Immunization에 대한 책임을 보건소에서 개업의사로 넘기고 난 후에 면역률이 오히려 국제기준에 비하여 낮아짐

○ 건강증진과 예방서비스의 많은 부분을 공중보건서비스에서 제외시킨 후에 공중보건서비스는 더욱 왜소해지고 공적 성격이 옅어지고 있음
- 공중보건에 종사하는 의사의 수가 줄어들었음(1970년 4,900명에서 2002년에는 3,000명으로)
- 의사 외에 사회복지사와 치과의사가 보건소에 근무
- 보건소 예산도 절대액에서는 변동이 없으나, 실질 금액에서는 감소하였음(1992년에서 2002년간)

나. Primary and secondary ambulatory care

○ 1차 의료의 담당자는 개업 일반의(office-based physician)와 외래 진료(ambulatory care)를 담당하는 전문의로 구성
- 개업 일반의(office-based physician)는 건강상담, 병원에 대한 후송의뢰서 발급, 약 처방, 상병수당 수혜 여부를 판정하는 일을 담당
- 질병금고의 계약의가 되기 위해서는 교육, 훈련 요건을 갖추고, 신임 지정을 받아야 함(1994년 이전까지는 신임제도가 엄격하게 적용되지 않았으나 1994년 이후 부터는 신임을 점차 강조하기 시작)
- 독일에서 건강보험계약의사는 정년이 있음 : 68세

○ 1993년 개정법으로 의사가 개업하기 위해서는 의사협회의 통제를 받아야 하는데 전문과목별로 필요의사수의 110%를 초과하는 경우는 신규개업을 허용하지 않음(Busse & Riesberg, 2004)
- 외래 담당 전문의가 되기 위한 조건으로써 약 5명의 조수를 갖출 것을 요구하는데 이것은 ECGs, X-ray, endoscopy facilities와 같은 고가 의료 장비를 설비해야 함을 의미

- 개업 일반의는 질병금고와 거래하기 위해서 신임의사(accredited physician)협회에 가입해야 하며, 협회 기능은 의사 진료비 상환을 위한 협상으로써 연방협회가 질병금고와 협상권을 가지게 되는데, 1993년 개정법에 의하면 협상은 지역 단위로 이루어지며 만약 협상이 결렬되면 중재위원회로 넘어가게 됨

○ ambulatory care는 주로 개인 영리 공급자에 의하여 제공
- 제공자 : 의사, 치과의사, 약사, 물리치료사, 언어치료사, 작업치료사, podologist 등의 전문직에 의하여 수행

○ 환자는 의사를 자유롭게 선택, family practitioner는 gate-keeper가 아님
- 의사의 대부분은 단독개업이며 25% 정도가 집단개원을 함
- 투자에 따른 감가상각은 건강보험, 민간보험 등에서 보상받음

○ Ambulatory 의사들은 모든 전문과가 있음

○ 독일의 병원은 기본적으로 폐쇄형임
- 그러나 개업의사의 약 5% 정도는 병원의 환자를 치료할 권리가 있음
  · 이들은 주로 전문분야 외과의사로서 병원에서도 일주일에 1-2회 정도 수술이 있을 정도의 희귀한 전문과임 : 병원이 전임의사를 갖출 필요가 없음
  · 다른 개업의사들은 입원이 필요한 환자는 병원으로 후송시킴, 그리고 병원에서 퇴원한 환자는 다시 개업의사에게 되돌려줌(통상 post-surgical care는 개업의사가 담당)
- 개업의사외에 약 11,000명의 의사들은 ambulatory 환자를 치료할 수 있도록 신임을 얻고 있음
  · 이들은 주로 병원의 과장급 의사임
  · 모두 합쳐 병원 근무 의사의 약 8% 정도가 건강보험환자에 대하여 ambulatory care를 제공할 권리를 갖고 있음
  · 평균적으로 일반병원의 1명 이상의 내과의사와 거의 1명의 외과의사가 ambulatory care를 제공할 accreditation을 갖고 있음

○ 1차 의사에 대한 진료비 지불은 총액계약방식으로 1단계는 주 단위로 질병금고협회와 의사협회 간에 차기년도 총 진료비를 예산 기준으로 협상하여 결정
- 2단계는 주 의사협회가 결정된 진료비를 각 의사에게 진료 내역에 따라 지불하는 과정으로 의사는 진료내역을 의사협회에 청구하며 의사협회는 행위별수가 단위로 진료비를 지불

- 수가표는 연방의사회와 연방질병금고 협회 간에 협상으로 결정되며 점수제에 환산지수가 적용

○ Gate-keeper 제도는 없음
- 환자들은 자기가 속한 질병금고가 계약한 의사에 대한 선택권이 있음
- Social Code Book의 규정에 따라 질병금고의 회원은 질병금고가 계약한 family physician을 선택
  · 그러나 전문의를 바로 찾아 간다고 제재를 가할 방법은 없음 : 바로 가는 환자도 많음
- 전문의 비중은 점차 증가하는 추세임

○ 1993년부터 질병금고에서 gate-keeper에 대한 시범사업을 실시
- Gate-keeper를 찾는 환자에게 보너스를 지급하는 제도를 채택하였으나, 여러 가지 법적인 제약, 지역의사단체의 반대, 시범사업에 따른 추가 비용 등으로 큰 성과를 거둔 질병금고는 적었음
- 2004년부터 질병금고는 family physician care model의 도입을 선택사항으로 반드시 실시케 하였음
  · family physician을 찾는 환자에게 보너스를 제공

다. Secondary and tertiary hospital care

○ 독일 병원의 형태는 일반병원(acute illness hospital), 특수병원(special hospital) 및 장기요양병원(long-term care hospital)의 세 가지 형태로 되어 있음

○ 병원의 소유형태는, 시, 자치구, 군(county), 주, 연방정부 소유의 공공병원, 주정부 소유의 대학병원, 종교단체 소유의 민간병원, 의사들의 소유에 의한 개인영리병원(private property)으로 나누어짐
- 2002년 독일의 1,898개의 급성기 병원 가운데 712개가 공공(37.5%), 758개가 민간(39.9%), 428개가 영리병원(22.6%)임. 병상수로는 공공 54%, 민간병원 38%, 영리병원 8%로 공공병원들의 규모가 크며, 영리병원은 소규모임
- 대학병원의 병상 수는 8.3%(급성기와 정신병상을 합하여), 주정부의 등록된 병상이 88.7%, 질병금고와 계약된 병상이 1.5%, 기타 순수 개인 소유가 1.5%임
- 병상의 97%(대학병원 및 주정부 등록)는 소유주에 관계없이 주 정부로부터 자본비용을 받을 자격이 부여되어 있음

· 자본비용이 완전 보상되지는 않음. 그리고 요청한 기일 내에 보상도 어려움
· 영리병원도 자본투자에 대한 감가상각을 질병금고로부터 보상받을 수 있음 : 경상운영비의 상환을 통하여
- 주 정부는 병원계획안을 갖고 있고 병원신임제도를 운영

○ 진료체계와 병원선택
- 독일은 사회보험하에서 진료의뢰체계를 유지하여 1차진료 의사의 진료소견서를 토대로 병원을 갈 수 있게 하되, 환자의 의사가 존중되어 병원선택권을 부여
- 그러나 피보험자가 적절한 이유 없이 의사가 의뢰하는 병원을 가지 않을 경우 질병금고는 추가 비용을 부과

○ 병원비용은 질병금고와 계약을 하여 1일당 진료비(per diem rates)를 지급하였으나, 2004년부터 호주식 DRG(Australian DRG system)로 바뀌었음

○ 독일 병원은 전통적으로 입원에만 치중, ambulatory 분야와는 엄격하게 구분
- Hospital plan에 있는 acute hospital에는 외래응급서비스는 제공
- 다만, 대학병원에서는 정식의 외래 시설을 설치
- Day surgery와 ambulatory pre- and post-hospital care가 점차 활발해짐
- 2004년부터 고도로 전문화된 영역의 병원에 대하여 외래를 허용
- Integrated care model의 참여는 병원으로 하여금 ambulatory care를 할 수 있는 새로운 기회가 되고 있음

○ 재활이나 예방서비스를 위한 병상은 영리병원이 압도적임 : 공공 17%, 민간 16%, 영리병원 67%에 이름

○ 급성기 및 정신병상은 감소 추세인 반면에 줄어든 병상은 재활병상의 증가로 상쇄되고 있음

○ 병상당 전임 인력의 수는 다른 국가에 비하여 적은 편임

라. Integrated care

○ 1993년부터 통합의료에 관하여 시범사업을 전개하였으며, 2000년 건강보험개혁법(the Reform Act of SHI 2000)에서 통합의료가 새로운 공급모형으로 포함되도록 법적 근거 마련
- 통합의료를 도입한 목적은 질병금고와의 계약을 맺고 있는 다양한 공급분야에서 통원담당 의사(ambulatory physician)와 병원간의 협력을 증진시키기 위함

- 지금까지는 통합의료를 제공하려 해도 법적 제약이 많은 걸림돌이 되었음
- 2002년부터 위험구조보상개혁법(The Act to Reform the Risk Structure Compensation Scheme)이 질병관리프로그램 내의 다양한 공급자간 통합의료(inter-sectoral care)를 위한 새로운 유인을 제공

○ 2004년 건강보험현대화법(SHI Modernization Act)이 발효됨에 따라 통합의료가 더욱 강화되었으며, 책임이 명확해지게 되었음
- 2000년에 도입된 통합의료에 대한 장애가 2004년 건강보험현대화법으로 완전히 제거됨
- 질병금고와 통합의료를 위하여 계약을 함에 있어 다른 영역과 계약 확장과 같은 번거로운 절차가 없으며, 지역의사회의 승인도 필요 없음(독일은 1차 의사의 진료보수는 주 단위로 지역의사회와 질병금고연합회간의 총액계약을 토대로 제공)
- 만약, 모든 계약 파트너가 동의한다면 다른 질병금고나 공급자들도 통합의료에 참여 가능

○ 현재는 통합의료가 별도의 공급분야가 되어, 재정도 별도로 할당되고 있음
- 2004-2006년간 보험재정의 약 1%가 별도로 배정(통원서비스 및 병원서비스 재정을 포함)
- 2004년 10월까지 약 170개의 통합의료에 대한 계약이 이루어짐
- 질병금고는 단일공급자 또는 네트워크 공급자(의사, 병원, 재활기관 등을 포함)와 별도의 계약을 요구하고 있음
- 참여 공급자들은 각 분야 내에서 개별적으로 신임을 받아야 하며, 서비스 공급은 통합의료내에서 영역을 넘어 제공하도록 함
  * **사례** : 통합의료 내의 병원은 외래서비스 제공이 가능

○ 통합의료가 실행됨에 따라 병원들이 질병관리프로그램(disease management program)에 참여할 유인이 생겼음
- 통합의료계약은 급성기병원과 개업전문의, 물리요법사, 가정의 등이 참여하는 재활치료가 연계되는 질병중심 프로그램(disease-centered program)에 관심을 보임

(3) 독일 의료체계의 문제점[97)]

○ 독일도 다른 선진국들과 마찬가지로 인구고령화가 가속되고 고가의료기술이 급속적으

97) 이규식(2002a)에서 발췌 요약

로 발전하여 의료비의 증가속도가 너무 빠르다는 문제를 간직하고 있었음

○ 건강보험의 재원조달을 주로 임금기준 보험료에 의존하였는데 실업률의 증가로 의료재원의 부족문제가 대두되었으며, 흥미있는 점은 사회보험료의 과다로 일자리 창출이 어렵게 되었다는 점(Jost, 1998)

○ 의료체계의 구조적인 문제로 병원서비스가 외래서비스(ambulatory service)와 분리되어 효율을 발휘할 수 없는 문제가 있었으며 특히 부문간의 협력이나 교류가 이루어지지 못하였고 병상과 의사가 과잉되었다는 점(Jost, 1998)

○ 의사가 과잉진료를 하고 환자도 이를 쉽게 받아들이는 문제라던가, 의사가 고가의 기술을 하는데, 병원도 중복적으로 하는 문제(NERA, 1993G). 부문간의 협력이 잘 이루어지지 않음에 따라 환자 후송시에 의무기록 자료가 첨부되지 않아 중복검사문제가 제기되었고, 병원도 효율성을 제고할 인센티브가 없었음

2) 독일의 건강보험제도의 개혁

○ 독일은 건강보험제도를 꾸준히 개혁하여 왔음. 1970년대 국민의료비의 급격한 증가에도 불구하고 독일 경제는 장기 침체에 빠져 질병금고의 재정위기에 봉착함에 따라 1977년 이후 꾸준한 개혁이 이루어짐

(1) 1977년 건강보험비용억제법 제정

○ 연방정부는 질병금고의 지출을 통제할 필요성이 대두됨에 따라 구조적이거나 제도적 개혁보다는 비용절감(cost-containment) 노력에 치중하여 상호협상(concerted action)을 통해 질병금고와 의료기관간 협력체계를 구축

○ 연금수급자 기금간의 위험구조조정이란 재정조정사업을 도입

○ 본인부담의 증가와 진료비 인상폭을 억제하는 조치를 취하였음

(2) 1989년 건강보험개혁법

○ 의료공급 및 수요측면에서 비용인식 강화를 위해 제도의 재정적 성과 개선에 초점을 두었음

- 의료 질 관리(QA)제도 및 효율감시(efficiency audits)제도를 도입
- 건강보험 관련법을 사회법전(Social Code Book)으로 이관하였으며, 주로 수요억

제를 위한 조치들이 개혁조치로 포함되었음

○ 약에 대한 참조가격(reference price) 제도를 도입

○ 의료 서비스에 대한 본인부담(copayment) 제도를 도입하거나 본인부담액을 인상하도록 하였으며 현금급여를 삭감하고 비효율적인 병원과의 계약을 취소

○ 1989년 법 개정 효과는 극적이었으나 그 효과는 단기로 끝났음

(3) 1993년에 건강보험 구조조정법 제정

○ 급진적인 제도 개혁으로써 엄격한 비용절감 조치가 취해졌음

○ 거의 대다수 국민에게 질병금고에 대한 자율선택권을 부여
- 시장경쟁원리의 도입을 위한 개혁(market-oriented reform)이라기보다는 단기적인 지출억제에 보다 초점을 둠

○ 질병금고간의 위험구조조정이라는 대규모 재정조정사업 실시

○ 병원을 중심으로 하는 공급측면(특히 병원)에서의 개혁을 실시
첫째, 일당 진료비의 상당부분을 건당 진료비나 다른 지불제도로 전환함으로써 경상운영비용의 자동 상환을 방지하였으며,
둘째, 질병금고가 병원 간의 비용을 비교하도록 하였고,
셋째, 비효율적 병원에 대한 계약을 취소

○ 1차의사(primary physician)의 증가 억제 정책이 채택

○ 약제비 총액예산제 도입(위헌소지로 2002년에 폐지되고 의사 1인당 처방한도제 도입)

○ 진료비 지불제도 일부 개혁(일당진료비를 원칙으로 하되)
- 신장이식, 간이식, 심장수술 및 이식과 같은 서비스는 건당정액제(cost-per-case payments)로 지불

○ 통합의료(integrated care)에 대한 시범사업 실시

(4) 1998년 건강보험 연대강화법 제정

○ 환자 본인부담금 인상의 폐지

○ 급여제외항목의 재급여

○ 공적 건강보험제도에 포함된 민간보험적 요소인 보험료환불(no claim bonus)과 같은 조항의 삭제

(5) 2000년 건강보험개혁법

○ 자유로운 조합선택, 조합간의 경쟁, 조합간의 위험구조조정의 강화

○ 의료공급의 영역별 자체 질 관리 의무와 제공자간의 연계체계 강화

○ DRGs 제도 도입 결정(2004년부터 호주형 DRGs(Code 수가 1,100개)를 전면 도입)

(6) 2004년 건강보험현대화법

○ 본인부담제도 도입
- 외래 이용시 진료비의 10%(상한선은 10 유로)
- 외래 이용 방문료 분기당 10 유로(의뢰서 없이 방문할 경우 매번 10 유로)
- 외래 처방약 pack 당 5-10 유로(의약품 가격이 참조가격의 30% 이하이면 면제)
- 입원 일당 10 유로(연간 28일 까지)
- 처방된 medical aid 당 5-10 유로
- 치과 보철은 진료비 총액의 50%를 부담(평균 개념)
- 2005년 총 진료비의 13.8%가 본인부담이었음(Busse, 2008)

○ 주치의를 정하여 이용하는 경우 bonus 지급

○ 건강보험 급여 범위 축소

○ 보충형 건강보험 도입 확대(치과보철)

○ 분만수당 폐지

3) 2007년 이후의 의료개혁[98)]

(1) 전국민 적용(universal coverage)

○ 모든 독일 국민은 건강보험이나 민영보험에 가입해야 함

---

98) 이 절은 다음의 자료에서 요약 발췌하여 정리함
Schoen C, Helms D and Folsom A(2009), Lisac M et al.(2010), Busse R(2008), Deutsche Bank Research(2006), Health Policy Monitor(Germany)

○ 건강보험은 연간 소득이 48,600 유로 이하에 속하는 근로자(전국민의 약 85% 가입)

○ 민영보험의 가입은 상한선 이상의 근로자, 자영업자, 공무원 등으로 선택적임(약 10%)

○ 기타는 공적재정 지원을 받는 사람들로서, 공공부조 대상자, 군인, 원호대상자 등으로 약 4% 인구가 적용됨

(2) 재원조달의 중앙집권화

○ 1990년대 이후의 세계적인 추세의 하나인 사회보험에서의 재원조달 단일화를 독일도 채택하여 2009년 1월 중앙기금을 설치(표 Ⅲ-3-1 참조)

○ 보험료율의 통일 : 소득의 15.5%
  - 근로자 및 사용자 : 소득의 7.3%로 통일
  - 근로자는 상병수당을 위하여 0.9% 추가 부담

○ 당분간은 질병금고가 보험료를 징수하여 중앙기금으로 납부
  - 2011년부터 징수방법 변경키로 하였음(지역단위 징수사무실)

(3) 급여

○ 예방서비스, 병원서비스(입원 및 외래), 의사서비스, 정신보건, 치과서비스, 처방약, 재활서비스, 상병수당

○ Disease Management Program도입(Busse, 2008)
  - 당뇨 Ⅰ, Ⅱ, 유방암, 심장질환, 천식, 만성폐색성 폐질환에 대하여 실시

○ cost sharing
  - 2004년 개혁 때 도입된 본인부담제도의 유지

○ 안전망을 위한 조치
  - 18세에 이르기까지는 cost sharing 없음
  - 연간 본인부담 최대액 : 가계소득의 2%(만성질환자 가정인 경우 1%로)

(4) 질병금고의 선택과 경쟁원리

○ 모든 피보험자에게 질병금고를 선택할 권리를 부여

○ 중앙기금은 질병금고에 대하여 가입자의 수, 성, 연령 등의 위험요소를 감안하여 진료비를 배정

- 질병금고는 배정받은 진료비를 잘 관리하여 예산이 남으면 가입자를 위한 특별 서비스 실시
- 배정받은 진료비가 모자랄 경우, 질병금고는 가입자에게 1인당 정액의 추가 보험료를 징수하여 결손을 보충하여야 함(Health Policy Monitor, 2009(13))
  - · 중앙기금으로부터 배정받은 교부금의 95%를 사용하였을 경우에 추가 보험료 부과
  - · 추가 보험료는 1인당 월 8유로까지 가능
  - · 질병금고 재정의 1%를 초과할 수 없음

3. 새로운 개혁 방향

3.1. 개혁의 기본원칙

○ 사회보험의 기본원리에 충실

– 기본원리 : universalism, comprehensiveness, national minimum

· Universalism : 전국민에게 의료보장 실현

· Comprehensiveness : 보험급여(서비스)의 포괄화 – 예방, 치료, 재활에 이르는 서비스의 포괄적 적용– 비급여 서비스의 배제

· National minimum : 고급 및 특별서비스의 배제

○ 재원조달의 원칙

– 모든 적용자에 대하여 형평적인 보험료 부과

– 사회연대성 원칙에 충실 : 소득기준 연대 또는 건강기준 연대

– 보험료를 위주로 하는 사회보험국가들은 단일한 보험료 부과방법을 사용

○ 보험급여의 원칙

– 모든 적용자에 대하여 서비스를 포괄적으로 적용(comprehensiveness)

· 환자 진료에 효과가 입증된 필요 서비스의 제공

· 사회보험방식이던 정부재정으로 의료를 보장하는 국가이던 서비스는 전국민에게 동일하게(guaranteed health care package) 제공

– 급여수준의 최소원칙 : 고급의 부가적인 급여의 배제(national minimum)

· 선택진료나 상급병실은 보험급여에서 제외

· 고급서비스는 사회보장권 밖의 민영시스템(private system)을 통하여 제공

· 2원화된 서비스 제공체계를 유지하여 국민들의 고급의료욕구도 충족

○ 2000년대 이후 의료개혁의 세계적인 흐름(Busse, Schrey gg and Gericke, 2006)을 벤치마킹(표 Ⅲ-3-1 참조)

– 보험재정의 조달은 중앙집중화

· 질병금고로 분권화된 사회보험국가에서는 재원조달의 중앙집중화(중앙기금의 마

련)를 통하여 형평성을 제고

- 재정의 사용은 분권화
  - ·재원조달을 일반재정으로 하는 국가들은 사용(서비스의 구매)의 분권화를 통하여 효율성을 제고하고 책임성을 제고
- 보험관리구조(governance)에서 경쟁원리의 도입
- 의료서비스 위주에서 건강관리 위주의 정책을 통하여 의료비 증가를 억제

○ 재정을 통합할 때의 기본원리는 재정사용의 효율성을 감안하여 사용은 분권화를 하였는데 우리나라는 이념에 집착하여 재정통합을 함에 따라 재정사용의 효율성은 전혀 고려하지 않아 통합 후 보험진료비의 증가를 막지 못하고 있음

〈표 Ⅲ-3-1〉 사회의료보험의 중앙기금 및 급여관리기금 현황

국가	징수 및 기금운영	중앙기금	구매자 기금	중앙기금 배분방법
오스트리아	개별질병금고의 독자적 운영	없음	21	개별기금에 대한 재정조정
벨기에	사회보장국 및 국민보험원에서 징수, 경쟁적 기금이 구매	1	7 (선택가능)	중앙기금의 30%를 재분배(연금수급자, 장애인, 미망인, 연령, 성, 실업률, 소득, 사망률, 가계구성수 등을 감안)
프랑스	징수기구가 징수하여 적립, 비경쟁적 기금이 구매	1	3	연령, 성 등을 보정한 인구수별 배분(일반기금이 인구의 85%를 커버)
독일	질병금고가 징수하여 중앙기금에 적립	1	202 (선택가능)	연령, 성, 장애 등을 보정한 인구수별 배분
룩셈부르크	질병금고연합회가 징수하여 적립, 비경쟁적 기금이 구매	1	9	중앙기금(건강보험기금연맹)이 일부 기금의 적자를 다른 기금의 잉여로 보전하는 위험기금보유
네덜란드	정부가 재정의 50% 징수, 중앙기금운영	1	19 (선택가능)	연령, 성, 약제비, 질병군 등을 보정한 인구수별 배분

주 : 징수 및 기금 운영은 약간 수정함
자료 : Thomson S, Foubister T and Mossialos E(2009), Financing Healthcare in the European Union, European Observatory

3.2. 보험료 부과체계의 개혁

1) 개혁의 필요성[99]

○ 건강보험재정은 단일화되어 있는데 보험료 부과체계는 3원화되어 위헌성 시비가 끊이

99) 제Ⅱ편 통합의 평가 부문에서 상세히 기술

지 않고 있으며, 부과체계의 불합리로 합리적인 재원조달이 어려워 건강보험의 지속가능성을 위협

○ 직장에서 지역으로 자격이 바뀔 때 보험료의 극심한 변동으로 건강보험제도에 대한 국민의 신뢰 상실과 끊임없는 민원 발생
- 실업 또는 퇴직 등으로 실제로는 소득이 없음에도 불구하고 재산 및 자동차보험료 등으로 인해 직장에 있을 때에 비해 오히려 높은 보험료를 부담하는 경우가 많음
- 반대로 재산이 많은 사람이 지역가입자에서 직장가입자로 전환할 경우에는 보험료 부담이 크게 감소되어 가입자간 형평 문제 야기

○ 직장가입자 피부양자들의 무임승차(형제자매, 그리고 고액연금소득자 및 고액재산을 보유한 피부양자)로 사회적인 공정성 상실

○ 고소득 자영사업자들과 피부양자들의 고의적인 직장 편입에 의한 보험료부담의 기피

○ 지역가입자들은 소득이 발생되지 않는 부동산, 전세, 월세, 자동차 등에 대하여 보험료를 부담해야 함에 따라 부담 과중은 물론 국가정책을 불신

○ 현재와 같이 임금세 위주로 재원조달을 할 경우 고령사회에서 건강보험의 지속가능성을 담보할 수 없음

2) 개혁의 기본방향

○ 모든 소득에 대해서 보험료를 부과하고 재산이나 식구 수에 따른 보험료 철폐

○ 소비에 대하여 일부 보험료를 부과하여 노출되지 않는 소득에 대하여 보험료를 부과하는 효과 기대
- 부가가치세의 일부를 건강보험의 재원조달원으로 활용
- 우리나라는 부가가치세가 OECD 국가에 비하여 미흡(OECD, 2011)
  · 한국 부가가치세율 : 10%
  · OECD 국가 평균 : 18%

3) 보험료 부과방법

○ 모든 소득발생에 대해 보험료를 원천 징수
- 직장근로자는 임금소득의 일정률을 원천 징수하되, 사용자와 근로자 각 50%씩 분담

- 사업소득, 이자 · 배당소득, 연금소득, 상속 · 증여소득, 양도소득 등 소득이 발생시 일정률을 원천 징수(재산에 대하여도 매매 · 임대시 보험료 일정률 원천 징수)
- 2010년 현재 건강보험가입자는 총 20,704세대(직장가입자 12,764천명, 지역 7,940천 세대)인데 국세청에 소득을 신고한 사람은 근로자와 자영자를 합쳐 총 20,390천명임(심상복, 중앙일보 2012.1.4 시론). 이제는 소득을 기준으로 보험료를 부과할 시점이 되었음

○ 소비에 대해서도 보험료를 부과
- 소득파악이 불충분하여 소비에 대해 부과(OECD, 2011에서 권장)
- 부가가치세와 특별소비세에 대하여 일정률의 보험료 원천 징수

○ 지역가입자에 대하여 부과하던 모순된 보험료 폐지
- 가구원 수에 따라 부과하는 보험료(성 · 연령에 따라 차등부과)
- 재산(부동산), 전세, 월세 및 자동차에 대하여 부과하는 보험료

○ 소비에 대한 보험료 부과가 어려울 경우, 줄어드는 재정수입을 충당하기 위하여 국고지원을 확충하거나 적용인구 1인당 정액보험료 부과도 고려되어야 함
- 정액보험료 부과는 거버넌스 구조와 관련하여 결정하여야 함

* 참고 1 : 우리나라는 다른 사회보험국가들에 비하여 국고지원 비율이 낮음(표 Ⅲ-3-2 참조)

* 참고 2 : 구동구권 국가들도 보험료부과는 소득을 기준으로 단일체계를 유지(표 Ⅲ-3-3 참조)

4) 보험료 징수 및 관리방법

○ 개인별로 부과하되 세대단위로 자격을 관리

○ 소비에 대한 보험료는 국세청이 원천징수하여 공단에 이관

○ 건강보험공단이 중앙기금 역할 수행

〈표 Ⅲ-3-2〉 주요 국가의 보험재정에 대한 국고지원 비율

구분	한국	일본	대만	프랑스	벨기에	이스라엘	오스트리아	스위스
지원비율	14.8	37.1	26.0	47.0	33.7	39.0	25.1	17.0
연도	2010	2008	2008	2008	2009	2005	2004	2007

주 : 국고보조는 세금, 중앙정부보조금, 지방정부 보조금을 모두 포함시켰음

〈표 Ⅲ-3-3〉 구 동구권 국가들의 건강보험료 부과방법

국가	임금세 도입 연도	보험료		
		근로자 (고용주 : 노동자)	자영자	비경제활동인구
불가리아	1999	임금의 6% (5:1로 시작했다가 2009년부터 3:3으로 단계적 도입)	신고소득의 6%	정부재정과 고용기금에서 공동부담
체코	1993	임금의 13.5%(9:4.5)	세전소득과반의 13.5%	평균임금의 13.5%를 정부재정에서 이전
에스토니아	1992	임금의 13%(13:0)	신고소득의 13%	소액의 정부재정 이전을 제외하고 대부분은 자금지원이 없음
헝가리	1990	임금의 15% (2004년부터 11:4)	- 신고소득의 15% - 농부 : 최저임금의 11%	정부재정이전(1인당 이전액은 정해져 있지 않음)
라트비아	1998	개인소득세의 28.4%	개인소득세의 28.4%	정부재정에서 이전
리투아니아	1997	임금의 3%(3:0) + 개인소득세의 30%	개인소득세의 30% 농부들은 신고소득의 일정율	연금 수급권자들과 실업자들은 사회기금으로(평균임금의 1.5%); 농부들은 토지세로(1999년에는 2%), 정부보험에서는 77유로(2005)
폴란드	1999	임금의 9%(1998년 7.5%에서 2007년 9%가 되었음)	신고소득의 9%	총 이윤의 7.5% + 정부재정 농민 : 특별보험기금
루마니아	1999	임금의 14%(7:7)	신고소득의 7%(농부 포함)	연금 수급권자들과 실업자들은 총 수입의 기반으로 7%
슬로바키아	1994	임금의 14%(10:4)	신고소득의 13.7%	정부재정의 이전(1인당 이전의 양은 법정 최저 임금의 73%에 해당되는 비율로 구체화함)
슬로베니아	1993	임금의 13.25%	신고소득의 13.25%	정부재정

자료 : Kutzin J, Cashin C and Jakab M, Implementing Health Financing Reform(2010)

3.3. 보험급여체계의 개혁

1) 건강보험급여 구조 현황[100)]

○ 보험급여 서비스와 비급여서비스로 나누어짐(표 Ⅱ-4-15 참조)
- 진료행위에서 651종(제3부 행위비급여 2종, 한시적 비급여 1종 포함)의 비급여 존재(급여 7,346종)
- 치료재료에서 445종의 비급여 존재(급여 12,282종)
- 의약품에서 약 31,000종의 비급여 존재(급여 15,231 종)

○ 그 외 다양한 비급여

100) 이 항은 제Ⅱ편에서 이미 상세히 다루었음

- 선택진료(특진)의 비급여화
  - 선택진료비는 보험수가의 25-100%까지 병원에 따라 책정
- 상급 병실료의 비급여화
  - 상급병실료는 병원이 임의로 가격설정 가능

○ 급여서비스에 대하여 본인부담율을 두어 cost sharing을 함
- 입원 : 20%
- 외래 : 의원 30% - 상급종합병원 65%
  - 외래에는 다양한 본인부담정액이 추가됨

○ 보험수가는 일률적으로 적용하지만 차등화된 수가도 있음
- 진찰료 및 입원료는 병원크기에 따라 차등화되어 있음

○ 일률적으로 산정된 진료비를 의료기관 크기에 따라 종별가산율을 적용하여 큰 의료기관이 유리하도록 차등화하고 있음
- 의원 15%, 병원 20%, 종합병원 25%, 상급종합병원 30% 가산율 적용
- 가산율을 대형 의료기관일수록 높게 한 것은 자본비용을 보상하기 위한 수단임

2) 건강보험급여 구조에서의 문제점[101)]

○ 선택진료제도를 실시하여 사회보험의 최소급여 원칙을 훼손하고 있음
- 선택진료제도는 사회의료보험제도가 도입되면 당연히 폐지되었어야 하는데, 의료보험제도 도입 당시 보험수가가 낮아 의료기관의 수지 보전을 위하여 존속시켰음
- 선택진료비는 기준 진료비의 25-100%까지 추가로 설정 가능함

○ 상급병실제도를 운영하여 사회보험의 최소보장 원칙에서 벗어나고 있음
- 사회의료보험에서 1인실 또는 2인실의 이용은 의사가 환자 진료의 목적에 부합하다고 판단될 경우에 추가 비용 부담 없이 이용하는 것이 원칙임
- 그렇지 않을 경우는, 자비부담병상(pay-bed)으로 하여 이러한 병실을 이용하기를 희망하는 환자에게는 진료비 전액을 본인 부담케 함

○ **진찰료의 차등화**
- 사회의료보험제도 하에서 같은 면허를 받은 의사의 진찰료를 근무하는 의료기관의 크기의 차이에 따라 차등화하는 것은 공정성의 문제가 있음

---

101) 이 항도 제Ⅱ편에서 이미 상세히 다루었음

○ 의원에서의 환자 수에 따른 진찰료의 차등화

- 2001년 건강보험 재정파탄으로 인한 재정안정화 차원의 대책의 하나로 의원급 및 약국에서 환자수에 따라 진료비 보상을 차별화
- 환자 수에 따른 차등 수가제는 의원에 대한 차별화로 공정성 문제가 제기됨
- 동시에 상대가치수가제도의 기본 정신에 배치됨

○ 요양기관 종별가산율제도의 모순

- 가산율 제도는 의료기관의 자본비용을 수가에서 충당하도록 구조화되면서 의료기관의 진찰료와 입원료를 제외한 진료비에 대하여 의료기관 크기에 따라 차등된 율로 진료비 지불을 가산해 주는 것을 말함
- 그러나 의원급에서도 할 수 있는 의료행위는 상급종합병원에서 하더라도 동일 보상으로 해야 진료전달체계가 확립되고 의료공급구조의 균형이 이루어짐
- 이 제도는 상대가치제도의 이론적 근거와 배치되는 모순된 제도임
- 또한, 상급병원을 이용하는 사람에게 더 많은 재정이 보상되는 모순이 있음
  - 입원의 경우 본인 부담률이 20%로 동일하지만 재정을 지원하는 건강보험공단의 입장에서는 차등 지원하는 형태가 됨
  - 〈표 Ⅲ-3-4〉에서 볼 때 동일한 기본 수가라 하더라도 의원을 이용하는 환자보다 상급종합병원을 이용하는 환자에게 보조금이 많은 문제가 있음
  - 이 문제는 요양기관 크기에 따른 가산율 차이 때문에 나타나고 있음

〈표 Ⅲ-3-4〉 본인부담과 공단부담 산정방법의 예시(입원의 경우)

구분	기본수가	가산율적용수가 (A)	20% 본인부담금(B)	공단부담금 (=A-B)
의원	100,000원	115,000원	23,000원	92,000원
병원		120,000원	24,000원	96,000원
종합병원		125,000원	25,000원	100,000원
상급종합병원		130,000원	26,000원	104,000원

○ 조제료 산정의 문제점

- 의약분업에 따라 조제료는 약국관리료(방문당), 조제기본료(방문당), 복약지도료(방문당), 조제료, 의약품관리료의 다섯 가지 항목으로 나누어 산정하고 있음
- 조제료는 의약분업이 실시되기 이전인 1989년 10월 약국의료보험제도를 실시하면서

약국관리료(방문당), 조제기본료(방문당), 조제료(일당)의 세 가지를 책정하였으며,
- 1995년 12월에 복약지도료(방문당)가 새로 추가되었음
- 그러다 의약분업 직후인 2001년 3월에 의약품관리료(일당)가 추가되었음
- 조제료와 조제기본료, 그리고 약국관리료와 의약품관리료가 왜 별도로 보상되어야 하는지 알 수 없음
- 조제료와 의약품관리료를 91일까지 처방일수에 따라 산정하는 문제가 있음. 일본은 조제기술기본료가 있으나 처방일수에 따라 산정하지는 않음

3) 보험급여구조 개혁의 필요성과 개혁내용

○ 개혁의 필요성
- 자본주의 사회의 변화로 소득의 양극화가 심화되고 있어 현재와 같은 많은 비급여 서비스 및 비급여 치료재료의 존재, 그리고 선택진료와 상급병실과 같은 사회보험 원리에 부합하지 않는 제도를 존속시킬 경우 양극화를 더욱 부채질 할 것임
- 비록 의료이용에서 형평이 이루어진다고 하여도 보험급여 구조가 갖는 문제점으로 인하여 필요의료 이용에 따른 부담은 저소득층을 더욱 어렵게 할 것이기 때문에 급여구조의 개혁이 필요함
- 고령화와 양극화라는 사회적 문제에 대처하는 제1의 처방이 의료에서 사회보험 원칙을 지키는 개혁을 이루는 것임

○ 사회보험 원리에 부합되게 급여구조를 개혁
- 서비스 제공은 포괄화 : 급여범위의 확대
- 서비스 수준은 minimum 원칙의 준수
  - ·건강보험급여에서는 혼합진료를 배제하고 서비스를 포괄적으로 제공함
  - ·선택진료, 1-2인실 이용과 같은 고급서비스는 이용자에게 진료비 전액을 자비부담화 : 장기적 과제

○ 보호자 없는 병원의 추진
- 보호자 없는 병원이라 하여 간병인을 두는 제도가 아니라, 면허를 취득한 간호인력에 의한 간호가 이루어져야 함

○ 자비부담 병상 허용
- 자비부담 병상 이용자는 진료비 전액 본인부담

○ **선택진료의 제한적 허용**
- 선택진료를 본인부담특례로 전환하여 관리
- 장기적으로는 선택진료를 폐지하는 방향으로 정책 전개

○ **각종 차등제도의 점진적 폐지**
- 진찰료 차등화 폐지
- 요양기관 규모별 가산율 제도 폐지
- 기타 가산율 제도 폐지

○ **급여구조개혁에 대한 보완장치** : 보험수가 인상

○ **장기적 과제로 자본비용의 별도 보상 강구** : 병상증설 및 고가 장비 구입

○ **고액의료비 사용 질병의 특별 관리**
- 사회보험의 연대 범위를 벗어남
- 의료급여 또는 질병기금(사회공헌기금 등을 활용)에서 관리함이 타당

○ 종말기 의료의 관리

○ **급여관리 활동의 전개**
- 통합의료(integrated care)도입 : 주치의 문제의 해결
- DMP(disease management program)도입

○ **요양기관계약제를 통한 부실 의료기관 관리**
- 계약조건으로 의료기관인증을 명기하여 의료의 질과 안전성 확보
- 수가에 불만 있는 의료기관은 계약하지 않고 자비부담 환자 담당
- 법인의료기관은 강제 계약 명기(세제 감면혜택이 주어지기 때문)

3.4. 관리체계의 개혁

1) 건강보험공단의 문제점

○ 3층 구조로 업무능력의 비효율화가 심함

(1) 공단본부의 문제점

○ 보험자로서의 기능이 미흡

- 보험료 징수업무가 유일한 기능이 되고 있음
- 특히, 급여관리 기능이 취약
- 재정관리와 재정위기 대처능력 부족

○ 독점자의 위치를 향유하여 효율성이 취약
- 비대한 조직 : 단순보고의 취합

(2) 공단지역본부의 문제점

○ 지역본부의 위상 불명확
- 지사의 보고를 단순 취합하여 본부로 보고하는 기능에 한정
- 업무가 불명확

○ 업무의 자율성 결여

(3) 지사의 문제점

○ 지사의 기능 취약
- 가입자에 대한 적극적인 서비스 기능 취약
- 급여관리 기능은 거의 하지 않고 있음

○ 업무 자율성 결여

○ 민원에 대처 능력 부족

2) 개혁의 전제

○ 보험료부과체계의 개혁을 통하여 재원조달의 형평성 확보를 전제

○ 재원조달은 중앙집중화하여 형평을 도모하되 관리는 분권화하여 효율을 도모

○ 현재 지사를 경쟁시켜 도태되는 지사는 폐쇄하여 지사의 대형화를 추진

3) 건강보험관리조직의 개혁

○ 국민건강보험공단의 기능 전환
- 공단의 기능에 중앙기금 기능 추가
- 국세청으로부터 이관 받은 재정을 건강보험지사에 배정

- 분권화된 조직의 보험료 등을 위시한 특성에 대한 정보의 제공
- 건강보험 관련 조사통계 및 연구 업무

○ 지역본부의 역할
- 공단지역본부는 폐쇄하고 지사 기능을 강화

○ 건강보험지사의 활성화
- 건강보험공단지사를 보험재정관리자 혹은 보험급여관리자 기능을 보강
- 지역본부의 절감된 인력은 지사로 배치
- 지사장 직급을 상향 조정하고 독립적 인사권 부여
- 기능
  · 중앙기금으로부터 교부받은 보험재정의 관리 : 보험급여관리
  · 교부받은 재정으로 급여비를 충당하기 어려우면, 지역주민에게 1인당 정액보험료를 부과 징수(만약, 보험료 부과체계에서 정액보험료 제도가 도입될 경우에는 지사에서 정액보험료를 부과 징수)
  · 재정절감을 위하여 보건소와 협력하여 가입자에 대한 건강관리 및 만성질병관리 프로그램(disease management program) 실시
  · 건강검진, 가입자 건강관리, 사례관리 등의 자체사업 실시
- 요양기관과 급여계약 업무

4) 국민에게 공단지사 선택권 부여

○ 국민에게 자기의 거주지와 무관하게 공단지사를 선택할 권리를 부여
- 선택의 기준 : 추가 보험료 징수여부, 건강검진이나 건강관리에 대한 만족도, 보험자의 업무 능력 등
- 보험자 선택기회 : 1년에 1회

○ 기대효과
- 공단지사는 관리비 절감을 위한 노력을 할 것임
- 공단지사는 주민의 건강관리를 위한 노력을 통하여 의료비 절감에 기여할 것임
- 공단지사가 가입자의 반응성에 유의하기 때문에 보험에 대한 불만이 줄어들 것임
- 직장가입자와 지역가입자간의 불형평 부담 문제가 약화될 것임

3.5. 급여관리의 혁신

○ 보험관리의 주요 요소는 자격관리, 보험료관리, 급여관리의 세 가지임

○ 세가지 관리에서 가장 문제가 되는 분야가 급여관리임
- 급여관리라 함은 진료비의 청구 확인, 심사, 지불, 사후관리와 같은 실무적인 관리 영역이 있으며,
- 수가의 결정, 진료보수지불제도의 결정과 같은 정책적 관리 영역이 있음

○ 정책적 영역은 재정운영위원회, 건강보험정책심의위원회 등에서 결정하기 때문에 보험자가 역할을 하기에는 한계가 있음

○ 그러나 실무적인 관리 영역에서 청구 확인, 심사, 지불, 사후관리가 일관성이 없고 일부 업무는 거의 도외시되기도 함

○ 건강보험의 지속가능성을 제고하기 위해서는 급여비 절감을 위한 보험자의 일관성 있는 노력이 요구됨
- 먼저, 건강관리 및 증진과 같은 예방적 사업을 통하여 원천적으로 급여비 지출을 감소시켜야 할 것임
- 급여관리와 관련된 업무(청구 확인, 심사, 지불, 사후관리)를 연계시켜 급여관리의 일관성을 높여야 할 것임 : 공단과 심평원의 협력이 필수적임
- 특히, 보험급여의 사후관리가 제대로 이루어져야 함 : 의료계와 협력이 필수적임

3.6. 치료위주에서 건강관리 및 증진 중심의 패러다임 전환

○ 건강관리에 의료가 기여하는 몫은 예상보다 적다는 것이 일반적 이론임
- 경제학자인 Auster, Leveson, Sarachek(1969)는 건강에는 의료비 지출보다는 교육이나 흡연이 더 크게 작용함을 밝혔음
- Fuchs(1974)는 1800년 이후의 시계열 자료를 분석하여 건강지표인 영아사망률을 떨어뜨리는데 의료서비스보다는 안전수 공급, 소독된 우유의 공급, 문맹의 감소, 생활환경의 개선, 항생제의 보급 등이 더욱 큰 작용을 하였음을 밝히고 있음

○ Lalonde(1974)는 건강장 개념에서 건강을 결정하는 요인은 의료 이외의 환경(물리적 및 사회적), 생활관습, 유전적인 요인 등이 작용한다는 점을 밝혔음

- 미국의 「Healthy People 2000」의 중간평가보고서에 의하면 조기사망의 원인으로 생활관습 47%, 환경요인 17%, 의료서비스 11%, 유전적 및 신체적 요인 25%로 열거하고 있음(U.S. Department of Health Services, 1995)
- McGinnis et al.(2002)은 조기사망의 원인으로 유전적 요인을 약 30%, 사회적 환경요인 약 15%, 물리적 환경요인 약 5%, 건강관련 행동요인 약 40%, 의료서비스 미흡을 약 10%로 간주하고 있음
- 미국 보건국의 The Core Function Project(US Public Health Service, 1993)에서 조기사망의 원인으로 행태요인 50%, 환경요인 20%, 유전요인 20%, 의료요인 10%로 간주하고 있음
- 한국에서는 손동국(2007)의 연구에서 주관적 건강결정요인으로 생활관습이 가장 큰 작용을 하며, 다음으로 유전적 요인과 환경적 요인이며, 의료비가 가장 영향력이 적음을 밝히고 있음

○ 이와 같이 의료서비스가 건강에 작용하는 영향력이 매우 적음에도 불구하고 우리나라는 보건/예방에 대한 투자에 인색함. 거의 대부분 국가들에서 공통적으로 나타나는 문제는 보건/예방사업의 비중이 낮다는 점임(표 Ⅲ-3-5 참조)

○ 따라서 향후의 건강보험정책에서도 건강증진을 지향하는 방향에서의 접근이 이루어져야 할 것임
- 독일 질병금고에서와 같이 만성질환자들을 위한 관리프로그램(disease management program)을 도입하고
- 보건소와 건보공단지사가 주민의 건강에 관한 정보를 교류하고 주민을 건강 위험도에 따라 분류하여 건강한 주민에게는 일반적인 건강행태를 유지시키도록 하고, 만성질환 위험군에게는 그에 합당한 건강서비스를 제공하고, 중증의 환자에게는 방문서비스를 제공하는 등의 맞춤형 서비스를 통하여 주민을 건강하게 관리하여야 함

〈표 Ⅲ-3-5〉 주요 국가의 국민의료비 대비 예방/보건사업비 비중(2007)

국가	한국	미국	뉴질랜드	캐나다	독일	프랑스	네덜란드	멕시코
예방사업비중(%)	2.0	3.3	4.9	7.3	3.7	2.0	5.1	2.8

주 : 건강보험에서의 예방급여 등은 제외 됨
자료 : OECD, Health Data(2009)

참고문헌

강희정 외(2005), 건강보험료 부담의 형평성 변화, 『예방의학회지』, 38(1):107~116

건강보장미래전략위원회(2007), 건강보장미래전략, 7월

국민건강보험공단(2009), 「우리나라 건강보험 보장성 개선 정책에 대한 평가」

국민건강보험공단(2010a), 「2009년 건강보험환자 진료비 실태조사」

국민건강보험공단(2010b), 『건강보험 보험료부과 형평성 개선방안 연구』

국민건강보험공단(2010c), 『건강보장선진화를 위한 미래전략』, 12월

국민건강보험공단(2011), 「2010년 건강보험료 부담 대비 급여비 분석 결과」

국민건강보험공단 · 건강보험심사평가원(2001), 「건강보험재정전망 및 요양급여 변화추이」

국회 보건사회위원회(1989), 「의료보험관계법안에 관한 공청회 진술내용」, 2월 10일

국회 보건사회위원회(1994), 「의료보험제도개혁에 관한 공청회 진술내용」, 5월 2일

김병익(2001a), 건강보험재정 위기의 원인, 「보험재정위기의 원인과 대책 세미나」, 4월 20일, 인제대학교 보건대학원

김병익(2001b), 시나리오별 보험급여비 추계(미발표자료)

김병익(2002a), 의료보험 재정파탄 : 원인과 대책, 『보건경제연구』, 8(1):149~178

김병익(2002b), 건강보험재정의 건전화, 「선진의료를 위한 건강보험정상화 방안 정책토론회」, 국회의원회관 소회의실, 9월 6일, 건강복지사회를여는모임(건사모)

김영모(1982), 한국의료보험제도의 개선방안, 「한국의료보험제도의 문제점과 개선방안」, 크리스챤 아카데미, 9월 10-11일

김영모 외(1982), 『국민의료개보험화의 합리적 방안』, 한국사회복지정책연구소

김용익(1994), 「의료보장체계 통합일원화의 필요성과 대안」, 행정쇄신위원회, 12월

김일천(2010a), 「건강보험 참고자료(1)」, 대한의사협회(미간행)

김일천(2010b), 『건강보험의 노화와 종언』, (사)건강복지정책연구원

김정렴(1990), 『한국의 경제정책 30년사』, 중앙일보사

김종대(2000), 『선비의 혀가 맵다고 뽑으려 하지 마라』, 전원문화사

김종대(2001), 『새판을 짜야 국민이 산다』, 아이북닷스토어

김진구(2004), 국민건강보험료 부담의 형평성에 관한 연구, 『사회복지연구』, 25:39~63

노인철 외(1999), 『소득기준 의료보험료 부과체계 개발에 관한 연구』, 한국보건사회연구원

문옥륜(1997), 『의료보장정책연구』, 신광출판사

문옥륜(1988), 「의료보장제도의 발전적 개선방안 공청회」, 보건사회부 국민의료정책심의위원회, 세종문화회관, 8월

문옥륜 외(1990), 직장의료보험의 업종 및 직급별 보험료부담에 관한 연구, 『사회보장연구』, 6:31-59

문옥륜 외(1995), 의료이용의 형평성에 관한 연구, 『사회보장연구』, 11:105-150

문옥륜 외(2000), 『의료보장론』, 신광출판사

문태준(1997), 『모든 사람에게 건강을』, 문태준 회고록, 샘터

민주정의당 정책조정실(1986), 「일원화반대 논거에 대한 검토」, 10월

민주정의당 정책위원회(1987), 「전국민의료보험실시방안에 관한 정책 토론회」, 2월 27일

보건사회부(1980), 「의료보험관리 일원화 타당성 논거」

보건사회부(1981), 제2종 의료보험시범사업 세부계획, 5월

보건사회부(1982a), 의료보험일원화관련추진실적, 10월

보건사회부(1982b), 「한국형 국민의료보장 방안」, 11월 2일

보건의료정책연구소(1989), 『의료보험진료비 심사지불제도 및 심사기구운영방안에 관한 연구』

사회보장연구회(1988), 「전국민 의료보험을 위한 통합일원화 방안」, 7월

사회보장연구회(1993), 「의료보험제도 개혁을 위한 건의」, 6월

손동국(2007), 『일부 농촌지역 주민들의 건강결정요인 분석』, 연세대학교 대학원(박사학위논문)

신영석 외(1999), 『의료보험 진료비 증가요인과 정책과제』, 한국보건사회연구원

신영석 외(2007), 『건강보험료 부과체계 개선방안 및 재원확보방안』, 한국보건사회연구원

양명생(1993), 한국의료보험 진료수가제정 및 인상조정과정에 관한 연구, 경산대학교 대학원(박사학위 논문)

양재모(1961), 「사회보장제도 창시에 관한 건의」, 보건사회부, 5월 16일

유인왕(1982), 현행의료보험의 문제점, 「한국 의료보험제도의 문제점과 개선방안」, 크리스챤 아카데미, 9. 10- 11

윤희숙(2008), 『건강보험료 부과방식의 문제점과 개선방안의 모색』, 한국개발연구원

윤희숙 외(2010), 건강보험 보장성 정책결정과정의 평가와 재설계, 『보건행정학회지』, 20(2):53-68

의료개혁위원회(1997), 『의료부문의 선진화를 위한 의료정책과제』

의료보장개혁위원회(1994), 『의료보장의 개혁과제와 정책방향』, 보건사회부

의료보험연구자일동(1998), 「한국의료보험의 발전방향에 대한 제언」, 8월

의료보험연합회(1997), 『의료보험의 발자취』

의료보험연합회(2000), 『의료보험의 발자취 추록 자료집』

의료보험조합연합회(1982), 「의료보험관리운영체계-현행제도 채택배경과 일원화 주장」, 12월

의료보험조합연합회(1986), 「의료보험확대 시책의 실시에 관한 건의」, 9월 9일

의료보험통합추진기획단(1998), 『의료보험제도의 통합방안』

이규식(1987), 전국민의료보험과 관리운영의 과제, 『사회보장연구』, 제3권 : 67-92

이규식(1994), 「의료보장제도개혁과 합리적 관리체계」, 행정쇄신위원회, 12월

이규식(1997a), 「의료보험제도의 관리방안」, 국회보건복지위원회, 1월 28일

이규식(1997b), 사회보험의 개혁과 경쟁의 원리, 『보건경제연구』, 제3권:107-137

이규식(1998a), 대만 의료보장개혁과 교훈, 『보건행정학회지』, 제8권 제1호:232-265

이규식(1998b), 「효율성 제고를 위한 21세기 의료개혁의 방향」, 한국보건행정학회 전기학술대회, 6월 18일

이규식(1999), 「의료보험 통합논리의 변화와 문제점」(미발간 자료)

이규식(2000a), 의료보장정책의 형성과 문제점, 『보건행정학회지』, 10(1):57-94

이규식(2000b), 의료보험 통합관리의 원리와 대만의 사례, 『보건과학논집』, 연세대학교 보건과학연구소, 제10권:1-20

이규식(2001), 의료의 공공성제고와 공공의료기관 확충 논의의 검토, 『보건행정학회지』, 11(1) : 107-130

이규식(2002a), 『의료보장과 의료체계』, 계축문화사

이규식(2002b), 건강보험의 새로운 패러다임, 『사회보장연구』, 18(2) : 231-268

이규식(2007), 의료에 대한 이념과 정책, 『보건행정학회지』, 17(3) : 106-128

이규식(2008a), 『의료보장과 의료체계(개정증보판)』, 계축문화사

이규식(2008b), 보건의료분야의 선진화를 위한 정책방향, 『병원경영학회지』, 13(1): 1-23

이규식(2008c), 보건의료정책의 패러다임 변화, 『대한보건연구』, 제33호(특집호):1-23

이규식(2010), 건강보험의 지속을 위한 개혁과제, 『병원경영학회지』, 15(4):1-26

이규식(2011), 의료양극화 현황과 해법, 하국의료 · 재단 연합회 정책토론회, 11월 25일, 매일경제신문사 대강당

이규식 외(1985), 『전국민의료보험실시를 위한 제도연구』, 한국인구보건연구원

이규식 외(1986), 『지역의료보험시범사업종합평가 및 재정안정화 방안』, 한국인구보건연구원

이규식 외(2003), 『국민건강증진기금사업의 체계적 정비 및 발전방안에 대한 연구』, 연세대학교 보건과학연구소

이규식 외(2008), 네덜란드의 의료개혁에 관한 연구, 『사회보장연구』, 24(4) : 231-255

이규식 외(2010), 『건강보험급여와 수가제도의 변천과정과 문제점』, (사)건강복지정책연구원

이규식 외(2012), 『의약분업의 역사와 평가』, 계축문화사

이두호 외(1992), 『국민의료보장론』, 나남

이용갑 외(2006), 『국민건강보험의 보험료 형평부과체계 연구』, 국민건강보험공단

이용재(2008), 지역간 건강보험 이용의 형평성 분석, 『한국사회정책』, 15(1) : 5-38

이용재(2010), 소득계층별 건강상태에 따른 의료이용 형평성 분석, 『한국사회정책』, 17(1) : 267 ~290

이용재, 박창우(2011), 건강상태에 따른 소득계층별 의료이용의 형평성 연구, 『사회복지정책』, 38(1) : 33-55

장준은(2008), 『건강보험 통합전후의 관리운영비에 관한 실증연구』, 경희대학교 대학원 경영학과(석사학위논문)

전국경제인연합회(1980), 「의료보험 관리체계 일원화에 관한 제 문제」, 10월

전국의료보험대책위원회(1988), 의료보험시정운동소식, 제1호('88. 5. 16자), 제2호('88. 8.18자)

전국의료보험협의회(1980), 「조합주의의 이론과 실제」

정명채(1997), 「지역의료보험 통합관리의 필요성과 개선효과」, 신한국당 농어촌의료보험 대책 소위원회 1차회의, 6월 30일

정형선(2011), 2009년 국민의료비 및 국민보건계정, 보건복지부 · 연세대 의료복지연구소

정형선 외(2010), 『건강보험 보장성 지표 개발 연구』, 국민건강보험공단

조재국(2010), 의료전달체계의 발전방향과 정책과제, 『보건복지포럼』, 169:6-15, 한국보건사회연구원

차흥봉(1982), 「제2종의료보험의 현황과 적용확대방향」, 제2종 의료보험확대방안에 대한 세미나, 한국인구보건연구원, 9월 2-3일

차흥봉(1988), 「의료보장제도의 발전적 개선방향」, 보건사회부 국민의료정책심의위원회

차흥봉(1994), 「의료보험제도의 개혁방향」, 4월 13일

차흥봉(1997), 「의료보험제도의 통합방안」, 국회보건복지위원회, 1월 28일

차흥봉 외(2004), 『건강보험 재정통합이후 새로운 보험료부과체계 설계 방안』, 한림대사회과학연구소, 한국보건사회연구원

최병호 외(1998), 『의료보험통합에 따른 진료비 지불체계 개편 연구』, 정책보고서 98-12 한국보건사회연구원

최병호 외(2001), 『국민건강보험의 지역가입자 보험료 부과체계에 관한 연구』, 한국보건사회연구원, 한국농촌경제연구원, 한국조세연구원

통계청, 한국의 사회지표

통계청(2006), 장래인구추계

한국개발연구원(1983), 『의료보험의 정책과제와 발전방향』

한국경제 60년사 편찬위원회(2010), 『한국경제60년사』

한국보건개발연구원(1979), 「재정기구설치를 통한 옥구군민의 보건의료수요측정계획」

한국보건개발연구원(1980), 『보건시범사업종합평가보고』, 12월

한국인구보건연구원(1987), 「전국민의료보험실시를 위한 제도 연구」

한달선(2002), 의료위기의 본질과 과제, 『사회보장연구』, 18(2) : 187-210

한달선(2005), 『의료체계 탐색』, 한학문화사

한달선(2008), 국민건강보험의 개혁과제, 한국보건행정학회, 한국보건경제학회, 한국병원경영학회 춘계 공동학술대회, 연세대학교 의과대학 대강당, 5월 23일

황성균(1997), 「의료보험개혁방안」, 8월

매일경제, 1997.8.15

메디컬투데이, 2010.3.14

조선일보, 2001.3.9

조선일보, 2010.5.18

중앙일보, 2012.1.4, 심상복 시론

한겨레신문, 한겨레 포럼, 1994년 11월 18일

Auster R, Leveson I, Sarachek D(1969), The Production of Health, an Exploratory Study, Journal of Human Resources, 4(Fall) : 411-436

Bartholomee Y and Maarse H(2006), Health Insurance Reform in the Netherlands, Eurohealth 12(2), EuroHealthNet, 7-9

Busse R(2008), The Health Systems in Germany, Eurohealth, 14(1) : 5-6

Busse R and Riesberg(2004), Health Care Systems in Transition, Germany,

The European Observatory on Health Systems and Policies, Copenhagen : WHO Europe Regional Office

Busse R, Saltman RB and Dubois HFW(2004), Organization and Financing of Social Health Insurance Systems : Current Status and Recent Policy Developments, In Saltman RB. Busse R. Figueras J. editors, Social Health Insurance Systems in Western Europe, European Observatory on Health Systems and Policies, Copenhagen : WHO Europe Regional Office

Busse R, Schrey gg J and Gericke CA(2006), Health Financing Revisited, Washington DC, World Bank, Chapter 9

Cylus J and Irwin R(2010), The Challenges of Hospital Payment Systems, Euro Observer, The Health Policy Bulletin of The European Observatory on Health Systems and Policies, 12(3): 1-3

Deutsche Bank Research(2006), Health Policy in Germany, June 13

Douven R 외(2008), 『네덜란드의 의료개혁 : 개혁 전후의 변화』, 한국노동연구원

Enthoven AC(1977), Consumer Choice Health Plan : A National Health Insurance Proposal (Memorandum to HEW Secretary Joseph Califano, 22 September 1977) reprinted in Consumer Choice Health Plan : A National Health Insurance Proposal based on Regulated Competition in the Private Sector, The New England Journal of Medicine Vol. 298(1978), No. 12 and 13, 650-58, and 709-20.

Enthoven AC(1981), Health Plan : The Only Practical Solution to the Soaring Cost of Medical Care, Massachusetts Addison-Wesley Publishing Co.

Enthoven AC(1991), Internal Market Reform of the British Health Service, Health Affairs, 10(3), 60-70.

Enthoven AC(1993), The History and Principles of Managed Competition, Health Affairs Supplement, 24-48.

Enthoven AC and Wynand PMM van de Ven(2007), Going Dutch - Managed Competition Health Insurance in the Netherlands, The New England Journal of Medicine, 357(24), 2421-2423

Exter A, Hermans H, Dosljak M and Busse R, 2004, Health Care Systems in Transition : Netherlands, European Observatory on Health Systems and Policies, Copenhagen : WHO Europe Regional Office

Feldstein PJ(1999), Health Care Economics, 5th ed., Albany : Delmar Publishers

Folland S, Goodman AC and Stano M(1993), The Economics of Health and Health Care, Maxwell Macmillan International

Fuchs VR(1974), Who Shall Live?, New York : Basic Books

Groenewegen P and D de Jong J(2007), Dutch Health Insurance Reform : the New Role of Collectives, Eurohealth 13(2), EuroHealthNet, 10–13.

Grünwald CA and Mantel AF(1992), The Netherlands, in European Health Services Handbook edited by N. Leadbeater, London : Institute of Health Services Management

Ham C(1997), Management and Competition in the NHS, Abingdon, Oxon: Ratcliffe Medical Press

Ham C and Brommels M(1994), Health Care Reform in the Netherlands, Sweden, and the United Kingdom, Health Affairs, 13(Winter), 106–119

Health Policy Monitor(Germany), Survey no, (7) 2006, (13) 2009, (14) 2009,

Helderman J, Schut FT, van de Grinten TED and van de Ven WPMM(2005), Market–Oriented Health Care Reforms and Policy Learning in the Netherlands, Journal of Health Politics, Policy and Law 30(1–2), 189–209.

Hopkins K(1992), America's Failing Health Care System, Business and The Future of American Health Care, Business Week, June 15

Institute of Medicine(US), Committee for the Study of the Future of Public Health(1988), The Future of Public Health, Washington DC : National Academy Press

Institute of Medicine(US), Committee for the Study of the Future of Public Health(2002), The Future of Public's Health in the Twenty–first Century,

Washington DC : National Academy Press

ISSA(1982), Medical Care under Social Security in Developing Countries, Studies and Research, No. 18, Geneva : International Social Security Association

Jeurissen P(2011), Navigating through High Seas, the Dutch Efforts towards Sustainable Health Care through Effective Competition in 2011 Korea Healthcare Congress, 대한병원협회, 11월 31일-4일, 63빌딩 별관

Jost T(1998), German Health Care Reform : The Next Steps, Journal of Health Politics, Policy and Law, Vol. 23, No. 4, August : 698-711

Kutzin J, Cashin C and Jakab M(2010), Implementing Health Financing Reform : Lessons from Countries in Transition, European Observatory on Health Systems and Policies, Copenhagen : WHO Europe Regional Office

Lalonde M(1974), A New Perspectives on the Health of Canadians : A Working Document, Ottwa : Government of Canada

Lisac M et al.(2010), Access and Choice-competition under the Roof of Solidarity in German Health Care, Health Economics, Policy and Law, 5 : 31-52

Maarse JAM(1997), The Health System of the Netherlands, in Health Care and Reform in Industrialized Countries edited by MW Raffel, Pennsylvania, The Pennsylvania State University Press.

McGinnis JM, et al.(2002). The Case for More Active Policy Attention to Health Promotion, Health Affairs; 21:78-93

Ministry of Health, Welfare and Sport(MHWS) the Netherlands(2005), Health Insurance in the Netherlands : The New Health Insurance System from 2006, Hague, MHWS.

Ministry of Health, Welfare and Sport(MHWS) the Netherlands(2006), New Health Insurance System for Everyone(mimio).

Ministry of WHCA the Netherlands(1989), Health Insurance in the Netherlands.

Nationale Ziekenhuisraad(1989), Health Care in the Netherlands

NEAR 재단 엮음(2011), 양극화, 고령화 속의 한국, 매일경제 신문사

NERA(1993G), The Health Care System in Germany

NERA(1993N), The Health Care System in the Netherlands

NERA(1994K), The Health Care System in Korea

Normand. C and A. Weber(1994), Social Health Insurance– A Guide Book for Planning, WHO & ILO

OECD(1992), The Reform of Health Care, A Comparative Analysis of Seven OECD Countries, Paris

OECD(2010), Health Care Reform in Korea, OECD Working Paper No. 797

OECD(2011), A Framework for Growth and Social Cohesion in Korea

Schoen C, Helms D and Folsom A(2009), Harnessing Health Care Markets for the Public Interest : German and Dutch Approaches to Multi–Payer Systems with Insights for US Reforms(Draft), The Common Wealth Fund

Schut FT and Doorslaer EKA(1999), Toward a Reinforced Agency Role of Health Insurers in Belgium and the Netherlands, Health Policy, Vol. 48, 47–67

Thomson S, Foubister T and Mossialos E(2009), Financing Healthcare in the European Union, European Observatory on Health Systems and Policies, Copenhagen : WHO Europe Regional Office

U.S. Department of Health Services, Public Health Services(1990), Healthy People 2000, Full Report, with Commentary

U.S. Department of Health Services, Public Health Services(1993), The Core Function Project

U.S. Department of Health Services, Public Health Services(1995), Healthy People 2000, Midcourse Review and 1995 Revisions

U.S. department of Health Services(2000), Healthy People 2010

Van Oers J ed(2003), Health on Course? The 2002 Dutch Public Health Status and Forecasts Report, Bilthoven, RIVM-report 270551002.

Wiggers C(1992), The Dutch Health Care System(unpublished mimeo).

World Bank(1989), Korea Health Insurance and Health Sector, Report No. 7412-KO, June 14

Wynand PMM van de Ven and Schut FT(2008), Universal Mandatory Health Insurance in the Netherlands : A Model for the United States?, Health Affairs, 27(3), 771-781

부 록

1. 건강보험 관련 제 지표

2. 건강보험통합 관련 인사

부록 1. 건강보험 관련 제 지표

1. 보험적용인구

구 분		1977년	1978년	1979년	1980년	1981년	1982년	1983년	1984년	1985년	1986년	1987년	1988년
의료보장		5,295	5,973,	10,092	11,368	15,225	17,532	19,407	20,424	21,253	23,747	25,643	33,196
건강보험		3,200	3,878	7,957	9,226	11,497	13,804	15,679	17,165	17,995	19,361	21,257	28,906
직장	소계	3,200	3,878	7,957	9,226	11,315	13,369	15,266	16,774	17,620	19,022	20,940	22,129
	가입자	1,245	1,706	2,772	2,977	3,689	4,1980	4,766	5,194	5,417	5,939	6,596	6,966
	피부양자	1,955	2,172	5,185	6,249	7,626	9,179	10,500	11,580	12,203	13,083	14,344	15,163
지역	가입자					182	435	413	391	375	339	317	6,777
	세대수					38	94	90	87	85	80	75	1,711
의료급여		2,095	2,095	2,135	2,142	3,728	3,728	3,728	3,259	3,258	4,386	4,386	4,290

구 분		1989년	1990년	1991년	1992년	1993년	1994년	1995년	1996년	1997년	1998년	1999년	2000년
의료보장		44,168	44,110	43,678	43,497	44,049	45,795	45,429	45,892	46,089	45,765	46,821	47,466
건강보험		39,922	40,180	40,799	41,329	42,217	44,472	44,016	44,603	44,925	44,472	45,184	45,896
직장	소계	20,982	20,759	20,57	20,802	20,895	21,200	21,559	21,916	22,040	20,807	21,717	22,404
	가입자	6,479	6,511	6,623	6,663	6,754	6,954	7,166	7,303	7,282	6,539	6,803	7,268
	피부양자	14,503	14,247	14,234	14,139	14,142	14,246	14,393	14,612	14,758	14,268	14,914	15,136
지역	가입자	18,940	19,421	19,942	20,527	21,322	22,058	22,457	22,688	22,885	23,665	23,467	23,492
	세대수	5,354	5,616	5,906	6,193	6,580	6,952	7,225	7,415	7,601	7,900	8,005	8,215
의료급여		4,246	3,930	5,739	5,548	5,584	5,571	1,413	1,288	1,164	1,323	1,637	1,570

구 분		2001년	2002년	2003년	2004년	2005년	2006년	2007년	2008년	2009년	2010년		
의료보장		47,882	48,080	48,557	48,901	49,154	49,238	49,672	50,001	50,291	50,581		
건강보험		46,379	46,659	47,103	47,372	47,392	47,410	47,820	48,160	48,614	48,907		
직장	소계	23,167	23,752	24,834	25,979	27,233	28,445	29,424	30,417	31,413	32,384		
	가입자	7,885	8,323	8,805	9,283	9,746	10,415	11,175	11,617	12,146	12,764		
	피부양자	15,281	15,429	16,029	16,697	17,488	18,030	18,250	18,800	19,267	19,620		
지역	가입자	23,213	22,908	22,269	21,393	20,159	18,965	18,395	17,743	17,201	16,523		
	세대수	8,564	8,701	8,730	8,612	8,384	8,107	8,141	8,058	8,111	7,940		
의료급여		1,503	1,421	1,454	1,529	1,762	1,828	1,853	1,841	1,677	1,791		

2. 연간재정수지 현황

(단위 : 억원)

구분		1977년	1978년	1979년	1980년	1981년	1982년	1983년	1984년	1985년
수입	계	149	487	1,135	1,795	2,747	3,630	4,479	5,238	6,029
	보험료 (증가율)	144	374 (△159.7)	1,034 (176.5)	1,601 (54.8)	2,482 (55.0)	3,293 (32.7)	4,136 (25.6)	4,894 (18.3)	5,637 (15.2)
	직장	144	374	1,034	1,601	2,479	3,275	4,092	4,842	5,574
	지역	0	0	0	0	3	18	44	52	63
	정부지원금 (증가율)	3	10 (△159.7)	17 (70.0)	21 (23.5)	20 (△4.8)	25 (25.0)	20 (△20.0)	19 (△5.0)	14 (△26.3)
	국고	3	10	17	21	20	25	20	19	14
	담배부담금	0	0	0	0	0	0	0	0	0
	기타수입	2	103	84	173	245	312	323	325	378
지출	계	51	253	806	1,513	2,096	3,149	4,221	5,299	6,115
	보험급여비 (증가율)	46	188 (308.7)	723 (284.6)	1,380 (90.9)	1,894 (37.2)	2,886 (52.4)	3,900 (35.1)	4,904 (25.7)	5,663 (15.5)
	관리운영비	5	98	83	133	202	263	321	395	452
	기타지출	0	0	0	0	0	0	0	0	0
당기수지		98	234	329	282	651	481	258	△61	△86
누적적립금		98	332	578	712	1,184	1,518	1,611	1,654	1,693
구분		1986년	1987년	1988년	1989년	1990년	1991년	1992년	1993년	1994년
수입	계	7,549	8,967	12,833	17,838	24,321	32,690	37,263	41,162	46,083
	보험료 (증가율)	7,088 (25.7)	8,253 (16.4)	10,955 (32.7)	14,326 (30.8)	18,835 (31.5)	23,317 (23.8)	26,582 (14.0)	28,586 (7.5)	31,874 (11.5)
	직장	7,021	8,185	9,790	11,325	12,814	14,875	22,474	17,909	20,056
	지역	67	68	1,165	3,001	6,021	8,442	4,109	10,677	11,818
	정부지원금 (증가율)	17 (21.4)	18 (5.9)	946 (5,155.6)	2,205 (133.1)	3,639 (65.0)	5,868 (61.3)	5,924 (1.0)	6,381 (7.7)	6,924 (8.5)
	국고	17	18	946	2,205	3,639	5,868	5,924	6,381	6,924
	담배부담금	0	0	0	0	0	0	0	0	0
	기타수입	444	696	932	1,307	1,847	4,055	5,103	6,334	7,509
지출	계	6,008	7,021	10,345	15,459	21,641	24,435	28,792	33,638	38,693
	보험급여비 (증가율)	5,501 (△2.9)	6,350 (15.4)	9,175 (44.5)	12,784 (39.3)	19,314 (51.1)	20,382 (5.5)	23,880 (17.2)	27,955 (17.1)	32,009 (14.5)
	관리운영비	507	671	1,170	2,675	2,327	2,585	2,880	3,243	3,954
	기타지출	0	0	0	0	0	1,468	2,032	2,440	2,730
당기수지		1,541	1,946	2,488	2,379	2,680	8,255	8,471	7,524	7,390
누적적립금		2,878	4,218	5,540	6,571	7,326	19,328	27,287	34,580	39,258

구분		1995년	1996년	1997년	1998년	1999년	2000년	2001년	2002년
수입	계	54,354	63,255	72,967	78,491	86,923	95,294	116,423	138,903
	보험료 (증가율)	36,007 (13.0)	41,754 (16.0)	48,787 (16.8)	52,550 (7.7)	63,056 (20.0)	72,288 (14.6)	88,562 (22.5)	109,277 (23.4)
	직장	22,767	25,990	28,554	28,515	35,789	41,289	52,408	68,718
	지역	13,240	15,764	20,234	24,035	27,267	30,999	36,154	40,558
	정부지원금 (증가율)	7,553 (9.1)	8,723 (15.5)	9,954 (14.1)	10,760 (8.1)	11,656 (8.3)	15,527 (33.2)	26,250 (69.1)	30,139 (14.8)
	국고	7,553	8,723	9,954	10,760	11,656	15,527	26,250	25,747
	담배부담금	0	0	0	0	0	0	0	4.392
	기타수입	11,188	13,229	15,109	17,685	14,213	7,921	1,657	2,298
지출	계	50,537	64,132	76,823	87,157	95,614	105,384	140,511	146,510
	보험급여비 (증가율)	40,209 (25.6)	50,756 (26.2)	58,131 (14.5)	68,070 (17.1)	78,406 (15.2)	90,321 (15.2)	132,447 (46.6)	138,993 (4.9)
	관리운영비	4,488	5,595	6,638	6,972	6,795	7,503	7,101	6,568
	기타지출	5,840	7,781	12,054	12,115	10,413	7,560	963	949
당기수지		3,817	△877	△3,856	△8,666	△8,691	△10,090	△24,088	△7,607
누적적립금		41,200	40,200	37,851	30,359	22,425	9,189	△18,109	△25,716
구분		2003년	2004년	2005년	2006년	2007년	2008년	2009년	2010년
수입	계	168,231	185,722	203,325	223,876	252,697	289,079	311,817	335,605
	보험료 (증가율)	137,409 (25.7)	156,142 (13.6)	169,928 (8.8)	188,106 (10.7)	217,289 (15.5)	249,730 (14.9)	261,661 (4.8)	284,577 (8.8)
	직장	91,683	108,284	121,209	138,965	163,485	190,297	202,377	220,831
	지역	45,726	47,858	48,719	49,141	53,804	59,433	59,284	63,746
	정부지원금 (증가율)	34,238 (13.6)	34,830 (1.7)	36,948 (6.1)	38,632 (4.6)	36,718 (△5.0)	40,779 (11.1)	48,100 (18.0)	49,753 (3.4)*
	국고	27,792	28,567	27,695	28,698	27,042	30,540	37,838	39,123
	담배부담금	6.446	6.263	9.253	9.664	9.676	10.239	10.262	10.630
	기타수입	2,186	2,147	2,513	2,947	3,449	3,916	4,365	4,202
지출	계	157,437	170,043	191,537	224,623	255,544	275,412	311,849	348,599
	보험급여비 (증가율)	149,522 (7.6)	161,311 (7.9)	182,622 (13.2)	214,893 (17.7)	245,614 (14.3)	264,948 (7.9)	301,461 (13.8)	336,835 (11.7)
	관리운영비	7,085	7,901	8,535	8,966	9,734	9,841	9,724	11,077
	기타지출	830	831	380	764	196	623	664	687
당기수지		10,794	15,679	11,788	△747	△2,847	13,667	△32	△12,994
누적적립금		△14,922	757	12,545	11,798	8,951	22,618	22,586	9,752

주 : 자금수지(현금)기준, 직장 · 지역 보험료는 결산기준 자료
2002년부터 본문에 나오는 통계와 다소 차이가 있음

3. 65세 이상 노인진료비 현황

구분	1990년	1991년	1992년	1993년	1994년	1995년	1996년	1997년	1998년	1999년	2000년
적용인구(천명)	40,180	40,799	41,329	42,217	43,258	44,016	44,603	44,925	44,472	45,184	45,896
〈증가율〉		(1.5)	(1.3)	(2.1)	(2.5)	(1.8)	(1.3)	(0.7)	−(1.0)	(1.6)	(1.6)
노인인구(천명)	1,957	2,067	2,163	2,246	2,369	2,483	2,589	2,696	2,809	2,860	3,019
〈증가율〉		(5.6)	(4.6)	(3.8)	(5.5)	(4.8)	(4.3)	(4.1)	(4.2)	(1.8)	(5.6)
비율(%)	5.1	5.3	5.4	5.6	5.7	5.6	5.8	6.0	6.3	6.3	6.6
총진료비(억원)	29,419	32,010	37,311	43,482	48,972	61,442	76,240	88,039	99,650	115,216	129,122
〈증가율〉		(8.8)	(16.6)	(16.5)	(12.6)	(25.5)	(24.1)	(15.5)	(13.2)	(15.6)	(12.1)
노인진료비(억원)	2,403	2,882	3,605	4,469	5,511	7,385	9,891	12,236	15,096	19,231	22,555
〈증가율〉		(19.9)	(25.1)	(24.0)	(23.3)	(34.0)	(33.9)	(23.7)	(23.4)	(27.4)	(17.3)
비율(%)	8.2	9.0	9.7	10.3	11.6	12.0	13.0	13.9	15.1	16.7	17.5
노인월진료비(원)	10,232	11,619	13,889	16,581	19,386	24,785	31,837	37,821	44,785	56,034	62,258
〈증가율〉		(13.6)	(19.5)	(19.4)	(16.9)	(27.9)	(28.5)	(18.8)	(18.4)	(25.1)	(11.1)

구분	2001년	2002년	2003년	2004년	2005년	2006년	2007년	2008년	2009년	2010년
적용인구(천명)	46,379	46,659	47,103	47,372	47,392	47,410	47,820	48,160	48,614	48,907
〈증가율〉	(1.1)	(0.6)	(1.0)	(0.6)	(0.0)	(0.0)	(0.9)	(0.7)	(0.9)	(0.6)
노인인구(천명)	3,216	3,345	3,541	3,748	3,919	4,073	4,387	4,600	4,826	4,979
〈증가율〉	(6.5)	(4.0)	(5.9)	(5.8)	(4.6)	(3.9)	(7.7)	(4.9)	(4.9)	(3.2)
비율(%)	6.9	7.2	7.5	7.9	8.3	8.6	9.2	9.6	9.9	10.2
총진료비(억원)	178,433	188,317	207,420	225,060	248,615	284,615	323,892	348,690	393,390	436,283
〈증가율〉	(38.2)	(5.5)	(10.1)	(8.5)	(10.5)	(14.3)	(14.0)	(7.7)	(12.8)	(10.9)
노인진료비(억원)	31,627	36,357	44,008	51,364	60,731	73,504	91,189	104,310	123,458	141,350
〈증가율〉	(40.2)	(15.0)	(21.0)	(16.7)	(18.2)	(21.0)	(24.1)	(14.4)	(18.4)	(14.5)
비율(%)	17.7	19.3	21.2	22.8	24.4	25.9	28.	29.9	31.4	32.4
노인월진료비(원)	81,952	90,575	103,568	114,203	129,124	150,400	173,217	188,985	213,163	236,588
〈증가율〉	(31.6)	(10.5)	(14.3)	(10.3)	(13.1)	(16.5)	(15.2)	(9.1)	(12.8)	(11.0)

4. 보험급여비율

구분		1977년	1978년	1979년	1980년	1981년	1982년	1983년	1984년	1985년	1986년	1987년	1988년
진료비	계	74	246	1,022	1,839	2,638	4,019	5,749	7,326	8,623	9,079	10,783	14,770
	직 장	74	246	1,022	1,839	2,634	3,934	5,651	7,203	8,486	8,937	10,630	14,596
	지 역	0	0	0	0	4	85	98	123	137	142	153	174
급여비	계	45	152	716	1,320	1,834	2,790	3,965	5,051	5,955	5,697	6,713	9,560
	직 장	45	152	716	1,320	1,832	2,764	3,911	4,984	5,888	5,636	6,642	8,245
	지 역	0	0	0	0	2	26	54	67	67	61	71	1,315
보험급여비율(%)		60.8	61.8	70.1	71.8	69.5	69.4	69.0	68.9	69.1	62.7	62.3	64.7
구분		1989년	1990년	1991년	1992년	1993년	1994년	1995년	1996년	1997년	1998년	1999년	2000년
진료비	계	19,892	29,603	32,010	37,311	43,482	49,646	61,660	76,416	87,271	99,718	115,216	129,122
	직 장	19,694	16,232	16,905	19,363	22,034	25,182	30,761	38,078	43,258	50,012	57,997	65,247
	지 역	198	13,371	15,105	17,948	21,448	24,464	30,899	38,338	44,013	49,706	57,219	63,875
급여비	계	12,933	19,032	20,061	23,363	27,305	31,513	39,553	49,644	57,093	65,845	76,529	87,893
	직 장	9,441	10,323	10,473	12,008	13,717	15,882	19,559	24,529	28,096	32,837	38,266	44,179
	지 역	3,492	8,709	9,588	11,355	13,588	15,631	19,994	25,115	28,997	33,008	38,263	43,714
보험급여비율(%)		65.0	64.3	62.7	62.6	62.8	63.5	64.1	65.0	65.4	66.0	66.4	68.1
구분		2001년	2002년	2003년	2004년	2005년	2006년	2007년	2008년	2009년	2010년상	2009년	2010년
진료비	계	178,433	188,317	207,420	225,060	248,615	323,892	323,892	348,690	393,390	214,861	393,390	436,283
	직 장	93,064	98,177	110,654	125,202	144,613	173,001	202,024	221,996	254,303	140,027	254,303	286,024
	지 역	85,369	90,140	96,766	99,858	104,002	111,101	121,868	126,694	139,087	74,834	139,087	150,259
급여비	계	129,406	134,245	147,552	161,305	179,886	209,316	239,557	259,999	289,164	159,736	289,164	324,969
	직 장	67,331	69,832	78,538	89,550	104,487	127,331	149,313	166,803	186,335	103,670	186,335	212,197
	지역	62,075	64,416	69,014	71,755	75,399	81,985	90,244	93,196	102,829	56,066	102,829	112,772
보험급여비율(%)		72.5	71.3	71.1	71.7	72.4	73.7	74.0	74.6	73.5	74.3	73.5	74.5

5. 약제비

□ 급여비중 약제비

(단위 : 억원, %)

구분	1989년	1990년	1991년	1992년	1993년	1994년	1995년	1996년	1997년	1998년	1999년
약국 (증가율)	15	89 (493.3)	98 (10.1)	114 (16.3)	258 (126.3)	587 (124.8)	1,040 (77.2)	1,278 (22.9)	1,439 (12.6)	1,621 (12.6)	2,007 (23.8)
급여비	12,933	19,032	20,061	23,363	27,305	31,513	39,553	49,644	57,093	65,845	76,529
약국비율	0.1	0.5	0.5	0.5	0.9	1.9	2.6	2.6	2.5	2.5	2.6
구분	2000년	2001년	2002년	2003년	2004년	2005년	2006년	2007년	2008년	2009년	2010년
약국 (증가율)	8,479 (322.5)	34,089 (302.0)	36,289 (6.5)	39,568 (9.0)	44,892 (13.5)	50,913 (13.4)	58,347 (14.6)	64,255 (10.1)	68,413 (6.5)	76,954 (12.5)	83,201 (8.1)
급여비	87,893	129,406	134,245	147,552	161,305	179,886	209,316	239,557	255,999	289,164	324,969
약국비율	9.6	26.3	27.0	26.8	27.8	28.3	27.9	26.8	26.7	26.6	25.6

□ 총진료비 중 약제비

(단위 : 억원, %)

구 분	2001년	2002년	2003년	2004년	2005년	2006년	2007년	2008년	2009년	2010년
총진료비	178,195	190,606	205,336	223,559	247,968	285,580	322,590	350,366	394,296	436,570
약제비총액 (비율)	59,349 (33.3)	65,243 (34.2)	72,692 (35.4)	81,620 (36.5)	91,819 (37.0)	105,753 (37.0)	118,035 (36.6)	126,738 (36.2)	142,597 (36.2)	155,195 (35.6)
의료기관약품비 (비율)	13,606 (7.6)	14,678 (7.7)	18,338 (8.9)	19,943 (8.9)	21,486 (8.7)	25,395 (8.9)	29,184 (9.0)	31,128 (8.9)	35,526 (9.0)	40,250 (9.2)
약국약품비 (비율)	28,196 (15.8)	33,337 (17.5)	37,493 (18.3)	43,593 (19.5)	50,803 (20.5)	58,646 (20.5)	65,942 (20.4)	71,908 (20.5)	81,020 (20.5)	87,444 (20.0)
약국 행위료 (비율)	17,547 (9.8)	17,227 (9.0)	16,861 (8.2)	18,084 (8.1)	19,530 (7.9)	21,712 (7.6)	22,908 (7.1)	23,702 (6.8)	26,051 (6.6)	27,501 (6.3)

※ 2001~2010년 자료 : 건강보험심사평가원, 「건강보험 진료비 통계지표」

6. 의약분업 전후 4대분류별 구성비

연도별 4대분류별 구성비

(단위 : %)

년도	기본진료료	진료행위료	약품비	재료대
1992	29.76	35.31	30.45	4.48
1994	27.82	35.96	31.80	4.42
1997	28.23	33.19	32.53	6.05
2000	29.26	37.06	26.85	6.83
2001	24.94	47.24	23.46	4.36
2002	33.12	37.33	25.19	4.36
2003	31.10	36.11	27.19	5.61
2004	31.30	36.60	28.42	3.68
2005	30.73	36.75	29.15	3.37
2006	30.23	36.07	29.43	4.27
2007	30.13	36.20	29.49	4.18
2008	30.28	35.73	29.64	4.35
2009	29.76	36.39	29.56	4.29
2010	29.09	37.14	29.25	4.52

주1) 1992~2000년 자료 : 건강보험심사평가원, 『2000 요양급여비용 청구내용 경향조사』
2001~2009년 자료 : 건강보험심사평가원, 『건강보험진료비통계지표』

7. 의약분업 전후 약품비 추이

연간약품비 변동 추이

년도	총 진료비(천원)	약품비 추정* (천원)	약품비 비중(%)	약제비 비중(%)
1990	2,941,905,848	817,849,826	27.8	
1992	3,731,063,385	1,136,108,801	30.45	
1994	4,897,171,778	1,557,300,625	31.8	
1997	8,803,894,793	2,863,906,976	32.53	
2000	13,140,959,342	3,528,347,583	26.85	
2001	17,818,469,989	4,180,238,997	23.46	33.31
2002	19,060,635,812	4,801,374,161	25.19	34.23
2003	20,533,558,655	5,583,074,598	27.19	35.40
2004	22,355,887,341	6,353,543,182	28.42	36.51
2005	24,796,775,728	7,228,260,125	29.15	37.03
2006	28,557,969,399	8,404,610,394	29.43	37.03
2007	32,258,974,677	9,513,171,632	29.49	36.59
2008	35,036,562,324	10,384,837,073	29.64	36.41
2009	39,429,565,295	11,655,379,501	29.56	36.16
2010	43,657,027,651	12,769,680,588	29.25	35.55

주1) 4대 분류 구성비에 따른 약품비 비중을 이용, 총 진료비에서 약품비(조제료 등 행위료를 제외한 의약품에 지출한 비용) 비중을 곱해서 추정한 값. 약제비의 경우 "약품비 + 약국의 진료행위료"를 의미함.

주2) 총진료비란 요양기관에서 건강보험환자 진료에 소요된 공단부담금(급여비)과 환자본인 부담금을 합한 금액이며, 요양기관에서 청구한 총진료비 중 심사결정된 진료비

주3) 2000년 이전 총 진료비는 의료보험연합회, 『의료보험통계연보』 자료
2001년 이후 총 진료비는 건강보험심사평가원 『건강보험진료비통계지표』 자료

부록 2. 건강보험통합 관련 인사

1. 통합을 전후한 시점의 보건복지부 간부

구분	이름	재임기간
보건복지부 장관	김모임	1998-05-01 ~ 1999-05-23
	차흥봉	1999-05-24 ~ 2000-08-06
	최선정	2000-08-07 ~ 2001-03-22
	김원길	2001-03-23 ~ 2002-01-29
	이태복	2002-01-29 ~ 2002-07-11
	김성호	2002-07-11 ~ 2003-02-27
보건복지부 차관	최선정	1998-03-09 ~ 1999-05-26
	이종윤	1999-05-26 ~ 2000-08-10
	장석준	2000-08-11 ~ 2001-04-02
	이경호	2001-04-02 ~ 2002-07-19
	신언항	2002-07-19 ~ 2003-03-03

2. 의료보험통합 추진기획단 위원

분과	성명	소속
기획단장	송 자	명지대 총장
상임위원	정경배	한국보건사회연구원장
간사위원	엄영진	보건복지부 연금보험국장
제1분과	김용익	서울대 의대 교수(분과위원장)
	김용진	논산시의료보험조합 대표이사
	노진귀	한국노총정책본부장
	유종성	경실련 사무총장
	이광찬	원광대 사회복지학과 교수
	이만의	행정자치부 인사국장
	이인섭	의료보험연합회 상무이사
	장임원	중앙대 의대 교수
	전상열	전경련 전무
	조강환	방송위원회 위원
	허영구	민주노총 부위원장
제2분과	차흥봉	한림대 사회복지학과 교수(분과위원장)
	김경섭	예산청 사회예산국장
	김병주	공교공단 상무이사
	양봉민	서울대 보건대학원 교수
	장현준	중앙일보 논설위원
	정석동	직장의료보험조합 대표이사협의회장
	조남홍	경총 부회장
	황장수	농업경영인연합회 사무총장
제3분과	신영수	한국보건의료관리연구원장(분과위원장)
	김재옥	소시모 사무총장
	김한중	연세대 예방의학교실 교수
	문옥대	대한약사회 부회장
	신동식	성공회대학교 신문방송학과 교수
	이경식	대한병원협회 부회장
	이상웅	대한의사협회 부회장
	한달선	한림대 의대 교수

찾아보기

▧ 지은이 약력 ▧

• 이 규 식

연세대학교 경제학석사
미국 Hawaii 대학교 경제학박사
한국인구보건연구원 연구실장 역임
한국의료관리연구원 부원장 역임
연세대학교 보건과학대학장 역임
(사)건강복지정책연구원장
연세대학교 보건행정학과 교수

건강보험통합 평가와 개혁 방향 값 22,000원

2012년 2월 27일 초판 인쇄
2012년 3월 2일 초판 발행

저 자 : 이 규 식
발 행 인 : 주 영 일
발 행 처 : **계 축 문 화 사**

서울특별시 종로구 행촌동 209-41
우편번호 110-091
TEL : 735-2257 · 738-9746
FAX : 723-9025
E-mail : gyechuk@hanmail.net
1973. 10. 31 등록번호 제300-1973-8호
ISBN 978-89-5629-264-9 93510